Dr. med. Reinhard Schneiderhan

Dein Rücken – endlich schmerzfrei

DEIN RÜCKEN
© 2007 by Klaus Oberbeil Verlag

2. Auflage 2008

ISBN 978-3-9802389-2-2

Cover Design: FORMER 03 GmbH, München
Satz: Fotosatz Kretschmann GmbH, 83043 Bad Aibling
Druck und Bindung: DELO tiskarna, Ljubljana, Slowenien
Illustrationen: Max Grieser, Kathleen Pabst, Gert Zellentin, FORMER 03 GmbH
Fotos: Felix Brandl, Marina Castelli, Katharina Steinberger
im Auftrag von FORMER 03 GmbH, Gert Zellentin (FORMER 03 GmbH),
Michael Timm (arabellapress), gettyimages, IstockPhoto, inmagine.

Gedruckt auf recyclebarem Papier

Dr. med. Reinhard Schneiderhan

DEIN RÜCKEN

Endlich schmerzfrei

Klaus Oberbeil Verlag

Inhalt

Danksagung

Ich bedanke mich bei meinem Kollegen, Orthopäde Dr. med. Alexander Sigel, für die engagierte Recherche zu Krankheitsbildern, Anatomie und den graphischen Ausarbeitungen, sowie bei dem Physiotherapeuten und Leiter des Wirbelsäulenzentrums München, Markus D. Gunsch, für die Koordination der Prävention und Therapie. Danke Ihnen beiden für Ihre tatkräftige Unterstützung als Co-Autoren dieses Buches. Weiter bedanke ich mich bei Jessica und Robin, die sich als Models zur Verfügung stellten und bei ihrer Mutter und Buch-Koordinatorin Anja Koutny. Vielen Dank für Ihre Geduld. Erwähnen möchte ich auch noch das Team von Formero3 unter der Leitung von Gert Zellentin, für die konzeptionelle und graphische Beratung. Danke für die kreativen Ideen bei der Gestaltung dieses Buches. Nicht zuletzt bedanke ich mich bei all meinen Mitarbeitern und Kollegen meiner Praxisklinik, ohne die dieses Buch aus der Praxis nie zustande gekommen wäre. Danke, ohne Euch wäre ein so perfektes und reibungsloses Arbeiten nicht möglich.

Über dieses Buch

Was Sie hier in Händen halten, ist kein Gesundheitsbuch im üblichen Sinn. Dieses Buch ist ein Praxisbuch. Was bedeutet: Das Tun steht im Mittelpunkt und nicht die Theorie. Anhand von ausgewählten Patientenfällen aus meiner Praxisklinik möchte ich das Problem Rückenschmerz erklären und gleichzeitig Lösungen aufzeigen, die so von mir täglich mit großem Erfolg praktiziert werden. Und weil das so ist, fühle ich mich geradezu verpflichtet, meine Erkenntnisse, mein Wissen, mit diesem Buch einer möglichst großen Zahl von Menschen bekannt zu machen. Vor allem moderne Methoden, wie zum Beispiel die Wirbelsäulenkatheter-, Laser- und Hitzesondentherapie oder auch die Bandscheibenzellzüchtung, welche wir nach intensiver Pionierarbeit einsetzen und ständig weiterentwickeln.

Moderne Diagnosetechniken, wie Kernspintomographie, Dünnschichtcomputertomographie, computergesteuerte Bildwandler, etc. vermitteln heute Einsichten in die Entstehung und Behandlung von Schmerzen, wie sie vor wenigen Jahren noch undenkbar gewesen wären. Wir Wissenschaftler sehen heute wie durch ein Schaufenster mitten in Körperzellen hinein. Wir entschlüsseln zunehmend die faszinierenden neurophysiologischen Zusammenhänge der Schmerzentstehung und der Schmerzweiterleitung. Die Erforschung der Schmerzchronifizierung zeigt uns heute, wie sehr Schmerzwahrnehmung und Schmerzverarbeitung von unserer Psyche geprägt werden. Nur scheint in dieser Entdeckung, wie so oft, neben dem Segen auch ein Fluch zu liegen. Der Fluch für den Schmerzpatienten, bei vielen Ärzten auch heute noch als eingebildeter Kranker zu gelten. Diese Ansicht ist jedoch aus meiner Sicht unverantwortlich. Schmerz und chronifizierten Schmerz bilden wir uns nicht ein. Er ist real. Dank bildgebender Verfahren können wir ihn heute auf fantastische Art und Weise sichtbar machen.

Doch selbst Diagnostik der State of the Art ist nur die Annäherung zu einer Lösung, nur der erste Schritt auf dem Weg zu einem schmerzfreien Rücken. Einen Weg, den ein Arzt mit seinem Patienten nur gemeinsam gehen kann, indem er ein wahres Interesse an ihm hat. Ein Interesse am Menschen. Erst dann können Diagnostik und Behandlung ihren Beitrag leisten. Und zwar auf den Punkt. Das heißt: Wir visieren den größtmöglichen Erfolg an. Und setzen nur die Mittel ein, die unbedingt nötig sind, unser Ziel zu erreichen – ein Leben ohne Schmerz.

Bedauerlicherweise wird heutzutage immer noch viel zu früh operiert. »Tja, leider«, so lautet das vernichtende Diagnoseurteil vieler Ärzte, »Sie haben zwei Alternativen: entweder ein Leben lang Schmerzen, oder Sie müssen eben unters Messer.« Ganz abgesehen von den enormen Risiken, die manch eine Operation birgt, bedeutet solch eine Diagnose für den Patienten eine niederschmetternde Enttäuschung. Nicht nur er oder sie selbst, die ganze Familie bangt ja mit: »Was hat der Doktor gesagt? Kann er dir helfen? Dir deine Schmerzen nehmen?« Bestürzend ist, dass so manche Operation noch nicht einmal dauer-

haft Hilfe bringt. Während gleichzeitig – vielleicht gar nicht all-
zu weit entfernt – hochinnovative Therapiehilfe wartet, die
Schmerzursachen liebevoll begreift und mit z.B. minimal-invasiven Methoden beseitigt.

Dieses Buch ersetzt nicht den Arzt. Nach dem Lesen dieses
Buchs geht es Ihnen körperlich nicht besser. Aber Sie wissen:
Ich bin nicht allein! Es gibt eine Lösung für meine Rückenpro-
bleme! Viele, viele tausend meiner Patienten stehen hierfür.
Für dieses Buch habe ich elf meiner Patienten ausgewählt, die
exemplarisch für die vielen anderen stehen können. Ich schil-
dere die Geschichten dieser elf Frauen und Männer, die, oft allein gelassen von anderen Ärzten, unter teilweise unerträglichen Schmerzen den Weg in meine Praxis fanden, und die heute ein normales, schmerzfreies und glückliches Leben führen.

Ihr
Dr. med. Reinhard Schneiderhan

Vorwort

Liebe Leserinnen, liebe Leser,

ich erinnere mich noch gut an den Tag, als Gunter Schwab, ein neuer Patient, in meinem Sprechzimmer stand. Er war 42, mittelgroß, sportlich mit einer stämmigen Figur. Nur aufrecht stehen konnte Herr Schwab nicht. Ich war damals 35, seit zwei Jahren Facharzt für Orthopädie und stand kurz vor dem Weg zu einer neuen Schmerzmedizin.

Der Münchner litt unter Bandscheibenproblemen. Was mich mehr beunruhigte, war die Routine, die sich bereits in meinen Kopf gegraben hatte. Zwei Jahre stolzer Mitbetreiber einer Gemeinschaftspraxis, und schon war ich zu einem Patienten-Verwalter geworden, der für einen Rückenschmerzpatienten zwei Optionen bereit hielt: Entweder konservativ mit Chirotherapie, Manualtherapie, physikalischer Therapie und Spritzen behandeln oder operieren. Das konnte es nicht sein, dafür hatte ich nicht Medizin studiert. (Ich wollte kranken Menschen helfen, wirklich helfen.)

Bereits in den Monaten bevor dieser Patient Gunter Schwab mich in meiner Praxis aufsuchte, hatte ich mich auf die Suche begeben nach einem Ausweg aus der allgemeinen ärztlichen Kapitulation vor scheinbar unheilbaren Wirbelsäulenschmerzen. Zu viele Patienten, die bereits voroperiert waren, klagten damals in meiner Praxis weiterhin über die gleichen oder mittlerweile andere Schmerzen.

Ich ging ins Ausland und ließ mich dort von Spezialisten in spezielle Techniken zur Behandlung von akuten oder bereits chronischen Rückenschmerzen ausbilden. Insbesondere in den

USA lernte ich einen neuen Ansatz kennen: Nur mit intensiver, engagierter Betreuung lassen sich bei chronischen Schmerzpatienten Erfolge erzielen. Eigentlich eine Selbstverständlichkeit. Nur in Deutschland gab es damals nichts dergleichen zu lernen. Viele meiner niedergelassenen Kollegen damals schüttelten nur den Kopf und sagten: »Weißt du nichts Besseres mit Deiner Freizeit anzufangen als zusätzliche Fortbildungsseminare abzusitzen? Du bist doch Facharzt für Orthopädie mit einer exzellenten Ausbildung und einer (hervorragend) gut laufenden Praxis. Die meisten Deiner Patienten sind zufrieden, was willst Du eigentlich noch?«

Ich stand ziemlich einsam da auf meiner Suche nach einem neuen Weg, aber ich hatte nicht den Eindruck, meine Fortbildung wäre sinnlos. So bot ich denn auch bei Herrn Schwab alles auf, was ich damals zu bieten hatte. Nach nur zwei Wochen kam er nicht mehr zur Behandlung. Warum nur?

Da gab es zwei Möglichkeiten: Entweder hatte ich dem Patienten mit meinen Methoden soweit helfen können, dass er meiner weiteren Hilfe nicht mehr bedurfte oder... Oder alles hatte nichts gebracht, und Herr Schwab hatte sich frustriert an einen anderen Kollegen gewandt.

Nach etwa drei Monaten stand Gunter Schwab wieder in meiner Praxis, diesmal kerzengerade. Er strahlte und sagte: »Herr Doktor, mir fehlt nichts mehr!« Ich war geradezu glücklich. Ich sagte: »Na, sehen Sie, ich habe Ihnen gleich gesagt, ich werde mein Bestes geben.« Darauf erwiderte Herr Schwab: »Stimmt schon, Herr Doktor, nur Ihr Bestes war leider nicht gut genug. Geholfen hat mir ein Kollege von Ihnen...«

Das war ein echter Tiefschlag. Meine kleine Welt des Fortschritts brach zusammen wie ein Kartenhäuschen. Der Kollege, der Gunter Schwab geholfen hatte, war der amerikanische Anästhesist Gabor Racz. Der Professor aus Texas behandelte Bandscheiben mit einem Katheter, spritzte die unterschiedlichsten Medikamente direkt an die schmerzende Stelle. Eine Revolution!

Ich hatte bereits von Racz gehört, doch sein Behandlungserfolg bei Herrn Schwab, der mir versagt geblieben war, hat mich endgültig überzeugt. Nur kurze Zeit später machte ich mich auf den Weg nach Texas, auf den Weg zu einer neuen Schmerzmedizin. Mittlerweile habe ich ein enormes Stück auf diesem Weg zurückgelegt. Tausenden chronisch schmerzkranker Menschen aus dem In- und Ausland, darunter sehr viele am Rücken voroperiert, konnte ich in den vergangenen zehn Jahren in meiner Praxisklinik in München mit den unterschiedlichsten modernen minimal-invasiven Verfahren an der Wirbelsäule helfen. Ein schöner Erfolg, der mich glücklich macht – und diesmal wirklich.

Dieser Erfolg ist der Erfolg einer hochgradigen Spezialisierung. Der Weg zur besten Schmerzmedizin ist nur zu beschreiten, wenn sich alles auf ein Thema konzentriert. Meine Praxisklinik in München widmet sich voll und ganz dem Menschen mit starkem Rückenschmerz. Dabei steht der Mensch im Mittelpunkt und das Ziel, ihm eine bessere Lebensqualität zu ermöglichen.

So gibt es in meiner Praxisklinik für den Patienten eine Rundumbetreuung, die vom ersten Telefonkontakt über die Organisation der Behandlung und Nachbehandlung bis zur Hotelbuchung für seine Angehörigen reicht.

Mein Team ist perfekt auf dieses Ziel abgestimmt. Das fängt bei den Sekretärinnen an, über die Helferinnen bis zu den Kollegen.

Unser Ärzteteam besteht aus Anästhesisten, Orthopäden, Neurologen, Fachärzten für physikalische Therapie sowie Neurochirurgen. Nur wenn alle beherzt auf ein Ziel hin arbeiten, ist die Chance groß, es zu erreichen.

Minimal-invasiv ist mit meinem Vorstoß mittlerweile für die meisten Ärzte der große Schritt in die richtige Richtung. Nur trotz all meiner Erfolge, muss ich sagen: Wir sind noch lange nicht am Ziel, dem Ziel, jedem Patienten wieder ein optimales Leben zu ermöglichen. Deshalb arbeiten wir in meiner Praxisklinik in München weiter an unseren Methoden, bilden interessierte Orthopäden aus, vernetzen uns mit Gleichgesinnten, um unseren Weg zu einem schmerzfreien Rücken erfolgreich weiterzugehen und Fehlentwicklungen vorzubeugen.

Denn mittlerweile ist nicht mehr alles von bester Güte, was da in manchen Praxen und Kliniken unter dem Etikett minimal-invasive Eingriffe an der Wirbelsäule angeboten wird. Es braucht langjährige Erfahrung, um sehr gute Ergebnisse zu erzielen. Ein Wochenendkurs darf noch lange nicht dazu berechtigen, diese schwierigen Techniken bereits einen Tag später in der Praxis anwenden zu dürfen.

Was ich damit sagen will: Kompetente Schmerzmedizin ist keine einfache Sache und wer sie zur einfachen Sache erklärt, der macht es sich zu einfach. Gute Medizin geht immer von Leuten mit Leidenschaft aus, die einen großen Wert auf eine fundierte Ausbildung legen und sich für Patienten viel Zeit nehmen. Zeit für einen Menschen in Not, der einen Arzt braucht, der ihn annimmt, der ihm zuhört, der ein Interesse an ihm hat. Ein Interesse am Menschen.

Mit diesem ganzheitlichen Blick auf den leidenden Menschen. dann ein weiterer wichtiger Punkt auf dem Weg zu einem schmerzfreien Leben: Nicht jeder Mensch ist gleich. Nicht für jeden ist jede Behandlungsmethode die richtige.

Ich erzähle hier in diesem Buch elf Geschichten von Menschen, die in meine Praxisklinik mit starken Rückenschmerzen kamen. Diese elf Menschen stehen mit ihrer Geschichte stellvertretend für viele andere Patienten, die oft jeglichen Lebensmut verloren hatten, jegliche Hoffnung auf ein Leben ohne Schmerzen. Diese elf Menschen stehen für viele Tausend, denen ich in den letzten Jahren helfen konnte. Mit meinem Weg zu einem schmerzfreien Rücken.

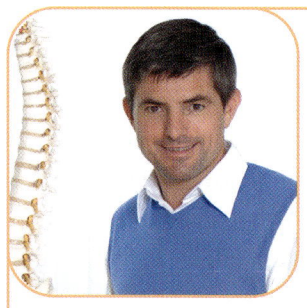

Vita Dr. med. Reinhard Schneiderhan

Dr. med. Reinhard Schneiderhan ist Präsident der Deutschen Wirbelsäulenliga und Orthopädischer Leiter des Regionalzentrums der Deutschen Gesellschaft für Schmerztherapie in München. Nach dem Studium der Humanmedizin an der Technischen Universität München war er Stabsarzt beim Gebirgsjägerbataillon Mittenwald, anschließend bildete er sich an renommierten Unfall- und Orthopädischen Kliniken weiter. 1998 gründete Dr. med. Reinhard Schneiderhan die erste interdisziplinierte Praxisklinik für Wirbelsäulenschmerzpatienten in München-Taufkirchen. Seitdem entwickelten Dr. Schneiderhan und sein Ärzteteam zahlreiche minimal-invasive Verfahren zur Behandlung von Rückenschmerzpatienten.

Dr. Schneiderhan ist einer der international anerkannten Wegbereiter in der minimal-invasiven Behandlung von Bandscheiben- und Wirbelsäulenpatienten. Als aktives Mitglied in den führenden Schmerzfachgesellschaften und Gremien ist er ein international geschätzter Gastarzt, Ausbilder und Referent. In seiner Münchner Praxisklinik hat er mehr als 40.000 Patienten behandelt. Er repräsentiert mit die größte Behandlungserfahrung und ist maßgeblich an der Fortentwicklung von modernen minimal-invasiven Verfahren beteiligt. Seine Methoden werden weltweit von renommierten Orthopäden und Schmerztherapeuten anderer Fachrichtungen übernommen.

Faszinierendes Rückgrat:
Jede Wirbelsäule ist ein Individuum

Leicht hat es so ein Wirbel wahrlich nicht: Tag für Tag, in jeder Stunde und Minute, wird er belastet, gedrückt, muss Stöße aushalten – und dies sogar noch nachts, wenn wir schlafen, Gottlob haben Wirbel aber Verbündete, die Bandscheiben, die derlei Erschütterungen abpuffern. Diese knorpeligen Verbindungen wirken zwischen den Wirbelkörpern wie Stoßdämpfer. Sie sind enorm fest, dabei aber auch erstaunlich flexibel.

Jede Wirbelsäule ist ein Individuum, dabei spielen die genetische Veranlagung, die Knochen- und Knorpelstärke, vor allem aber die Beanspruchung, einseitige Belastungen, Verletzungen oder auch Infektionen eine Rolle. Schlechte Körperhaltung, sitzende Tätigkeit, zu wenig Bewegung oder auch einseitige Sportarten wie Golf oder Tennis können Wirbel oder Bandscheiben schädigen. Schmerzen sind meist erste Warnzeichen für einen eventuellen Bandscheibenvorfall oder einen noch gravierenderen Defekt.

Lesen Sie bitte im folgenden Buchteil über entsprechende Fälle, die ich in meiner Praxis erfolgreich behandeln konnte. Sie sind alle unterschiedlich – und doch haben die Beschwerden letztlich die gleichen oder ähnliche Ursachen: Belastungen, denen unsere Wirbelsäule auf Dauer nicht gewachsen sein kann.

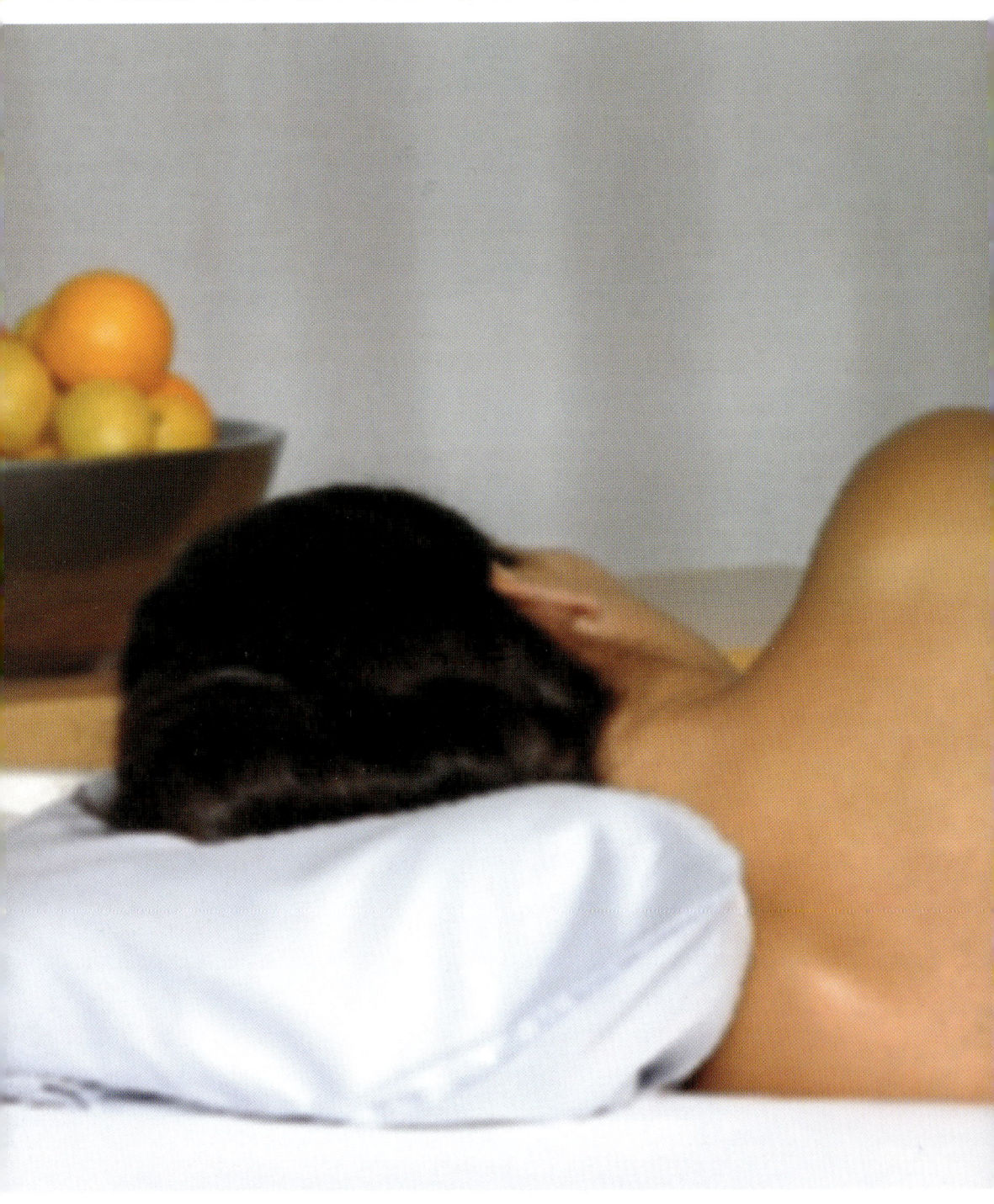

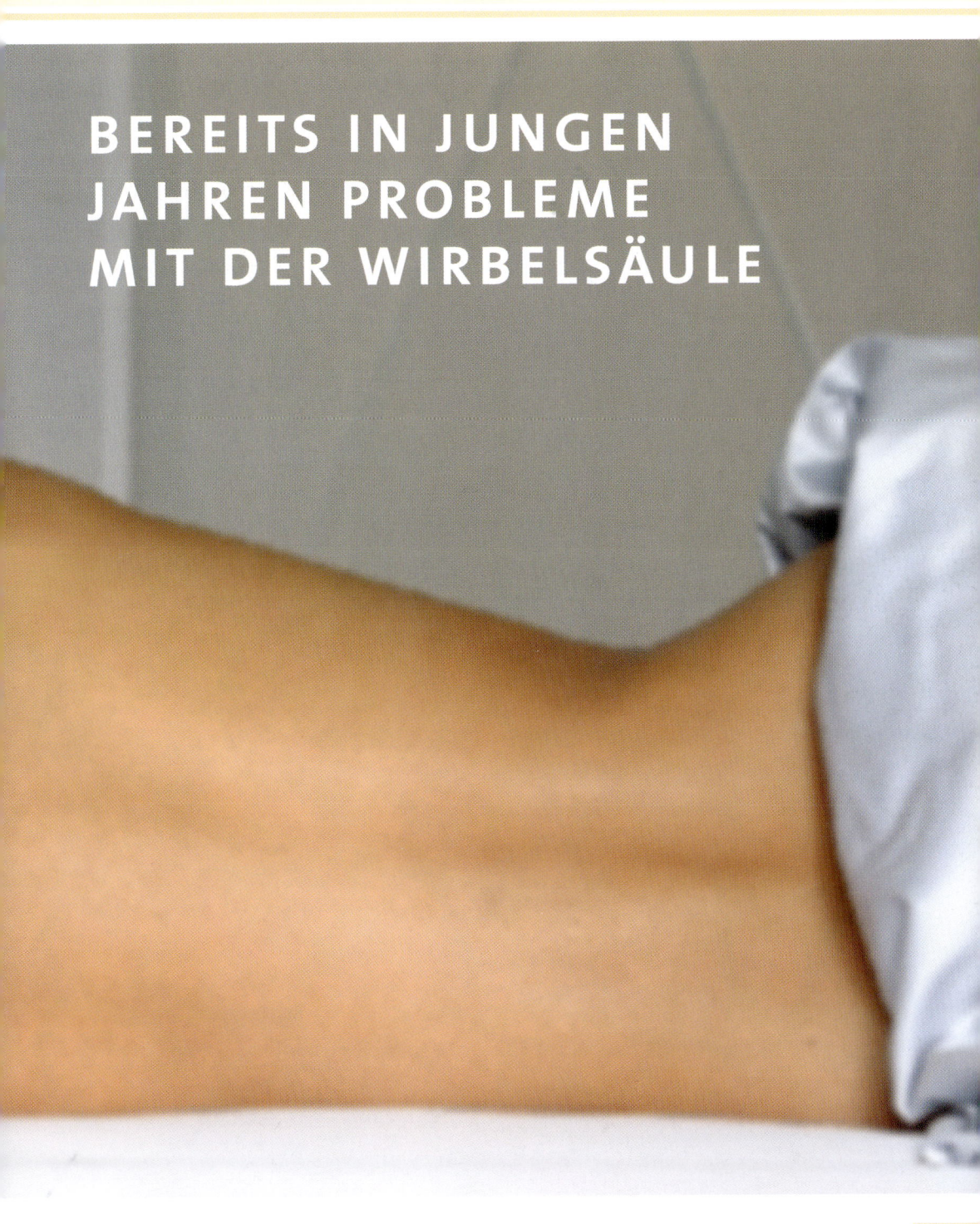

BEREITS IN JUNGEN JAHREN PROBLEME MIT DER WIRBELSÄULE

Architekturstudent Heiner Kant (26)

Immer mehr junge Menschen leiden unter starken oder gar unerträglichen Rückenschmerzen, die zeitweise oder auch lang anhaltend auftreten – so etwa als Ischiasschmerz oder als Hexenschuss. Sie entstehen meist im Bereich der Lendenwirbelsäule, verursacht werden sie vorwiegend durch falsches Sitzen, Stehen oder durch das Heben schwerer Gegenstände. In vielen Fällen belasten diese Schmerzen den privaten oder beruflichen Alltag erheblich. Doch gottlob gibt es inzwischen innovative und erstaunlich effektive Diagnose- und Behandlungsmethoden.

Rücken plus fortgeschrittenes Alter ist gleich Rückenschmerz. Dies scheint für viele Menschen eine unumstößliche Formel zu sein. Nur resultiert ein schmerzender Rücken nicht zwingend aus der Addition von Jahr auf Jahr. Ein Beispiel dafür ist der 26-jährige Architekturstudent Heiner Kant. Trotz seines jungen Alters würde ich ihn bereits in die Datei meiner chronischen Schmerzpatienten mit aufnehmen. Seit Jahren kämpft er mit immer wie-

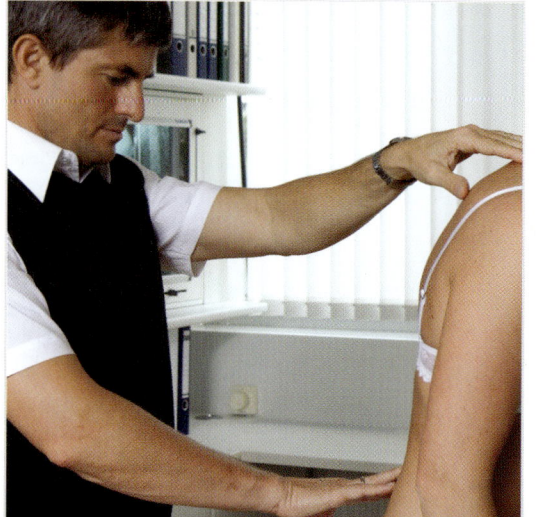

derkehrenden Rückenschmerzen. Auslöser sind Muskelverspannungen und Gelenkblockierungen im Bereich der Lendenwirbelsäule und beider Kreuzdarmbeingelenke. Anfangs konnte ich diese Schmerzen noch mit Chirotherapie sowie konservativen sanften Behandlungen zum Abklingen bringen.

FIFA-WM 2010
Spielplan des deutschen Teams:

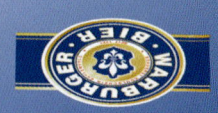

Vorrunde:

Sonntag, d. 13.06. 16:00 Uhr   Deutschland – Australien

Freitag, d. 18.06. 13:30 Uhr   Deutschland – Serbien

Mittwoch, d. 23.06. 20:30 Uhr   Ghana - Deutschland

wenn Deutschland...

...Gruppenerster wird:	...Gruppenzweiter wird:
Achtelfinale:	Achtelfinale:
27.06. 16:00 Uhr	26.06. 20:30 Uhr
(live beim Fest)	(live beim Fest)
Viertelfinale:	Viertelfinale:
03.07. 16:00 Uhr	02.07. 20:30 Uhr
Halbfinale:	Halbfinale:
07.07. 20:30 Uhr	06.07. 20:30 Uhr

Finale:

Sonntag, d. 11.07. 20:30 Uhr

Stadtfeuerwehrfest

Eintritt frei!!

26. Juni

Niedermeiser

Dreschhalle

Samstag:

18:00 Uhr	Kranzniederlegung
19:00 Uhr	Festkomers
20:00 Uhr	Tanz und Unterhaltung

Sonntag:

10:00 Uhr	Wettkampfspiele
14:00 Uhr	Festumzug
15:00 Uhr	Kaffee + Kuchen mit Untermalung eines Blasorchesters

Cocktail Bar

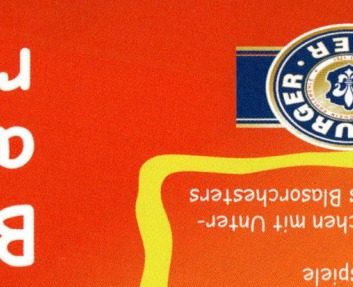

Konservative, sanfte Methoden

Konservative oder sanfte Behandlungsmethoden sind die Oberbegriffe, unter welchen Physiotherapie und Maßnahmen zur Kräftigung und Entspannung der Muskulatur zusammengefasst sind. Sie bieten ein breites Spektrum an Möglichkeiten, die vorwiegend zum Ziel haben, einen schmerzfreien und beweglicheren Rücken zu erreichen. Hierfür gibt es eine große Auswahl an speziellen Behandlungsmethoden (siehe auch das Kapitel »Sanfte Methoden«). Welche Methode jedoch genau die richtige für Sie ist, sollten Sie mit Ihrem Arzt und Therapeuten herausfinden. Denn nicht jeder Mensch reagiert auf jede Methode gleich gut. So kann es durchaus sein, dass Sie auf eine Technik nicht ansprechen, die anderen wiederum hilft.

MERKE
Finden Sie heraus, welche Methode Ihnen hilft. Verlieren Sie wegen Ihrer Schmerzen nicht gleich den Mut. Mit etwas Geduld findet sich die passende Behandlung, die Ihnen eine Linderung oder gar Schmerzfreiheit bringt.

Stufenlagerung

Für die meisten Rückenschmerzpatienten ist die Stufenlagerung eine Körperposition, in der die Beschwerden am erträglichsten sind, ja sogar reduziert werden.

Legen Sie sich mit dem Rücken auf eine feste Unterlage, am besten auf eine warme Decke. Die Unterschenkel lagern dabei auf einem Schaumstoffwürfel in einem 90-Grad-Winkel zu den Oberschenkeln. Haben Sie keinen Schaumstoffwürfel parat, tut es auch ein stabiler Stuhl, Hocker oder Sessel. Wichtig dabei: Die Ablage muss so hoch sein, wie die Oberschenkel lang sind. Bei Bedarf bringen Sie die Unterschenkel mit Hilfe von Kissen auf die richtige Höhe.

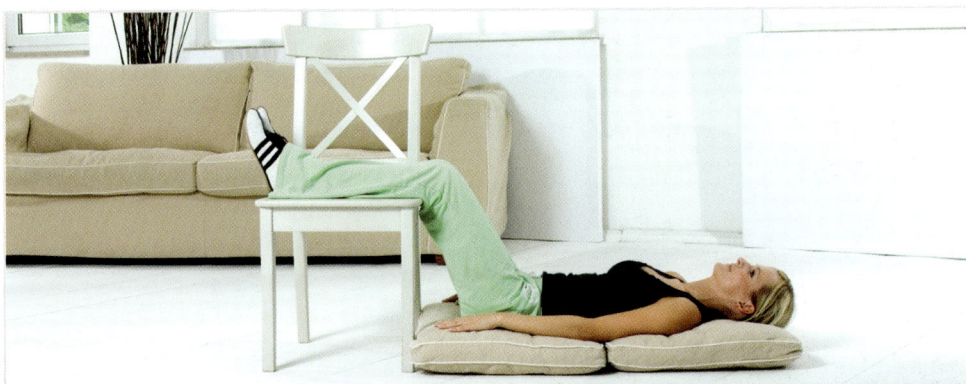

In dieser Stellung werden die Rumpfmuskulatur entspannt und die Kreuzdarmbeingelenke sowie die Lendenwirbelsäule entlastet. Die Stufenlagerung lässt sich gut mit Wärmeanwendungen zur Entspannung und zur Lockerung der Muskulatur kombinieren.

Wärmetherapie

Mit Hilfe von verschiedenen Wärmeanwendungen wie Fango, Heublumen oder Wärmflasche lassen sich schmerzhafte Muskelverspannungen spürbar lösen. Wärme beruhigt und entkrampft Muskel- und Nervenfasern, steigert die Durchblutung und lindert somit die Schmerzen.

Die beste Wärmeanwendung für zu Hause ist die feucht-warme Packung. Dazu ein Frotteetuch mit heißem Wasser tränken, auswringen, um eine Wärmflasche wickeln und auf die schmerzende Stelle legen. Denn feuchte Wärme wird dem Muskelkorsett wesentlich schneller und intensiver zugeführt als trockene Wärme.

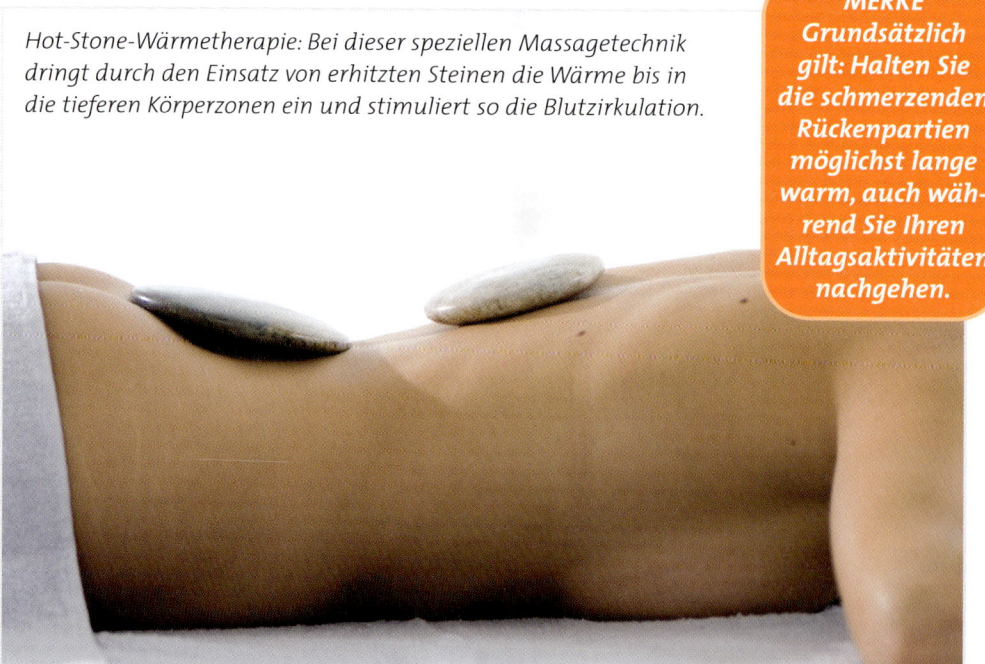

Hot-Stone-Wärmetherapie: Bei dieser speziellen Massagetechnik dringt durch den Einsatz von erhitzten Steinen die Wärme bis in die tieferen Körperzonen ein und stimuliert so die Blutzirkulation.

MERKE
Grundsätzlich gilt: Halten Sie die schmerzenden Rückenpartien möglichst lange warm, auch während Sie Ihren Alltagsaktivitäten nachgehen.

Kältetherapie

In der Kältetherapie arbeiten die Physiotherapeuten vorwiegend mit Eislollys, zerstoßenem Eis oder gelegentlich auch mit Eisbeuteln. Über die Wirksamkeit wird nach wie vor heftig diskutiert. Bis heute liegen noch keine eindeutigen Ergebnisse aus Studien darüber vor. Wie jedoch die Erfahrung zeigt, kann eine zielgerichtete Anwendung eine deutliche Linderung der akuten Schmerzen herbeiführen.

Einige Anwendungsbeispiele: Vor allem im Sport wirkt Eis Wunder. So hinterlassen Prellungen und Schläge, wenn sie schnell und für kurze Zeit gekühlt werden, wie zum Beispiel mit einem Spray oder Eispackungen, oft deutlich geringere Spuren. Aber auch bei entzündungsbedingten Schmerzen, Fibromyalgie oder Ischiasbeschwerden bringt Kälte Linderung.

Eine besondere Variante der Eisbehandlung ist der kurzfristige Aufenthalt in einer Kältekammer. Menschen mit chronisch-entzündlichen Gelenkerkrankungen (rheumatoide Arthritis) verbringen mehrmals am Tag jeweils höchstens zwei Minuten in einer Kammer bei minus 125 °C. Die Betroffenen bleiben damit für einige Stunden schmerzfrei und können in dieser Zeit Übungen durchführen, die sonst nicht möglich wären.

Die konservative, sanfte Behandlung lindert die Beschwerden von Heiner Kant. Und auch die Übungen für einen schmerzfreien Rücken, die Physiotherapeuten mit ihm einüben, zeigen gute Wirkung.

Doch dann passiert das Missgeschick. Beim Umzug seiner Freundin will er gerade einen Bücherkarton in den Kleintransporter heben. Der Karton rutscht Heiner Kant aus den Händen. Beim Versuch, den stürzenden Karton noch aufzufangen, macht er eine ruckartige Bewegung. Ein vernichtender Schmerz jagt durch den Bereich der Lendenwirbelsäule. Gekrümmt muss er sich mit angezogenen Beinen hinlegen. Extremes Stechen verhindert, dass er die Beine ausstrecken kann. So, mit angezogenen Beinen in Seitenlage, wird Heiner Kant auf einer Trage in meine Praxis transportiert.

Trotz rasender Schmerzen zeigt sich der Patient sehr tapfer. Er versucht, ganz genau in sich hineinzufühlen und den Schmerz zu lokalisieren. Danach beschreibt er ihn mir als einen starken, positionsabhängigen Rückenschmerz sowie einen ausgesprochen stark ins Bein ziehenden Schmerz. Dieser nimmt seinen Verlauf vom Rücken über das Gesäß in das rechte Bein. Noch während wir sprechen, werden die Schmerzen für den Patienten immer unerträglicher. Ausfallerscheinungen zeigen sich jedoch keine.

Was war passiert? Um dies zu verstehen, bedarf es eines Exkurses in die Anatomie:

ANATOMIE

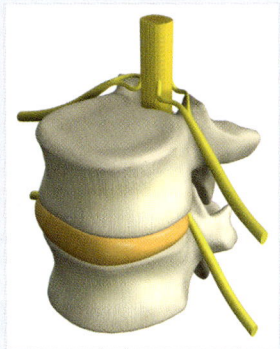

Die Wirbelkörper sind durch Bandscheiben voneinander getrennt. Die Zwischenwirbel oder Bandscheiben (lateinisch Discus intervertebralis) bestehen aus einem gallertartigen Kern, dem sogenannten Nucleus pulposus, und einem ihn umgebenden straffen Ring aus Faserknorpel, welcher Anulus fibrosus genannt wird.

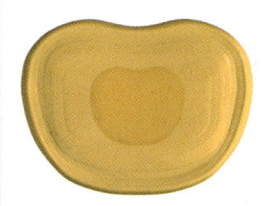

Beim Anulus unterscheidet man zusätzlich eine stabilere Außenzone und eine lockerere und flüssigkeitsreichere Innenzone mit einer geringeren Knorpelmenge.

Der Faserknorpel ist fest mit den Wirbelkörpern verankert. Der innen liegende Gallertkern hat einen Wassergehalt von über 80 Prozent und steht unter Druck. Daher quillt er auf, wenn die Bandscheibe angeschnitten oder verletzt wird. Ähnlich wie ein Wasserbett trägt der Nucleus sozusagen den Wirbelkörper und soll für eine harmonische Druckverteilung sorgen. Der Faserring stellt die Verbindung zum Wirbelkörper her und ist widerstandsfähig gegen Zug-, Druck-, Scher- und Rotationsbewegungen. Unterstützt wird dies durch den kräftigen Bandapparat.

Die Höhe der Bandscheiben bestimmt zum Teil die Größe eines Menschen. Etwa 1 bis 1,5 cm Körperlänge verliert der Mensch über den Tag durch den ständigen Druck auf die Bandscheiben. Über Nacht gleicht sich dieser Höhenverlust wieder aus.

Mit zunehmendem Alter kommt es zu einer Verminderung des osmotischen Drucks des Nucleus und des Wassergehaltes. Damit können die Bandscheiben den Erfordernissen an Elastizität und Verformbarkeit nur noch unzureichend genügen. Risse treten auf, die Regenerationsfähigkeit lässt nach.

Diagnose

Heiner Kants Röntgenbild zeigt eine ausgeprägte Steilstellung der Lendenwirbelsäule, die nachfolgend durchgeführte Kernspintomographie einen Bandscheibenvorfall im Bereich der Höhe L5/S1 mit Nervenwurzelbedrängung – der Grund für seine plötzlich aufgetretenen, extremen Schmerzen.

Nach dieser Diagnose und einer bildwandlergesteuerten Spritzenbehandlung der akuten Schmerzen in die Nähe der Nervenwurzel bittet der 26-Jährige, sich daheim erst einmal regenerieren zu dürfen.

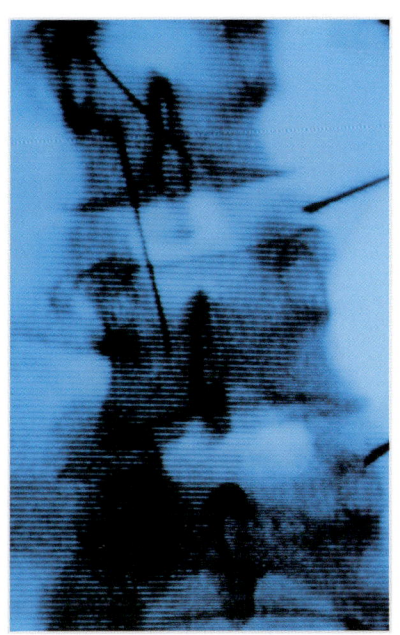

*ERKLÄRUNG **Bildwandler***
Als Bildwandler bezeichnet man ein Röntgengerät, das es mit Unterstützung von Rechnertechnik ermöglicht, in Echtzeit – also zum Beispiel während eines operativen Eingriffes – Röntgenbefunde auf einem Bildschirm zu beurteilen.

Heiner Kant lässt sich zum Orthopäden in seinem Heimatort überweisen. Dieser soll die weitere Behandlung übernehmen. Dort erhält der Student Spritzen gegen die Schmerzen sowie gegen die aufgetretene Entzündung; diese unterstützen ebenso die Abschwellung der gereizten Nervenwurzel. Darüber hinaus erhält er Medikamente mit ähnlichem Wirkspektrum, die er einnehmen soll. Es wird eine Stufenlagerung für zu Hause angeraten.

Die Entlastung durch die Stufenlagerung sowie die Einnahme von Medikamenten zeigen nach zwei Tagen einen ersten Erfolg. Der Patient kann zumindest wieder, wenn auch geplagt, gehen. Unverändert bestehen starke, ausstrahlende Schmerzen in das rechte Bein. Nach drei Wochen konservativer Behandlung weiß sein heimischer Orthopäde keinen Rat mehr. Also macht sich Heiner Kant wieder auf den Weg nach München in meine Praxisklinik.

Bei einer erneuten Untersuchung stelle ich fest, dass die in das rechte Bein ausstrahlenden Schmerzen unverändert auftreten, jetzt auch beim Sitzen sowie beim Vorneigen des Oberkörpers.

Zumindest vorübergehend kann ich die Rückenbeschwerden des jungen Mannes sowie seinen Beinschmerz durch eine wiederholt durchgeführte bildwandlergesteuerte, gezielte Wurzelblockade lindern. Allerdings zeigen diese Injektionen nur vorübergehend Wirkung. Auch durch Fangoanwendungen können wir eine Schmerzlinderung erzielen (siehe Kapitel »Sanfte Methoden«). Sorgen jedoch bereiten uns weiterhin die ins Bein ziehenden Ischiasschmerzen. Trotz intensiver und gezielter lokaler Schmerzspritzen werden sie nicht besser.

Ischiasschmerz

Was genau ist der Ischiasschmerz? Der Ischiasnerv zählt zu den dicksten Nerven des Menschen und setzt sich aus mehreren Nervenwurzeln der unteren Lendenwirbel- und oberen Sakralwirbelsäule zusammen. Je nachdem, welche Nervenwurzel betroffen ist, strahlen Schmerzen, Taubheitsgefühl oder Lähmungserscheinungen unterschiedlich weit ins Bein oder den Fuß aus. Häufig sind es auch ein Kribbelgefühl oder Ameisenlaufen. Schmerzhaft bedrängt werden die Nervenwurzeln unter anderem durch knöcherne

Vorsprünge oder instabile Teile der Wirbel, entzündetes Gewebe, Zysten, Blutstau in rückenmarksnahen Venen oder verlagertes Bandscheibengewebe. Gefährlich kann es werden, wenn die Schmerzen nachlassen, solche Irritationen aber verbleiben oder gar schlimmer werden. Dann sollte man sich unbedingt untersuchen und behandeln lassen.

Hexenschuss

Im Vergleich zum Ischiasschmerz handelt es sich beim »Hexenschuss« um einen akut einschießenden Schmerz in die Lendenwirbelsäule oder auch in den Nacken, der sich häufig nach kurzer Zeit wieder legt. Mit den Schmerzen einher geht meist eine ausgedehnte Muskelverkrampfung sowie eine deutlich eingeschränkte Beweglichkeit, mitunter können sich Betroffene nicht einmal mehr aufrichten.

Zu einem Hexenschuss kann es durch nur eine falsche Bewegung kommen. Eine plötzliche Anspannung der Muskeln oder auch kalte Zugluft können zu einem Hexenschuss führen. Auch ein Bandscheibenvorfall kann, muss aber nicht damit zusammenhängen.

Epidurale Neurolyse und Neuroplastik

Es wird also auch bei dem Architekturstudenten höchste Zeit, etwas gegen die ins Bein ausstrahlenden Ischiasschmerzen zu tun. Die minimalinvasive epidurale Neurolyse und Neuroplastik mit einem Wirbelsäulenkatheter erweist sich hier als geeignete Therapieform. Dabei wird ein elastischer und steuerbarer Katheter in den natürlichen knöchernen Kanal im Kreuzbein eingeführt. Von dort wird die Katheterspitze durch den Raum zwischen Rückenmark und Wirbelkanal (Epiduralraum) direkt an die schmerzende Stelle geführt. Unterschiedliche Medikamente werden dann an die zu behandelnden Stellen appliziert. (Eine umfangreiche Beschreibung der Katheterbehandlung finden Sie ab Seite 156)

Unmittelbar nach dem Eingriff zeigt sich eine deutliche Rückbildung der ausstrahlenden Schmerzen; nach insgesamt drei weiteren Wochen sind die Schmerzen verschwunden.

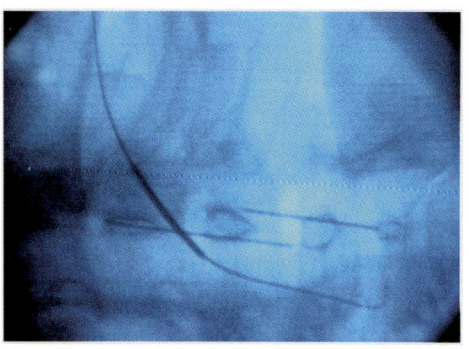 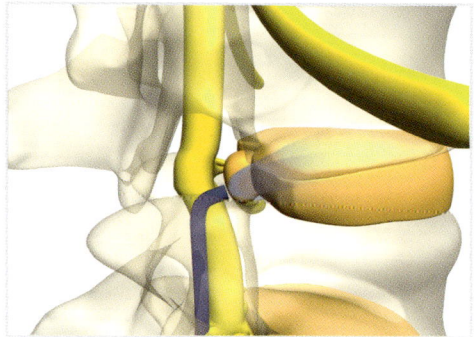

Der Katheter liegt mit seiner Spitze direkt am Bandscheibenvorfall. Die zielgenaue Einspritzung der Medikamentenlösung (Bild re.) führt zu einer Schrumpfung des Bandscheibenvorfalls.

Isometrische Kräftigungstherapie

Um Heiner Kant vor einem erneuten Bandscheibenvorfall zu schützen, schicke ich ihn zu einer vierwöchigen isometrischen Kräftigungstherapie.

ERKLÄRUNG **Isometrie**
Die Isometrie stammt aus der angewandten Physiotherapie und dient der Stabilisierung und Aktivierung einzelner Muskelgruppen. Dabei werden bestimmte Muskeln und einzelne Muskelpartien aktiv angespannt.

Nach der isometrischen Kräftigung absolviert der Architekturstudent bei einem Physiotherapeuten in seinem Heimatort eine Trainingstherapie nach unseren Vorgaben. Heute ist Heiner Kant völlig beschwerdefrei.

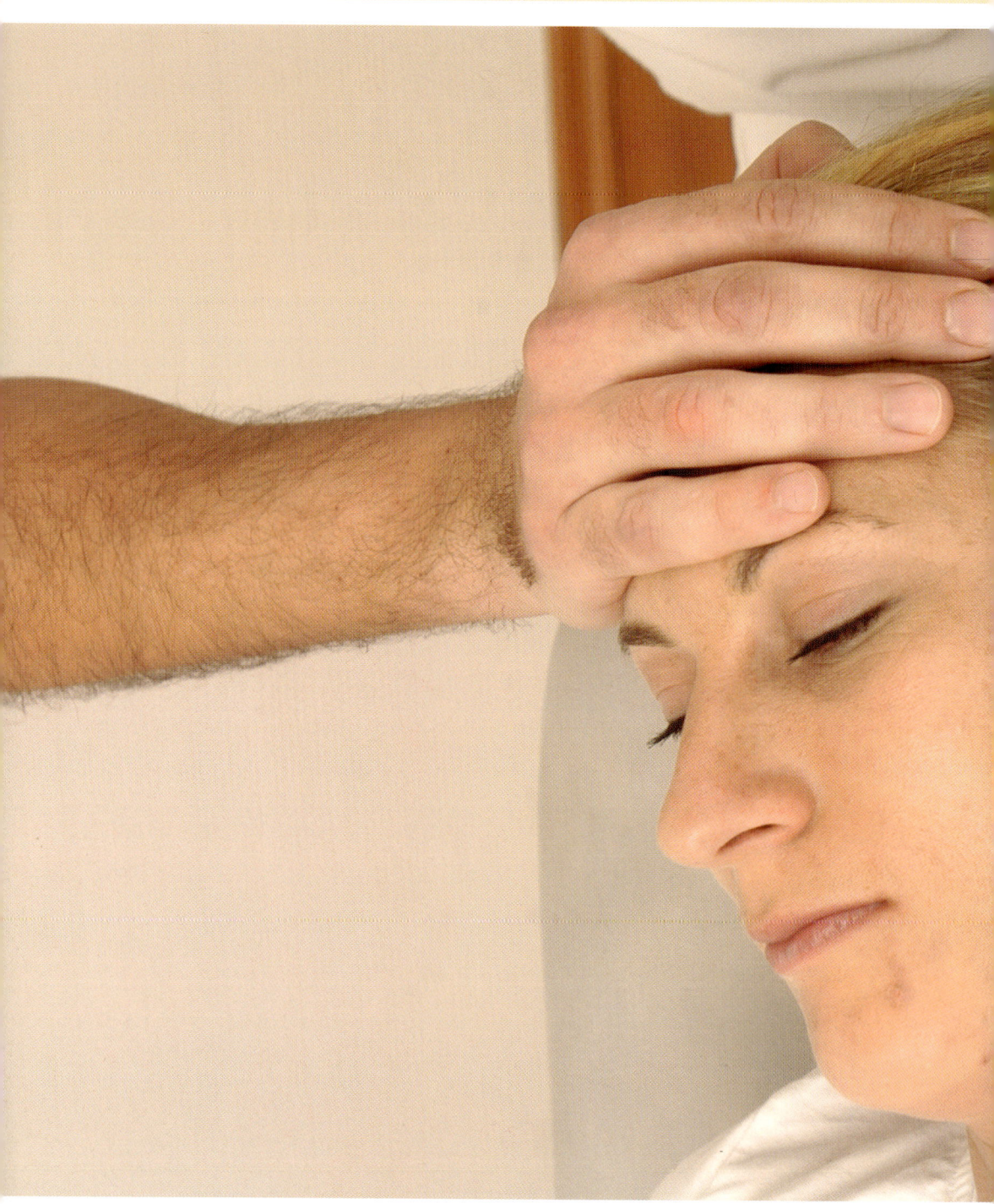

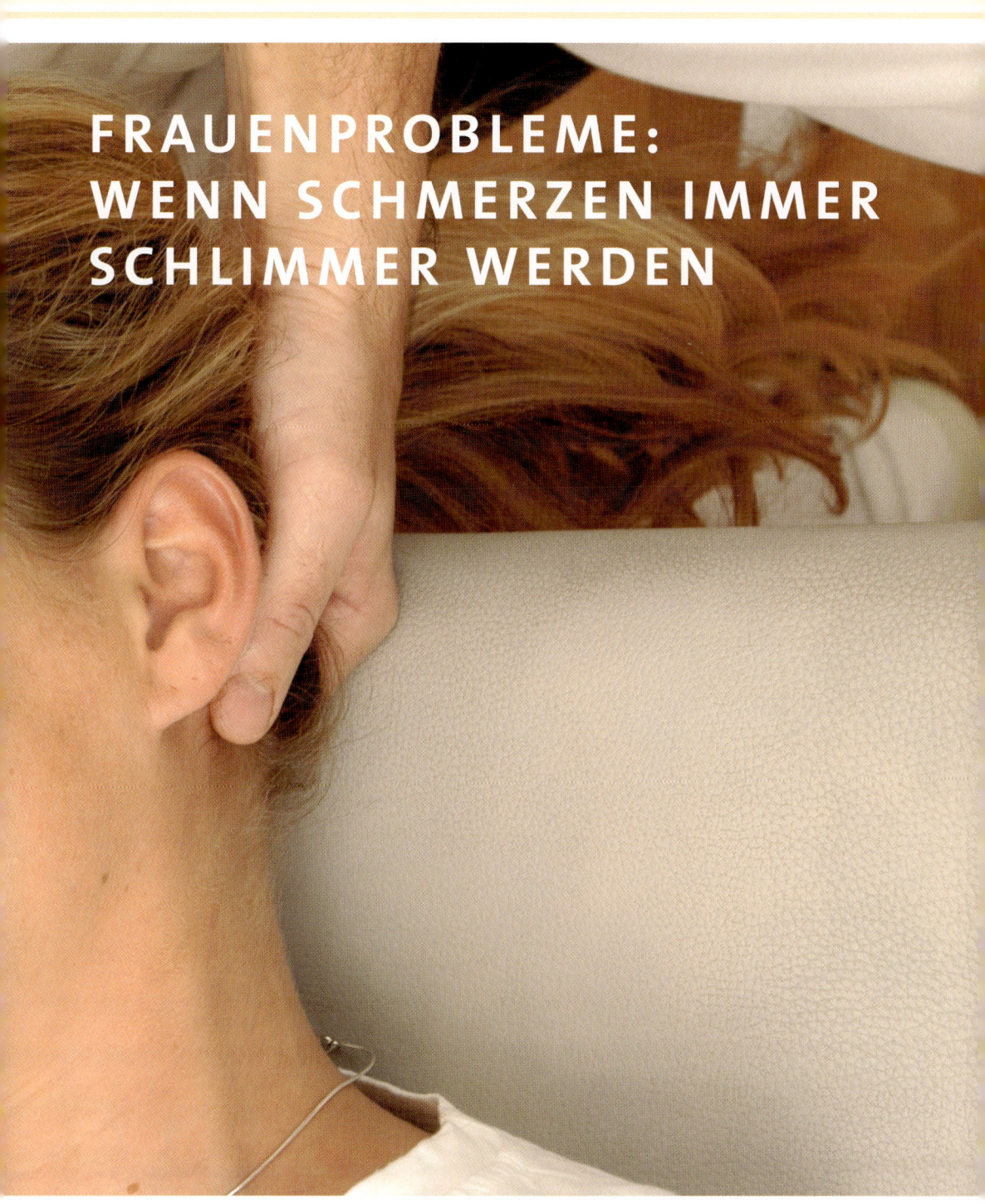

FRAUENPROBLEME: WENN SCHMERZEN IMMER SCHLIMMER WERDEN

Schauspielerin Susanne Löw (32)

Frauen haben meist zarter und deshalb auch verletzlicher ausgebildete Wirbel oder Bandscheiben, sind aber im Allgemeinen in Haushalt und Beruf denselben Belastungen ausgesetzt wie Männer. Da bleibt es oft nicht aus, dass es früher oder später zu Komplikationen kommen kann: Verspannungen, verhärtete Muskeln – nicht selten wird jeder Schritt, jede Bewegung zur Qual. Schmerztabletten helfen da nur kurzfristig. Mit dem behutsamen Abtasten so genannter Trigger-Punkte leitet der moderne Orthopäde die erfolgreiche Behandlung ein.

Der schöne Schein ist oft so trügerisch. Wir kennen Susanne Löw von vielen unterhaltsamen Abenden in unseren Wohnzimmern. Sie leistet als attraktive TV-Kommissarin bei der Verfolgung von Bösewichten Schwerstarbeit. Wir hingegen leisten uns einen gemütlichen Ausklang des Tages auf dem Sofa.

Eines Morgens sitzt auch Susanne Löw in meinem Wartezimmer. Erst herrscht andächtiges Schweigen, dann fasst sich eine ältere Dame ein Herz und wendet sich an die 32-jährige Schauspielerin: »Entschuldigen Sie, Frau …, aber Sie sitzen sicher hier, weil Sie letzte Woche bei der Verfolgungsjagd dieses Mörders übers Autodach geschleudert wurden?«

Die Schauspielerin lächelt freundlich aber etwas gequält. »Ich darf es Ihnen eigentlich nicht verraten – über das Autodach ist ein Double geflogen. Meine Schmerzen kann ich mir selbst nicht erklären, deshalb bin ich ja hier.«

Frau Löw leidet unter Rückenschmerzen, ein stechender Rückenschmerz seit mehreren Wochen. »Vor allem die Verspannungen im Nacken…«, sagt sie dann, als sie bei mir im Behandlungszimmer sitzt. »Jeder ist ja mal ein bisschen verspannt. Doch meine Nackenmuskulatur wird immer härter und der Schmerz immer schlimmer. Mein Orthopäde empfahl mir Schmerzmedikamente und eine selbst gemixte Salbe zur Muskelentspannung. Aber es wurde schlimmer. Jetzt habe ich auch Schmerzen im Halsbereich.« Ein Ausflug mit dem Cabrio hat bei Susanne Löw das Fass zum Überlaufen gebracht. Am Morgen darauf kann der Star beim Aufstehen den Kopf nicht mehr anheben. Ungewohnte Hilflosigkeit, bei einer sonst so selbstbewussten Frau. Zum Abstützen und Aufrichten des Kopfes muss sie ihn wie einen Ball in beide Hände nehmen. Erst beim Sitzen kann die Schauspielerin den Kopf wieder loslassen. Und damit nicht genug: Jetzt quälen sie auch noch starke Kopfschmerzen.

Susanne Löw schildert ihre Schmerzen: Welcher Muskel jedoch genau verhärtet ist oder welcher Wirbel, welches Gelenk blockiert ist, das entzieht sich meist dem eigenen Empfinden.

Die Betastung

Hier setzt die klinische Untersuchung, im speziellen Fall die Betastung an. Dabei befühlt der Arzt zuerst die Haut, schätzt deren Wärmezustand und die Beschaffenheit, wie auch Feuchtigkeitsgehalt und Verschieblichkeit ein. Weiter können bei der Betastung auch Muskel-Sehnen-Reflexe getestet werden, vor allem zum besseren Verstehen von Rückenschmerzen ist diese Art der Beurteilung der Nervenstrukturen unerlässlich. Schmerzen die Venen bei Druck, könnte das auf eine Venenentzündung hinweisen. Klagt der Patient über Schmerzen beim Gehen und fühlt der Arzt gleichzeitig den Puls der größeren Schlagadern an den Füßen nur schwach, so könnte das auf die Verengung von Bein- und Beckenarterien hindeuten. Anschließend sollte dann vom Arzt systematisch die Wirbelsäule nach Nervenreizungen abgeklopft werden.

Im Fall von Frau Löw steht bei der Betastung vor allem die Muskulatur im Mittelpunkt. Auch kleinste lokale Veränderungen der Muskulatur und der Weichteile können dabei erfühlt werden. Durch das Palpieren, das lateinische Fachwort für die Betastung, ist nicht nur eine gute Diagnoseerstellung möglich, gleichzeitig zeigt es dem Untersucher auch, ob die Muskulatur für physiotherapeutische Maßnahmen wie beispielsweise Massagen zugänglich ist. Oft kann schon das gezielte Abtasten einer schmerzenden Stelle als angenehm empfunden werden.

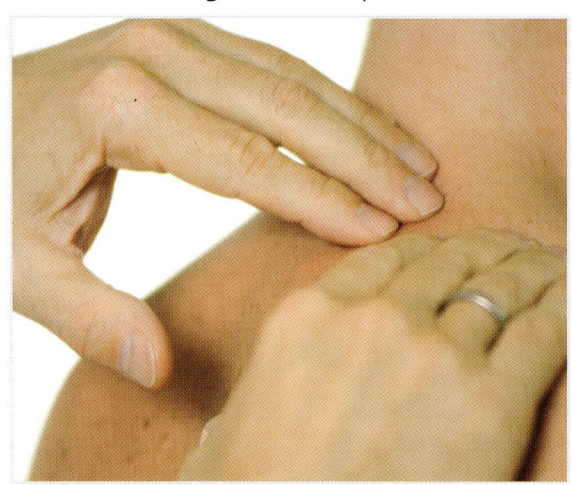

Die Betastung der Hals-, Nacken- und Schultermuskulatur der Patientin zeigt eine ausgesprochene Verspannung. Susanne Löw reagiert empfindlich auf Druck an gewissen Punkten ihrer Muskulatur. Solche Punkte nennt die Medizin Triggerpunkte, das heißt: In diesem Punkt sitzt die Verspannung oder Verhärtung, in diesem Punkt sitzt der Schmerz.

Die Bewegungsprüfung

Bei der anschließenden Bewegungsprüfung zeigt sich bei der 32-Jährigen eine außergewöhnlich schmerzhaft eingeschränkte Beweglichkeit der Halswirbelsäule.

Die Bewegungsprüfung ist der wichtigste Test ohne Apparateinsatz und misst die Bewegungsspanne bei aktiver und passiver Bewegung in Winkelgraden. Aktiv, wenn der Patient sich selbst bewegt, passiv, wenn der Arzt eine Körperpartie in die gewünschte Richtung führt und dabei spürt, wann es nicht mehr weiter geht.

Die Bewegungsprüfung zeigt die Funktion von Körperabschnitten auf, etwa den Bewegungsumfang und das Zusammenspiel von Muskeln, Sehnen und Gelenkkapseln. Durch geübte Griffe lassen sich Blockierungen, wie beispielsweise an der Kreuzdarmbeinfuge, ohne großen apparativen Aufwand erkennen und entsprechend behandeln.

Auf der anderen Seite kann auch der Untersuchte bei der Bewegungsprüfung etwas über seine Schmerzen lernen. Etwa, ob Schmerzen am Anfang, am Ende oder erst nach einer Bewegung auftreten. Die Bewegungsprüfung kann auch nachweisen, ob sich bereits erste Ausfallerscheinungen eingestellt haben.

Bei meiner Patientin, der Schauspielerin, war das glücklicherweise noch nicht der Fall. Allerdings stelle ich mit Hilfe dieser beiden Untersuchungsmethoden eine Blockade von zwei Gelenken in der Halswirbelsäule fest. Hinzu kommt, dass Susanne Löw, wie sie sagt, ab und an unter Schwindel und einem einseitigen Ohrgeräusch leidet. »Dieser Pfeifton im linken Ohr stört mich gewaltig, Herr Doktor. Vor allem, wenn er ganz unerwartet am Filmset auftritt. Ich kann mich dann kaum noch auf meine Rolle konzentrieren.«

Teilweise raubt dieser Pfeifton der Schauspielerin sogar nachts den Schlaf. Als ich sie frage, ob sie vielleicht in der Vergangenheit irgendeine Verletzung erlitten habe, fällt ihr ein, dass sie vor zwei Jahren einen Auffahrunfall hatte. Danach hätte sie für ein halbes Jahr ständige wiederkehrende Schmerzen im Bereich der Halswirbelsäule gehabt.

Nach einem schweren Autounfall sind Rückenschmerzen ausgesprochen häufig. Wie in jeder anderen Körperregion kommt es auch in und um die Wirbelsäule zu Zerrungen, also Verletzungen des Kapselbandapparates, Verrenkungen (Luxationen) und Brüchen (Frakturen). Brüche sind zum Glück selten. Im oberen Halswirbelsäulenbereich können sie tödlich enden, Frakturen an anderen Stellen der Wirbelsäule im Extremfall Querschnittslähmungen auslösen.

Ganz so schlimm hat es Susanne Löw nicht erwischt. Dennoch kann ich ihren Schilderungen zufolge davon ausgehen, dass ihre damaligen Rückenschmerzen in Zusammenhang mit dem Auffahrunfall standen. Es könnte sich um eine Zerrung der Halswirbelsäule gehandelt haben, medizinisch HWS-Distorsion genannt. Auch der Begriff Schleudertrauma wird oft verwendet.

Zerrung der Halswirbelsäule

Durch einen Auffahrunfall von hinten kann es zu einer Zerrung der Halswirbelsäule kommen. Infolgedessen können auch länger anhaltende, hartnäckige Schmerzzustände auftreten, selbst wenn keine wesentlichen fassbaren Verletzungsfolgen in der bildgebenden Diagnostik zu erkennen sind.

Was genau passiert mit der Halswirbelsäule bei einem Auffahrunfall? Bei einem Auffahrunfall von hinten kann es zu einer unvermittelten Überstreckung der Halswirbelsäule mit nachfolgend extremer Beugung kommen. Das wiederum kann massive Verletzungen etwa des Rückenmarkes, der Nervenwurzeln und Gefäße zur Folge haben. Für eine genaue Prognose der zu erwartenden Dauer der Beschwerden ist entscheidend, wie schnell die Kopf- oder Nackenschmerzen nach dem Unfallereignis auftreten. Treten sofort starke Schmerzen und ein gewisses Gefühl von Instabilität auf, so ist oft eine langwierige Behandlung vonnöten. Bemerken wir jedoch erst einige Stunden nach dem Crash muskelkaterartige Beschwerden, klingen diese meist schnell ab. Eine Garantie dafür gibt es freilich nicht. Auch bei einem leichten Schleudertrauma kann ein mehrwöchiges Leiden mit verschiedenen Begleiterscheinungen wie Schwindel oder Kopfschmerzen bestehen.

Vor allem bei einer Verletzung der oberen Halswirbelsäule besteht diese Gefahr. In und um die Halswirbelsäule sind Nerven verflochten, die das vegetative Nervensystem beeinflussen und so Schwindel, Ohrgeräusche, Sehstörungen sowie Blutdruckschwankungen auslösen können. Tritt sogar eine Beeinträchtigung des Atmens auf, so kann es sich um eine Verkantung der Wirbelgelenke handeln.

Wie aber geht man im Fall eines Schleudertraumas vor? Anfangs ist manchmal die Ruhigstellung mittels einer Halskrawatte sinnvoll. Danach erfolgt eine physiotherapeutische Behandlung. Nicht nur medizinisch oft notwendig, sondern meist auch versicherungsrechtlich bedeutsam, ist die Anfertigung von Röntgenbildern. Über eine halbe Milliarde Euro pro Jahr kosten durch Verkehrsunfälle verursachte Wirbelsäulenzerrungen deutsche Versicherungen – und das trotz Sicherheitsgurten, Kopfstützen sowie Airbags. Das Ereignis ist einfach zu schnell, zu massiv und eben oft nicht

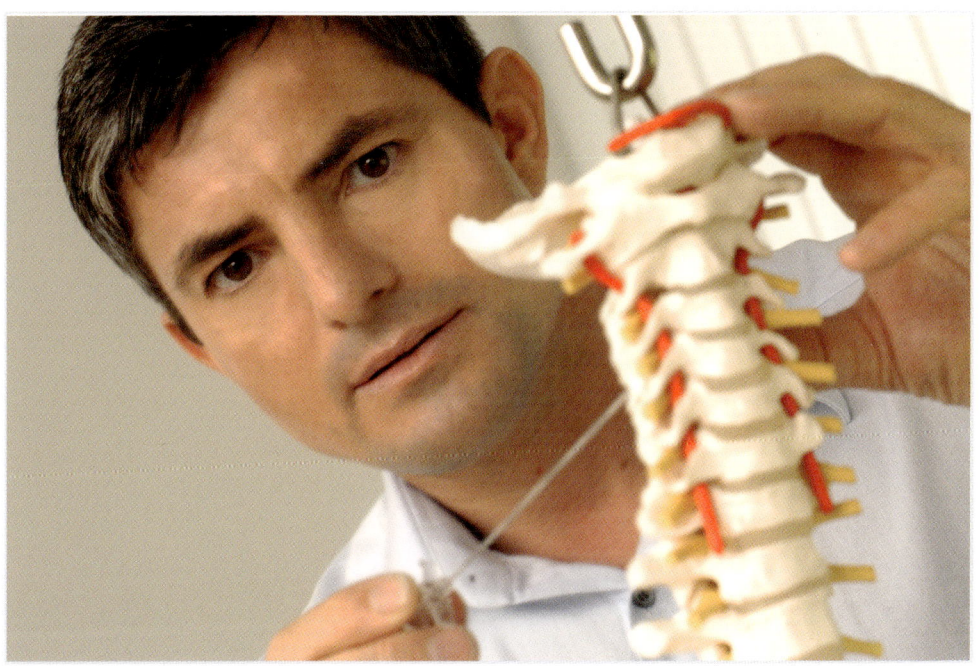

Experte und wissenschaftliches Objekt: Dr. Reinhard Schneiderhan erklärt die Funktion der Halswirbelsäule.

vorhersehbar, sodass die Halsmuskulatur keine Zeit hat, in Abwehrhaltung zu gehen und sich anzuspannen. Nicht zuletzt wegen der immensen Häufigkeit gehört das Schleudertrauma zu den bestens analysierten Krankheitsbildern.

Röntgenaufnahmen und weitere Diagnostik

Bei Susanne Löw muss wegen der Zunahme der akuten Beschwerden zuerst eine exakte diagnostische Abklärung erfolgen. Wir machen zunächst eine Röntgenaufnahme. Neben dem anatomischen Aufbau und den knöchernen Verhältnissen lassen sich auch Rückschlüsse auf entzündliche Veränderungen darstellen. Ein herkömmliches Röntgenbild etwa zeigt dem Arzt neben Abnutzungserscheinungen, Fehlstellungen und Brüchen auch feinste Veränderungen an Knochen, die durch Stoffwechselkrankheiten oder Rheuma hervorgerufen wurden.

Zusätzlich zur klassischen Aufnahme in zwei Ebenen, das heißt von vorne und seitlich, wobei überwiegend das harte Knochengewebe dargestellt wird, gibt es eine Vielzahl von speziellen Aufnahmen – je nach Bedarf. So liefern schräge Aufnahmen, etwa in einer 45-Grad-Position, bessere Einblicke in die Wirbelgelenke und die Nervenwurzelaustrittslöcher. Ein großer Vorteil des Röntgens ist die Möglichkeit, Bewegungsaufnahmen anzufertigen. Für das Ausmaß eines Wirbelgleitens ist beispielsweise die Aufnahme der Wirbelsäule in Vor- und in Rückneigung sinnvoll.

Bei dem TV-Star entscheide ich mich für die Darstellung der Wirbelsäule in maximaler Beugung sowie Überstreckung. Diese Bewegungsaufnahmen sowie die Röntgendiagnostik für die Halswirbelsäule in zwei Ebenen ergibt bei ihr eine ausgeprägte Steilstellung, darüber hinaus keine Verletzungszeichen und nur mäßige arthrotische, sprich verschleißbedingte Veränderungen im Bereich der Wirbelgelenke des mittleren Halswirbelsäulenabschnittes.

Manchmal ist bei bildgebenden Verfahren der Einsatz von Kontrastmitteln sinnvoll. Dabei unterscheidet man Myelographie, Diskographie und Arthrographie.

Bei der Myelographie (Myelos = griechisch Mark) wird Kontrastmittel in den Rückenmarkskanal gespritzt und so das Rückenmark umspült und Engstellen sichtbar gemacht. Kombinieren kann man dies auch mit einer Funktionsmyelographie. Dabei werden wie beim konventionellen Röntgen Bilder in Vor- und Rückneigung gemacht, um etwa zu sehen, ob ein Wirbel bei Bewegung das Rückenmark bedrängt.

Man kann Kontrastmittel auch speziell in eine zu untersuchende Struktur applizieren. Dies geschieht z. B. bei der Diskographie. Hier wird Kontrastmittel über eine feine Injektionskanüle direkt in eine Bandscheibe gespritzt und so das Gewebe sichtbar gemacht. Neben der Darstellung von Läsionen wie Rissbildungen ist hier auch die Möglichkeit der Auslösung des bekannten Schmerzes (Memory pain) von Bedeutung. Dabei kann der halbwache Patient bei der Spritzengabe durch das Druckgefühl den ihm bekannten Schmerz wiedererkennen. Dies deutet auf eine intradiskale oder diskogene, also eine bandscheibenbedingte Ursache des Schmerzes hin.

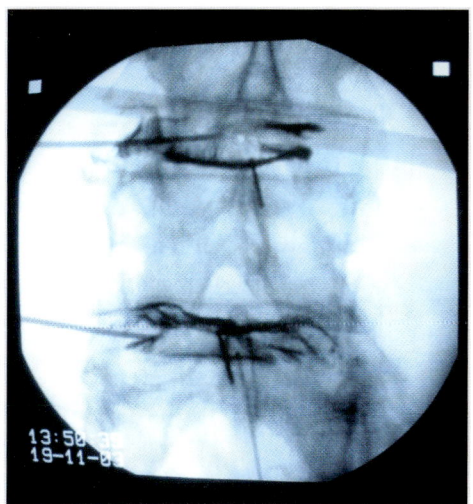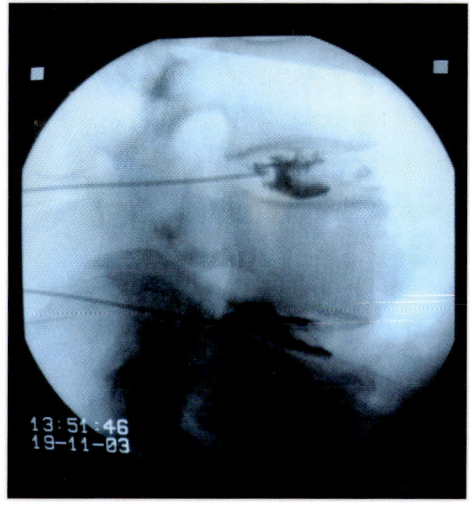

Bei der Diskographie wird ein Kontrastmittel über eine feine Kanüle direkt in die Bandscheibe gespritzt und so das Gewebe sichtbar gemacht.

Hierbei kann auch das Phänomen des intradiskalen Schmerzes getestet werden.

In Abgrenzung zum diskogenen Schmerz kann Kontrastmittel auch an das Wirbelgelenk injiziert werden, um mögliche Veränderungen darzustellen. Mit dieser Arthrographie genannten Methode kann beispielsweise die korrekte Lage einer Nadelspitze im Gelenk überprüft werden, um dann eine gezielte örtliche Betäubung eines schmerzenden Wirbelgelenks zu erreichen. Selten wird eine Arthrographie heute noch an anderen Gelenken wie Knie- oder Schultergelenk durchgeführt.

Bei Susanne Löw ist keine Röntgenaufnahme mit Kontrastmittel nötig. Stattdessen muss mit Hilfe einer Kernspintomographie die Halswirbelsäule einschließlich der Muskulatur, Sehnen, Nerven, Bänder und Bandscheiben dargestellt werden.

> **MERKE**
> *Der intradiskale oder diskogene Schmerz ist die in ärztlichen Praxen und Kliniken am häufigsten unterschätzte oder auch übersehene Ursache von Schmerzen. Die Diskographie leistet hier den wichtigsten Beitrag zur exakten Diagnosesicherung.*

Kernspintomographie

Die Kernspin- oder Magnetresonanztomographie (MR) funktioniert über Magnetismus und ist daher frei von Strahlenbelastung. Sie liefert gute Schnittbilder von Weichteilen, wie zum Beispiel von Nerven, die von Bandscheibengewebe bedrängt werden, von Tumoren und entzündlichen Schwellungen.

Und so werden diese Bilder erzeugt: Mittels starker Magnetfelder werden die Wasserstoffkerne im Körper in Schwingung gebracht. Durch den unterschiedlichen Gehalt an Wasserstoffkernen in den unterschiedlichen Körpergeweben lassen sich die einzelnen Gewebestrukturen sehr gut voneinander abgrenzen und darstellen. Aufnahmen der Kernspintomographie sind fast ebenso gestochen scharf und aufschlussreich wie Zeichnungen aus dem Anatomiebuch. Zudem lassen sich Schnittbilder in jeder benötigten Ebene und mit einer außerordentlich hohen Auflösung bis zu einer Detailgröße von weniger als einem Millimeter anfertigen.

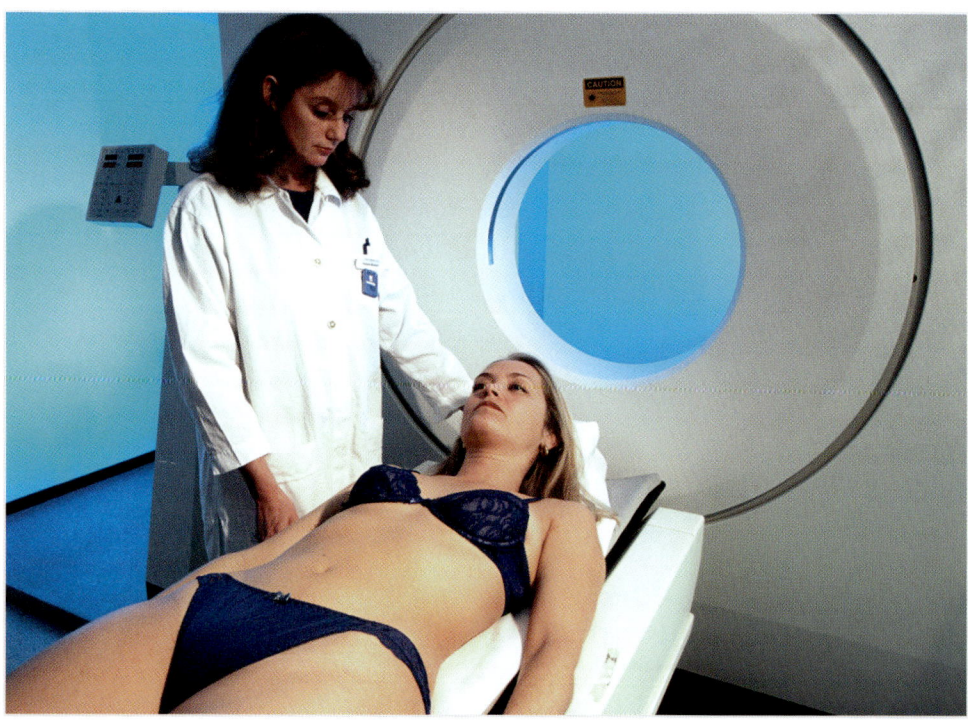

Die Kernspintomographie zählt heute bei Untersuchungen des Rückens zu den wichtigsten bildgebenden Verfahren. Für Patienten, die unter Platzangst leiden, gibt es auch schon offene Geräte, die ohne geschlossene Röhre auskommen, Patienten mit Herzschrittmacher sollten nicht mittels Kernspin untersucht werden.

Auch bei der Kernspintomographie werden oft spezielle Kontrastmittel eingesetzt, um Entzündungen oder Tumore besser beurteilen zu können. Bei der Wirbelsäulendiagnostik wird es vor allem zur Unterscheidung von Narbengewebe zu Bandscheibengewebe und Bändern eingesetzt.

Bandscheibenverschleiß

Die bei der Patientin durchgeführte Kernspintomographie der Halswirbelsäule ergibt einen beginnenden Bandscheibenverschleiß im Sinne einer Chondrose des mittleren Halswirbelsäulenabschnittes sowie eine Osteochondrose im Bereich der Höhe C5/C6.

Bandscheibenverschleiß bei einer jungen Frau? Wie ist das möglich? Bereits nach Abschluss des Wachstums, so etwa nach dem 20. Lebensjahr, beginnen die Bandscheiben zu degenerieren: Sie verlieren an Elastizität und zeigen erste Verschleißerscheinungen. Dies ist normal und muss zu keinem Zeitpunkt des Lebens Beschwerden verursachen. Gehen die Veränderungen jedoch über ein gewisses Maß hinaus, setzt sich eine Kaskade in Gang, die einen negativen Einfluss auf die Wirbelsegmente, sowohl in Struktur als auch in Funktion nimmt.

ERKLÄRUNG Chondrose
Der isolierte Bandscheibenverschleiß wird als Chondrose bezeichnet. Sind die benachbarten Grund- und Deckplatten der Wirbel mitbetroffen, spricht man von einer Osteochondrose. Der Zusatz Osteo steht für Knochenbeteiligung.

Wenn sich eine Bandscheibe abnutzt, dann verliert sie an Höhe und somit auch einen Teil ihrer Stoßdämpferfunktion. Die Wirbelsäule rutscht etwas in sich zusammen und es entsteht vermehrter Druck auf die Wirbelgelenke. Unser Körper freilich nimmt das nicht so ohne weiteres hin. Er versucht dem Abbau entgegenzuarbeiten, indem er feine Äderchen in die betroffene Bandscheibe wachsen lässt, um sie besser mit Nährstoffen zu versorgen. Gleichzeitig, um eine vermehrte Schonung durchzusetzen, wachsen Schmerzfasern in die bisher gefühllose Bandscheibe. Zudem entstehen »kleine Schmerzfabriken«, die »Schmerzbotenstoffe« freisetzen, und die Bandscheibe noch schmerzempfindlicher machen. Sie schmerzt jetzt auch ohne große Bewegung.

So kann beispielsweise eine harmlose Drehung im Bett Schmerzen der Bandscheiben hervorrufen. Dieser Schmerz entsteht in der Bandscheibe selbst. Wenn die umgebenen Strukturen der einzelnen Bewegungssegmente gesund sind, wird von einem so genannten isolierten Bandscheibenschmerz gesprochen.

Schauspielerin Susanne Löw jedoch klagt nicht über Bandscheibenschmerzen, sondern über Muskelverspannungen. Wie kann der von mir diagnostizierte beginnende Bandscheibenverschleiß zu solchen Schmerzen führen?

Es sind letztendlich die Muskeln, die die Leidtragenden der verschiedensten Verschleißerscheinungen und Fehlhaltungen des Rückens sind. Besonders an der Halswirbelsäule können chronische Muskelverspannungen zu sehr hartnäckigen und anhaltenden Schmerzen führen. Diese Verspannungen kann man meist gut tasten. Auch der Betroffene kann verhärtete Muskelstränge, vor allem bei Bewegung, spüren. Oft bilden sich regelrechte Verhärtungsknoten in den Muskeln, wir Ärzte sprechen von Myogelosen (= Verhärtungen). Sonderformen sind Verkalkungen oder Verknöcherungen in der Muskulatur.

Die Muskelverspannungen infolge des Verschleißes der Bandscheiben sind bei Susanne Löw somit nichts Außergewöhnliches. Aber woher stammen die anhaltenden Ohrgeräusche? Diese Frage belastet die Patientin sehr, vor allem, weil der Pfeifton ständig auftritt. »Die Schmerzen«, sagt sie, »die kann ich ja noch einigermaßen ertragen. Aber mit diesem Pfeifton kann ich nicht umgehen. Er stört meine Konzentration. Dazu kann ich nicht mehr schlafen.«

Da eine fachärztliche Abklärung durch den Hals-Nasen-Ohren-Arzt drei Wochen zuvor nichts Krankhaftes feststellen konnte, kann ich die prominente Patientin beruhigen: »Diese Begleiterscheinungen in Form von Ohrgeräuschen sind sehr häufig auf statische Probleme der Halswirbelsäule zurückzuführen. Bei einer Verbesserung der Stellung der Halswirbelsäule können Ohrgeräusche schlagartig zurückgehen.«

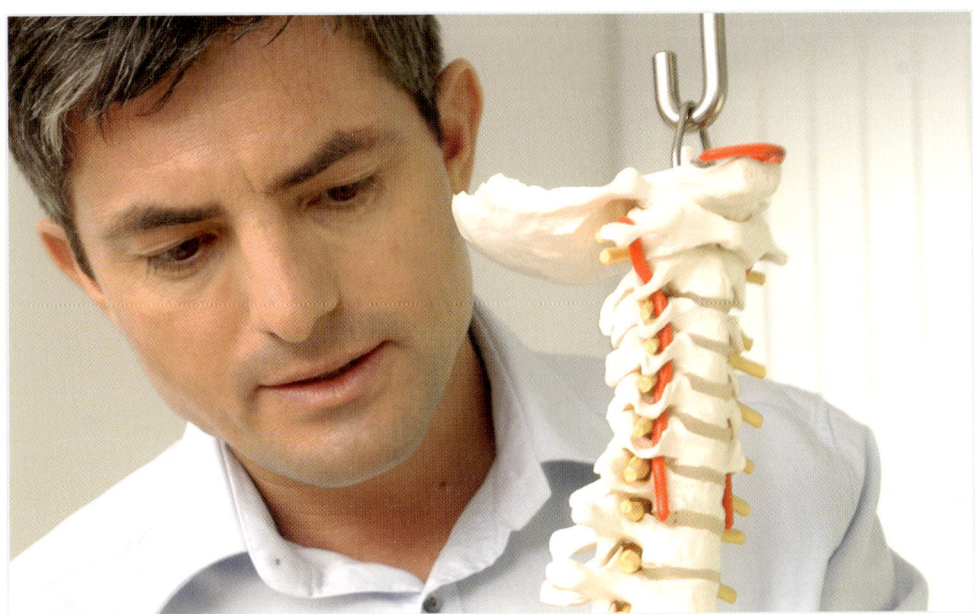

Mit Hilfe eines Wirbelsäulenmodells veranschauliche ich ihr, dass die wesentlichen, das Hirn versorgenden Gefäße im vorderen und seitlichen Halsbereich sowie durch einen knöchernen Kanal in der Halswirbelsäule zum Schädelinneren gelangen. In diesem Wirbelkanal der Halswirbelsäule verläuft die Arteria vertebralis, die unter anderem maßgeblich an der Blutversorgung des Innenohrs beteiligt ist. Durch eine ausgeprägte Steilstellung der Halswirbelsäule kommt es zu einer relativen Verengung dieses Gefäßes und somit zu einer verminderten Blutversorgung, auch des Innenohres. Hieraus kann ein Ohrgeräusch entstehen. Teilweise können Patienten durch bestimmte Bewegungen des Kopfes und der Halswirbelsäule ein solches Ohrgeräusch auslösen.

Anhand dieser Diagnose stehen folgende Therapiemaßnahmen für Susanne Löw fest: Zunächst muss eine sofortige Schmerzreduktion und eine Muskelentspannung erreicht werden. Dies gelingt durch Einsatz von Medikamenten.

MERKE
Einer Medikamentenbehandlung sollte immer eine umfangreiche und gezielte Diagnostik zur Erkennung der Schmerzursache vorausgehen. Außerdem sollte eine medikamentöse Schmerztherapie nach Möglichkeit nur in Kombination mit weiteren Behandlungsmaßnahmen erfolgen, die an der Schmerzursache ansetzen.

Die meisten Schmerzmittel wirken auf Nervenleitungen und stoppen oder unterdrücken die Übertragung der Schmerzsignale zum Gehirn. Obwohl die eigentliche Ursache dadurch nicht beseitigt ist, verspürt der Patient keinen Schmerz mehr. Besonders für Menschen mit starken oder chronischen Schmerzen sind moderne Medikamente hilfreich – denn sie wirken schnell, zuverlässig und lassen sich auf ganz verschiedene Arten verabreichen.

Schmerzhafte Muskelverspannung

Wenn schmerzhafte Muskelverspannungen im Mittelpunkt stehen, wird der Arzt Muskelrelaxanzien, muskelentspannende Medikamente, verschreiben. Muskelentspannende Mittel haben zwar Müdigkeit als eine mögliche Nebenwirkung, fördern allerdings den Rückgang von Schmerzen und verhindern, dass der Schmerz chronisch wird. Wichtig ist auch die Verringerung der schmerzhaften Muskelspannung, um den Schmerzkreislauf zu durchbrechen: Schmerz verursacht Verspannung – Verspannung verursacht mehr Schmerz – mehr Schmerz verursacht mehr Verspannung und so weiter... Deshalb ist meine Meinung: Haben Sie keine Angst vor Schmerzmitteln!

Neben der medikamentösen Schmerztherapie habe ich bei der TV-Kommissarin eine gezielte chirotherapeutische Behandlung der Halswirbelsäule durchgeführt. Die tastende Untersuchung sowie die exakte Bewegungsprüfung hatten, wie bereits erwähnt, eine Blockierung in zwei Gelenken der Halswirbelsäule ergeben.

Chirotherapie

Die Chirotherapie wird auch als Manualtherapie bezeichnet, eine sehr alte Maßnahme, die bereits von Heilern im antiken Ägypten praktiziert wurde. Durch bestimmte Handgriffe werden verschobene Gelenke oder Wirbelkörper eingerichtet. Der Chiropraktiker mobilisiert und manipuliert die Gelenke. Er bringt sie wieder in ihre richtige Position und macht sie beweglich, ohne viel Kraft, sondern mittels spezieller Handgriffe. So leitet sich auch Chiro vom griechischen Wort cheir für Hand ab.

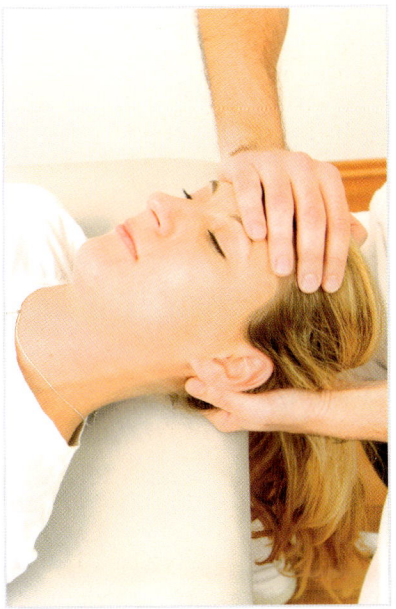

Die heutige Chiropraktik ist wissenschaftlich anerkannt. Sie sollte jedoch nur von ausgebildeten Chiropraktikern ausgeführt werden, da ein einziger falscher Griff zu ernsthaften Schäden an der Wirbelsäule und in schwerwiegenden Fällen auch zu Gefäßverletzungen und Lähmungen führen kann.

ERKLÄRUNG *Chirotherapie*
Bei der Chirotherapie werden durch geschulte Handgriffe verschobene Gelenke oder Wirbel eingerichtet. Diese Technik sollte nur von ausgebildeten Chiropraktikern durchgeführt werden.

Wann kann die Chirotherapie angewandt werden? Diese Therapie eignet sich bei einer eingeschränkten Funktion der Wirbelgelenke. Auch andere Gelenke oder Probleme des Bewegungsapparates können von Chiropraktikern behandelt werden, vor allem bei Patienten mit chronischen Schmerzen.

Wann sollte von einer Chirotherapie abgesehen werden? Bei Patienten mit akuten entzündlichen Erkrankungen in der Behandlungsregion, nach Verletzungen mit Knochenbeteiligung oder auch bei Osteoporose darf diese Technik nicht angewandt werden. Ein akuter Bandscheibenvorfall schließt diese Therapie ebenso aus wie schwerwiegende Fehlstellungen oder eine erhöhte Blutungsneigung (Hämophilie).

Susanne Löw behandele ich noch zwei weitere Male mit Chirotherapie. Um eine weitere Muskelentspannung zu erzielen, führe ich parallel dazu noch eine Neuraltherapie durch.

Neuraltherapie

Die Neuraltherapie basiert auf der heilenden Wirkung eines örtlich wirksamen Betäubungsmittels, wie beispielsweise Mepivacain. Es wird in die Haut gespritzt oder direkt an die Nerven, Muskeln oder Gelenke. Dadurch wird das vegetative Nervensystem derart aktiviert, dass der Stoffwechsel sich neu reguliert und Schmerzen ausgeschaltet werden.

TENS

Doch nicht nur durch die Neuraltherapie lässt sich das Nervensystem stimulieren, auch mit Hilfe von therapeutischen Strömen. Generell findet die Elektrotherapie vor allem in der Schmerztherapie und im Bereich des Muskelaufbaus ihre Anwendung. Je nach Erkrankung oder Verletzung werden Stromformen gewählt, die vorwiegend schmerzlindernd, durchblutungsfördernd, ödemabbauend, dämpfend oder anregend wirken.

Unter all den unterschiedlichsten Anwendungen wähle ich für Susanne Löw die transkutane elektrische Nervenstimulation, kurz auch TENS genannt. Bei dieser Methode werden elektrische Ströme eingesetzt. Zusammen mit

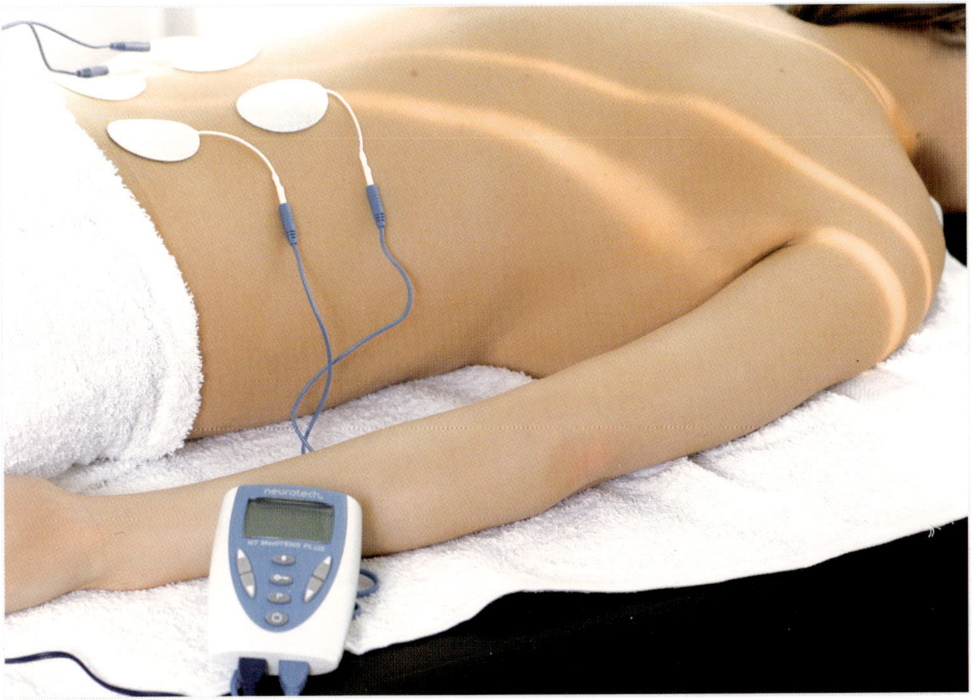

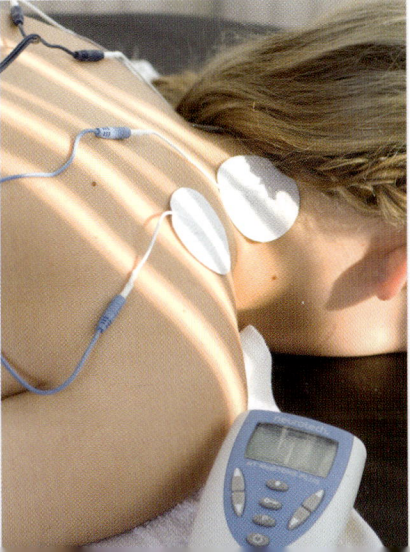

einer subkutanen Nervenreizung erreichen diese Ströme eine Schmerz-
senkung. Die Stellen, an denen die Elektroden zur Stromapplikation platziert werden und die Art der modulierenden Spannung müssen bei jedem
Patienten individuell ausgearbeitet werden.

Dabei gelten niederfrequente Therapie-
ströme als besonders schmerzstillend,
durchblutungsfördernd und muskelent-
spannend. Bei der Behandlung wird die
positiv geladene Elektrode (Anode) direkt
auf die schmerzende Stelle gebracht. Die
negativ geladene Elektrode (Kathode) wird
unmittelbar daneben angelegt. Danach
wird die Stärke des Stroms solange nach
oben reguliert, bis ein vibrierendes Gefühl unter den Elektroden auftritt. Die

Elektroden verbleiben so für einige Minuten – bei guter Verträglichkeit aber auch bis zu mehrere Stunden. Durch die Reizung kommt es zur Hemmung der zerebralen Schmerzweiterleitung und damit zur Linderung der Schmerzempfindung.

Nachbehandlung

Die Kombination dieser Therapieformen spricht bei der Schauspielerin sehr gut an. Ihr Leiden wird rasch gebessert. Nur zwei Wochen dauert es und sie ist beschwerdefrei. Damit sich ihr Gesundheitszustand in dieser Form stabilisiert, empfehle ich der prominenten Dame jedoch eine Shiatsu-Spezialistin (siehe auch Kapitel »Sanfte Methoden«). Jetzt kann Susanne Löw nachts wieder erholsam schlafen und tagsüber konzentriert an ihrer Rolle arbeiten.

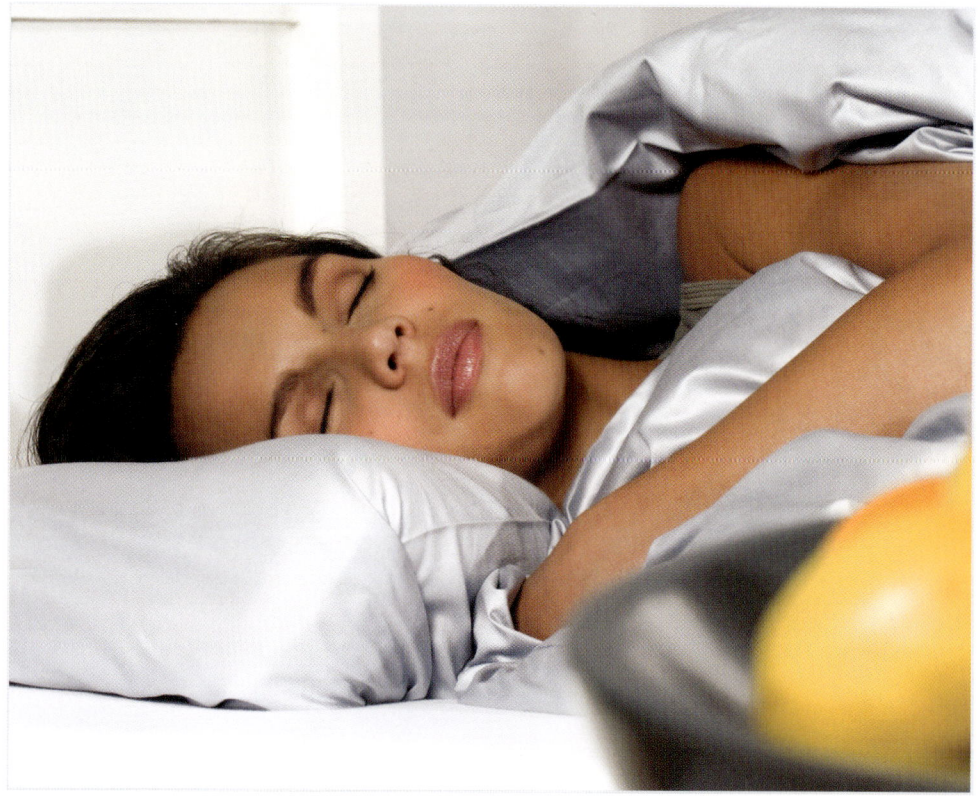

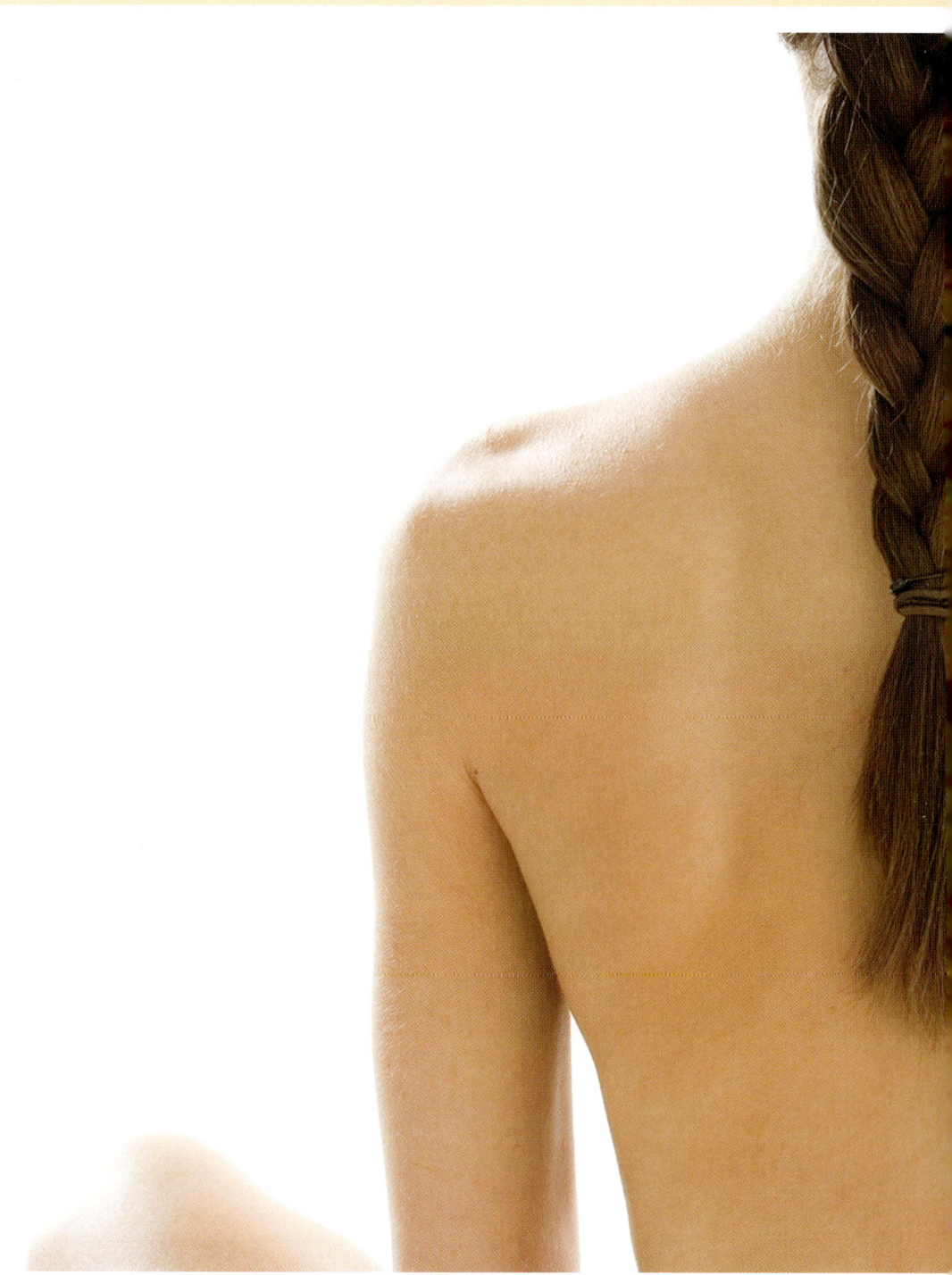

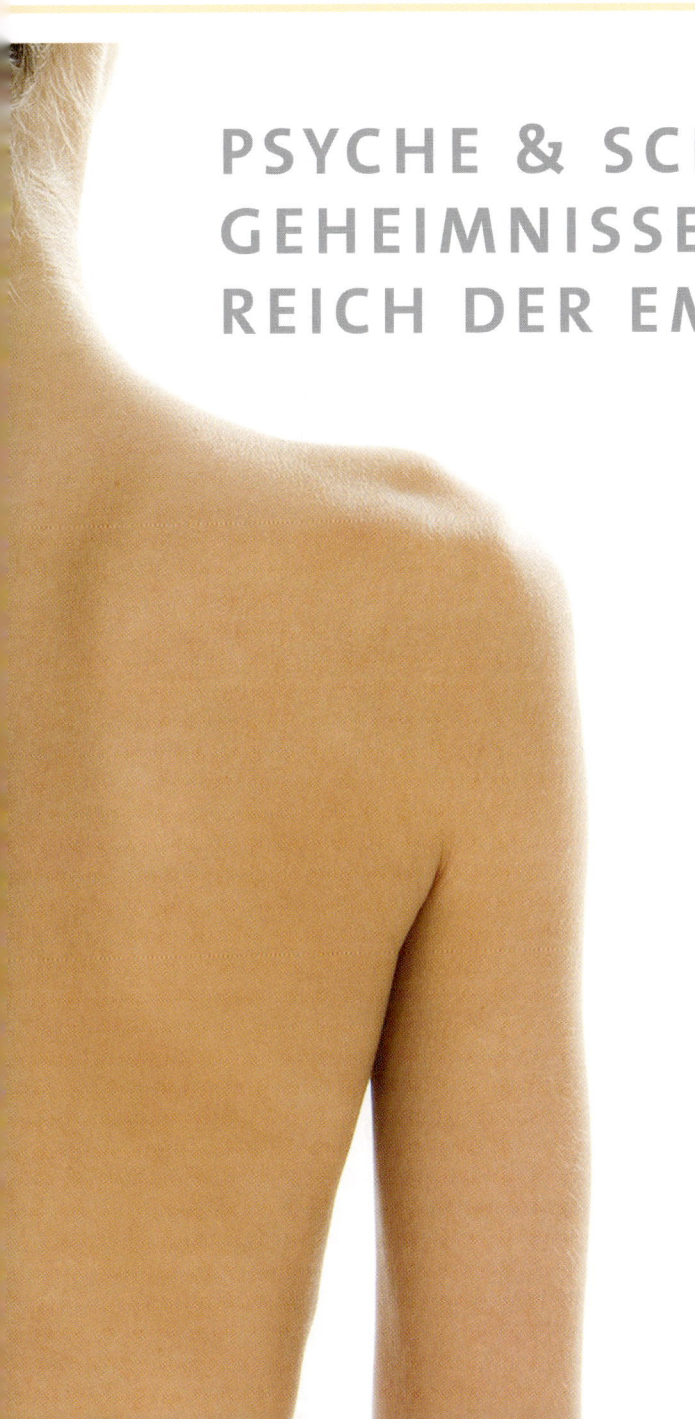

PSYCHE & SCHMERZ: GEHEIMNISSE AUS DEM REICH DER EMOTIONEN

Unternehmensberater Holger Dorn (34)

Nicht selten führt die Suche nach den Schmerzursachen in die aufregende Welt unserer Empfindungen und Gefühle. Sorgen, Konflikte, Kummer, Probleme und insbesondere auch Terminhektik wirken sich oft unmittelbar auf unsere körperliche Verfassung aus. Und damit natürlich auch auf die Rückenmuskulatur, auf Wirbel, Bandscheiben oder Nerven.
Faszinierendes aus der modernen Neurophysiologie: Mit der sanften Therapie schwinden akute und chronische Schmerzen.

Vor mir sitzt Holger Dorn, 34, Unternehmensberater. Er sieht tatsächlich beneidenswert gut und erfolgreich aus in seinem taubengrauen Designer-Anzug. Und Holger Dorn steht auch zu seinem Glück: »Ich habe alles, Herr Doktor, alles wovon ich als Student immer geträumt habe: Einen sehr gut bezahlten Job, ein tolles Haus, eine attraktive Frau, die mich liebt, einen kleinen Sohn, der mein ganzer Stolz ist, und...«, er macht eine Pause, reibt sich mit der rechten Hand über die rechte Backe und das Kinn. Eine leere Geste. Herrn Dorns Züge wirken hilflos, sein Blick verzweifelt. »Ich habe alles, verdammt, entschuldigen Sie, aber ich habe alles und jetzt auch noch diese verdammten Schmerzen. Auch wenn's nicht hilft – ich könnte sie verfluchen.«

Dürfen wir Schmerzen verfluchen? Selbstverständlich, auch wenn ich Unternehmensberater Dorn zustimmen muss, dass Wut und Zorn auf Schmerzen keine anhaltende Linderung schaffen. Um das zu erreichen, müssen wir dem Schmerz auf den Grund gehen. Und das wollen wir hier tun. Bevor wir uns weiter mit Holger Dorns Schmerzen auseinandersetzen, sollten wir noch Grundsätzliches klären in Bezug auf Schmerzen. Was ich ihnen jetzt sage, klingt ein bisschen wie ein Werbeslogan: **»Verstehen Sie Ihren Schmerz!«**

Nicht jeder Schmerz ist gleich schmerzlich

Die Schmerzreaktion ist, wie fast jeder Vorgang im Menschen, eine äußerst komplexe Angelegenheit. Sie wird von vielen unterschiedlichen Faktoren beeinflusst. Einer davon ist zum Beispiel unsere mentale Verfassung. Ein Schmerzreiz, der an einem Tag zu einer heftigen Schmerzreaktion führt, wird an einem anderen Tag nur als störend empfunden, und das mitunter nur, weil wir an diesem Tag besser drauf sind. Wir Ärzte sprechen in so einem Fall vom *Verschieben der persönlichen Schmerzschwelle.*

Was das Gut-gelaunt-Sein im Einzelnen tatsächlich bewirkt, ist oft nur schwerlich nachzuvollziehen. Aber vieles spricht dafür, dass Schmerzempfinden auch eine Frage der persönlichen Haltung ist. Wenn das stimmt, und ich gehe fest davon aus, dann ist das eine Chance für jeden Schmerzpatienten, denn mit einer positiven Einstellung zum Leben finden Sie als ein von Schmerzen Geplagter wieder den Weg zurück in dieses Leben. In einen Slogan verpackt: Lachen hilft!

Nun klingt es natürlich lächerlich für jemanden, der ein Messer im Rücken spürt, wenn ich ihm auf die Schulter klopfe und sage: »Lach doch mal, das wird schon.« Natürlich kann eine positive, unbeschwertere, fröhlichere Einstellung das medizinisch Notwendige nicht ersetzen – aber es unterstützt eine Therapie. Auch der Zornesausbruch von Herrn Dorn bringt etwas. Er löst die emotionale Anspannung. Trotzdem bin ich der Meinung, dass Zorn eher blockiert, weil er die eigene Ohnmacht in den Vordergrund stellt und Schmerz zu etwas Bösem macht. Wir können aber etwas tun gegen den Schmerz, und ein erster Schritt in die richtige Richtung ist eine andere Einstellung: Den Schmerz verstehen und nicht verfluchen.

> **MERKE**
> *Starke und chronische Schmerzen behandeln, heißt für einen Arzt vor allem, dem Patienten Mut und Zuversicht in die Lösung seines zentralen Problems zu geben.*

Was also ist Schmerz? Wie funktioniert er? Bevor ich die Frage beantworte, lassen Sie mich noch kurz auf einen phantastischen Zug unseres Lebens eingehen – die Wahrnehmung unserer Welt: Es ist für uns ganz selbstverständlich zu sehen, zu riechen, zu hören, zu schmecken und zu fühlen. Dieses für uns Selbstverständliche ist ein

Wunder der Schöpfung, denn nur durch die Sinnlichkeit sind wir am Leben und ohne Sinnlichkeit verliert dieses Leben seinen Sinn.

Wir fühlen uns, wir fühlen diese Welt und die Dinge in dieser Welt, zum Beispiel dieses Buch in unseren Händen. Wir fühlen sein Gewicht, seine Temperatur, seine Härte, und wenn wir diese Seite zwischen Daumen und Zeigefinger reiben, dann fühlen wir seine Oberfläche. Aber wo fühlen wir? Zwischen den Fingerkuppen, ganz klar. Das Gefühl sitzt in den Fingern, richtig? Ich behaupte: Das ist unmöglich!

Ohne diese Behauptung philosophisch weiter abzuklopfen, steht für die moderne Wissenschaft Folgendes fest: Nicht unsere Finger nehmen das Buch wahr, genauso wenig, wie unsere Nase riecht, dass es neu ist, genauso wenig, wie unsere Augen diese Zeilen lesen, sondern all das Wahrnehmen leistet unser Gehirn. Es vollbringt permanent die phänomenale Leistung, dass wir in dieser Welt fühlen.

Das Verrückte ist, dass unser Gehirn uns glauben macht, wir hätten eine Wahrnehmung, ein Gefühl in den Fingern oder in den Zehen, am Ellenbogen oder im Knie. Diese integrative Leistung ist umso verblüffender, da die Erschaffung unseres Ganzheitsgefühls von einem Organ geleistet wird, das, zum Beispiel mit diesem Buch, gar nicht in Kontakt steht, beziehungsweise gar nicht in Kontakt stehen kann.

Wie funktioniert die Wahrnehmung?

Die grauen Zellen unseres Zentralorgans sind nämlich für Umweltereignisse unempfänglich. Das heißt: Unser Gehirn besteht aus einer speziellen Art von Nervenzellen, welche gegenüber elektromagnetischen Wellen (sehen), Schallwellen (hören), mechanischem Druck (tasten), chemischen Molekülen (schmecken und riechen) oder Schwerkraft (Gleichgewicht) unempfindlich sind. Die Abgeschlossenheit unseres Zentralorgans geht sogar so weit, dass seine Nervenzellen nur auf bestimmte elektrische Signale oder chemische Substanzen (Neurotransmitter und Neuropeptide) reagieren, die in der von ihm interpretierten Welt außerhalb des Gehirns nicht vorkommen.

Wie wir fühlen

Wie aber fühlen wir in dieser Welt? Damit unser Gehirn diesen Genie-streich vollbringen kann, bedient es sich sogenannter Rezeptoren. Rezeptoren sind unterschiedlichste Empfänger für verschiedenste Informationen. Genauer heißt das: Jeder Rezeptor meldet nur das weiter, wofür er geschaffen ist. So befinden sich zum Beispiel im oberen Bereich der Lederhaut die Kälterezeptoren (medizinisch: Krause-Körperchen), die auf niedrige Temperaturen reagieren und diese dann weiter ans Gehirn melden, so dass wir frösteln. Etwas tiefer in der Lederhaut befinden sich die Wärmerezeptoren (Ruffini-Körperchen), welche wiederum nur auf höhere Temperatur reagieren und die uns veranlassen, den Pullover wieder auszuziehen, wenn uns mollig warm ist.

Leider ist unsere Welt nicht nur zum Wohlfühlen. Viele Eindrücke, denen wir Menschen ausgesetzt werden, sind für uns nur schwer verträglich. So verletzte zu Urzeiten beispielsweise ein Tritt eines Mammuts unsere Vorfahren, heute sorgen Autos für Ähnliches. Die Lehre, die wir daraus gezogen haben, ist das Wissen um unsere Verletzlichkeit.

Damit die Geschichte vom Wunder der Wahrnehmung also nicht bei der nächstbesten Straßenüberquerung zu Ende ist, braucht unser Leben ein Warnsystem für seine funktionelle Unversehrtheit, ein Warnsystem, das ihm nicht nur sagt, hier ist Gefahr für Leib und Leben im Verzug, sondern ihn (im besten Fall) gleich zum Handeln zwingt – unser Körper braucht den Schmerz!

»Unser Körper braucht den Schmerz«, sage ich zu dem Patienten, »Sie sollten ihn deshalb nicht verfluchen, auch wenn Sie diesen Schmerz nicht gebrauchen können.« Holger Dorn schüttelt den Kopf: »Wenn Sie wüssten, Herr Doktor, wie ich mich fühle, dann würden Sie das nicht sagen. Kein Mensch braucht Schmerzen.«

Wenn Sie wüssten, Herr Doktor. Herr Dorn hat Recht. Ich will erst einmal wissen, wie es kommt, dass er zu mir kommt. In der nächsten halben Stunde bin ich ganz Ohr, ich höre meinem Patienten zu, mache mir hier und da eine Notiz, aber unterbreche nicht. Das Zuhörenkönnen des Schmerztherapeuten ist die Grundlage für eine erfolgreiche Anamnese,

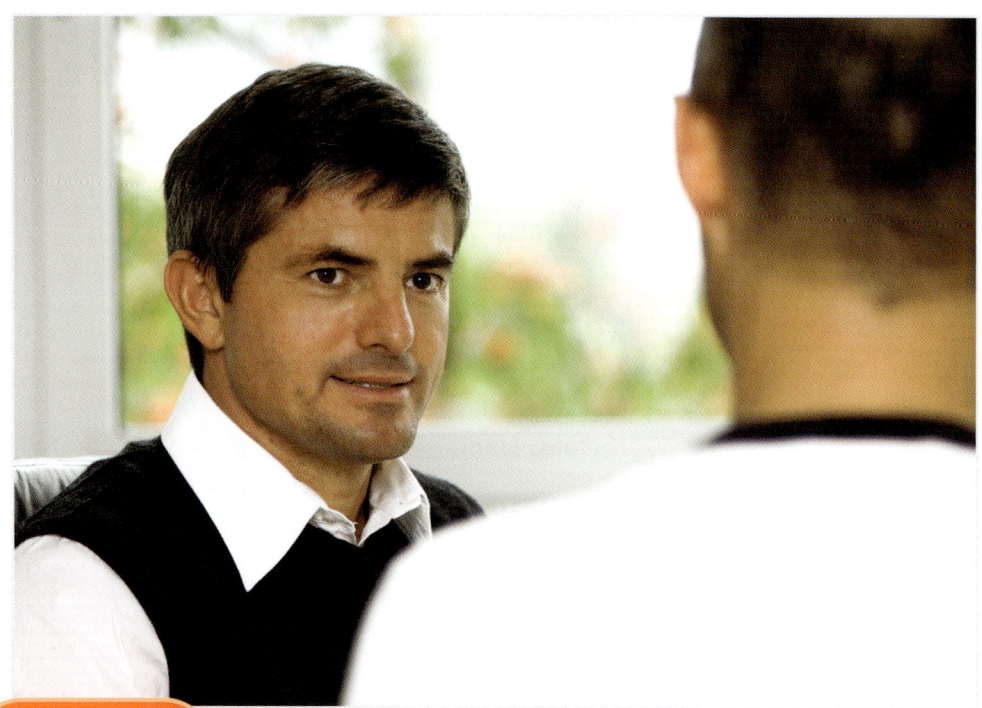

Dr. Schneiderhan im Gespräch mit einem Patienten.

und eine gründliche Anamnese mit der darauf folgenden klinischen Untersuchung sind die Grundlagen für eine erfolgreiche Schmerztherapie. Mit einer Fünf-Minuten-Medizin ist es da nicht getan.

Der 34-Jährige kommt in meine Sprechstunde, weil er an ständig wiederkehrenden Schmerzen in der Lendenwirbelsäule leidet, allerdings ohne wesentliche Ausstrahlung in die Beine. Seinen letzten Business-Aufenthalt in den USA musste er abbrechen, da das lange Sitzen trotz erster Klasse zu extremen Rückenbeschwerden geführt hatte. Sein Körper machte nicht mehr mit. In den letzten Besprechungen musste er immer wieder von seinem Konferenzstuhl aufstehen und im Zimmer auf und ab gehen. Seine amerikanischen Kollegen waren »not amused…« Den Rückflug nach Deutschland schaffte Holger Dorn nur unter Einsatz stärkster Schmerzmedikamente. »Dieses Sitzen, Herr Doktor, dieses verd…«

Ich hake nach. »Erzählen Sie mehr, Herr Dorn, erzählen Sie alles.« Zutage kommt die Geschichte von seinem Hausbau, etwa ein Jahr zuvor. Danach hatte er etwa vier Wochen extreme Rücken- und Beinschmerzen. »So ein Hausbau, das ist schon eine echte Belastung«, sagt er, »ich war zwar trainiert, aber so ein Hausbau, das kann sich keiner vorstellen.«

Holger Dorn biss damals auf die Zähne, als die Schmerzen zu stark wurden, ging er zu seinem Hausarzt, schluckte Schmerztabletten und machte Krankengymnastik. Mit Erfolg. Nach einigen Wochen ließen die Beschwerden nach. Allerdings: Eine weitergehende diagnostische Abklärung wurde damals nicht für erforderlich gehalten.

Jetzt sitzt er in meinem Patientenzimmer. Was seine Wirbelsäule nicht mehr kann, droht seiner Karriere: der Knick nach unten. »Herr Doktor, Sie sind mir von einem Konferenzteilnehmer in den USA empfohlen worden. Ich war überrascht, dass die Amerikaner einen deutschen Arzt kennen, aber er meinte, Sie hätten Ihre Methoden in Amerika gelernt. Ich habe höchstes Vertrauen in Sie. Sie müssen mich gesund machen, Herr Doktor.«

Ein netter Zufall. Tatsächlich hatte ich zwei Jahre zuvor den damals 39-jährigen Amerikaner Patt Rice behandelt, Unternehmensberater wie Holger Dorn, und hier in Deutschland für eine weltweit agierende Firma bei einem mehrmonatigen Auslandsjob. Auch Mr. Rice hatte damals über ähnliche Symptome wie Kollege Dorn geklagt, die abschließende Diagnose war in beiden Fällen die gleiche.

»Sie müssen mich gesund machen, Herr Doktor.« Ich schüttele den Kopf: »Ich kann Sie nicht gesund machen, Herr Dorn. Gesund machen können nur Sie sich selbst.«

Ein bisschen was kann ich dann doch für den Unternehmensberater tun. Zunächst machen wir eine Kernspinaufnahme. Darauf war das zu Erwartende zu sehen: Ein klassischer Bandscheibenvorfall.

Bandscheibenvorfall

Schreckgespenst Bandscheibenvorfall! Mit Abstand die meist thematisierte Ursache von Rückenschmerzen, dabei geht nur ein Bruchteil aller Rückenschmerzen auf sein Konto. Die Ursachen für einen Bandscheibenvorfall beschreiben Orthopäden meist als Degeneration – auf Deutsch: Verschleiß!

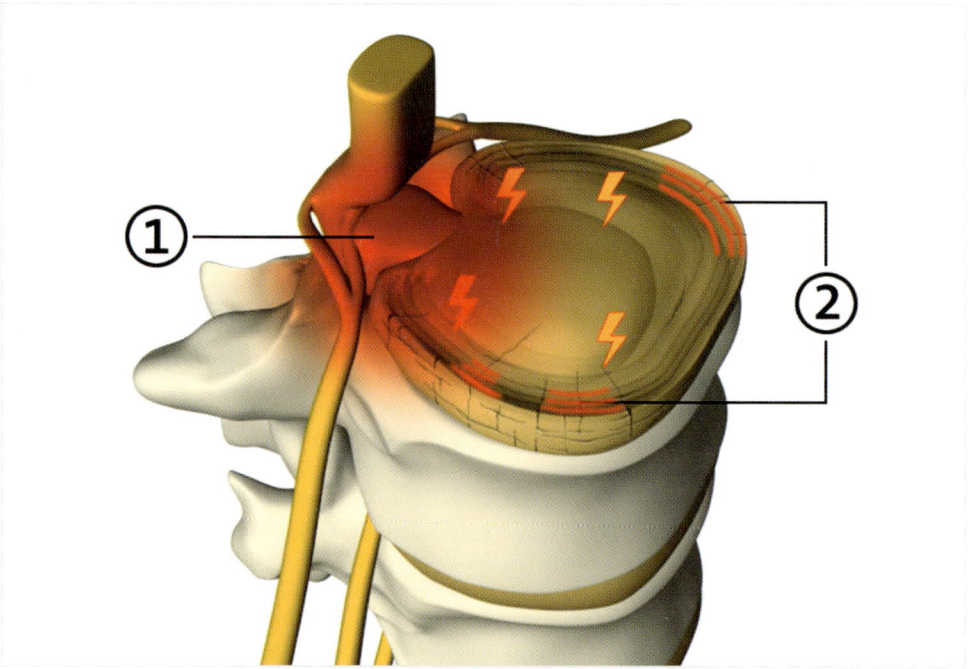

1: Bei einem Bandscheibenvorfall tritt der Gallertkern aus dem Faserring heraus und drückt mitunter auf die Nerven im Wirbelkanal.
2: Oft kommt es dann zu einem Verschleiß der Bandscheibe. Diese kann dann zusätzlich zu einer eigenständigen Schmerzursache werden – dem so genannten intradiscalen Schmerz.

Dabei zerstört eine gesunde Bandscheibe normalerweise nichts. Das liegt an ihrem genialen Aufbau. Doch auch der perfekteste Stoßdämpfer der Welt hält nicht alles aus. Die Ursachen für Bandscheibenschäden bei jüngeren Menschen sind oft Extrembelastungen (beispielsweise das Anheben von Getränkekästen). Die elastische Qualität des Faserrings lässt nach, sodass es zu Einrissen in den Faserring und damit zu einem Verschieben des Gallertkerns kommen kann. Der Gallertkern drückt dann durch das poröse Fasergewebe nach außen. Gezwungenermaßen kann die Bandscheibe dem Druck der Wirbel nicht mehr standhalten. Sie wölbt sich vor oder im schlimmsten Fall, dem Vorfall, tritt der Gallertkern ganz aus dem Faserring heraus und drückt mitunter auf die Nerven im Wirbelkanal. Dann verursacht die Bandscheibe oft höllische Schmerzen. Nur warum?

Was mechanisch passiert, haben wir in Grundzügen beschrieben: Bandscheibengewebe drückt auf schmerzempfindliche Teile, die die Wirbelsäule umgeben, wie zum Beispiel das hintere Längsband, oder direkt auf die Nerven. Nur, warum uns das schmerzt, das haben wir damit noch nicht beantwortet.

Jeden, den ich frage, warum es schmerzt, wenn eine Bandscheibe auf den Nerv drückt, antwortet: »Das muss doch weh tun!« Auch Menschen, die kerngesund sind und noch nie ein Problem mit ihrem Rücken hatten, antworten so. Nur, wie kommen sie dazu, wenn sie diesen Schmerz noch nicht erlebt haben? Auch Holger Dorn sagte richtig: Diesen Schmerz können Sie nicht nachfühlen.

Nerven und ihre Aufgaben

Allgemein scheinen Nerven für unser Empfinden und speziell für unser Schmerzempfinden zu stehen. Wenn jemand sagt, »du gehst mir auf die Nerven«, dann meint er, sein Gegenüber regt ihn auf, und dieses Ärgernis geht manchmal so weit, dass es ihm körperlichen Schmerz bereitet.

Tatsächlich nehmen Nerven in unserem Körper aber weit mehr Aufgaben wahr, als lediglich etwas zu fühlen. So steuern sie die willentliche Kontraktion von Muskeln, also unsere gezielten Bewegungen, genauso wie eine unwillentliche Produktion von Körperflüssigkeit in diversen Drüsen. Auch unsere willentliche Atmung, wenn wir beim Arzt tief Luft holen sollen, und unsere unwillentliche Atmung, zum Beispiel im Schlaf... Eine sinnliche Wahrnehmung ist von solchen Nerven nicht zu erwarten. Mehr noch: Auch Schmerz können uns diese Nerven im normalen Zustand nicht bereiten.

Einer der Gründe dafür ist ein recht banaler: Unser zentrales Nervensystem (ZNS), also Gehirn und Rückenmark, steuert unseren Körper über das periphere Nervensystem. Darin werden afferente und efferente Nervenfasern unterschieden. Unser ZNS bedient sich efferenter, herausführender Nervenfasern, um Befehle an äußere Bereiche, zum Beispiel Muskeln, zu erteilen. Im umgekehrten Fall, wenn also Informationen, sprich Reize oder Wahrnehmungen von allen Körperregionen an das ZNS weitergeleitet werden sollen, sind afferente, hinführende Nervenfasern aktiv. Afferente Nerven sind also bei allen sinnlichen Wahrnehmungen beteiligt. Allerdings: Wahrnehmen können sie selbst nichts. Dazu brauchen sie die uns bereits bekannten Rezeptoren und für den Schmerz einen ganz besonderen: den Schmerzrezeptor.

Schmerzfühler

Wir Mediziner nennen diese Schmerzrezeptoren Nozizeptoren vom Lateinischen *nocere = schaden* und *capere = nehmen*. Diese Nozizeptoren sind die Rezeptoren, die in unserem somatosensorischen System mit Abstand am meisten vertreten sind, hochgerechnet etwa 3 Millionen Stück finden sich in fast allen Bereichen unseres Körpers, zum Beispiel in der Muskulatur, den Gelenken, den Organen oder den Bandscheiben, dort aber erst dann, wenn ein bestimmtes Ausmaß an Verschleiß eingetreten ist. Sie befinden sich allerdings nicht in Nervengewebe, also weder im Rückenmark noch im Gehirn.

Nozizeptoren sind verzweigte Enden von Nervenfasern, genauer betrachtet sind es kleinste freie Nervenendungen, die sich an kleinen Blut- und Lymphgefäßen, in Bindegewebsräumen und an den Nerven selbst befinden.

Diese Schmerzfühler reagieren auf verschiedenste Außeneinwirkungen auf unseren Körper, Reize wie Druck oder einen Stich (die Stecknadel bei der Kleideranprobe), sowie auf Hitze (ab 45 Grad) und Kälte. Hinzu kommen körpereigene biochemische Reize, wie z. B. bei Entzündungen.

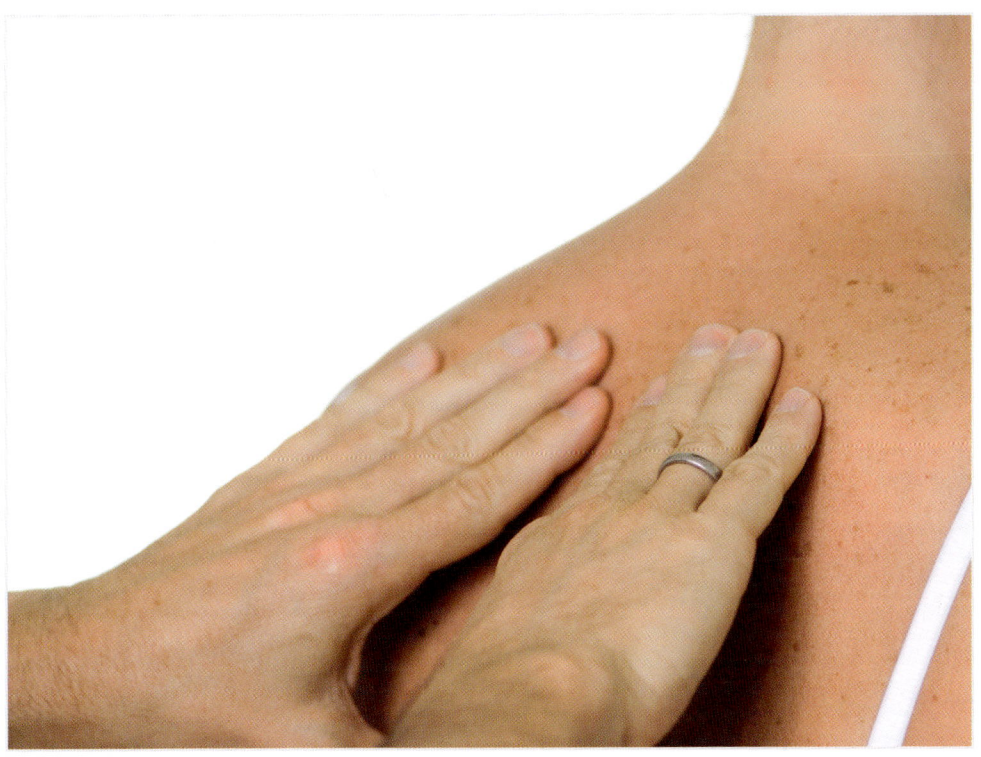

Aber was passiert da, wenn ein Schmerzrezeptor auf einen Reiz reagiert? Nehmen wir ein Beispiel aus dem Alltag, Schmerz, den jeder kennt und nachfühlen kann. Was passiert, wenn der Hammer den Finger statt den Nagel trifft? Um die Sache zu vereinfachen, gehen wir davon aus, dass der Schlag nur mäßig stark war, sodass es zu keiner Gewebeschädigung im Finger gekommen ist. Es handelt sich also in unserem Fall um eine einfache Schmerzreaktion. Was geschieht da?

Der mechanische Druck des Hammerschlags verformt das Gewebe und mit ihm die an dieser Stelle verteilten Schmerzfühler. Diese Schmerzrezeptoren wiederum sind so konstruiert, dass sie die aufgenommene Bewegungsenergie (Hammerschlag) in elektrische Energie umwandeln. Diese so erzeugten neuroelektrischen Signale wiederum werden von den nachgeschalteten Nervenzellen an das zentrale Nervensystem weitergeleitet.

Der Schlag wird also vom Schmerzrezeptor in ein elektrisches Signal umgewandelt, das über Nervenleitungen wie Strom aus der Steckdose durch ein Kabel weitergeleitet wird. Man könnte diesen Vorgang auch mit einer Rohrpost vergleichen. Durch ein Rohrsystem in einem Gebäude werden Patronen mit Nachrichten geschossen. Ein Feuer im Keller meldet man etwa, indem man auf einen Zettel »Hilfe! Feuer im Keller!« schreibt, diesen in eine Patrone steckt, die Patrone an die Chefetage adressiert und durchs Rohr pustet. Oben in der Chefetage öffnet man die Patrone, liest die Nachricht und ruft die Feuerwehr.

Zugegeben, ein ziemlich simpler Vergleich für unser hochkomplexes Nervensystem. Und tatsächlich ist dieser Vergleich auch zu simpel. Unser Schmerzempfinden geschieht auf phantastische, ja geradezu unglaubliche Weise. Dabei fließt nicht einfach nur Strom durch ein Kabel in eine Birne.

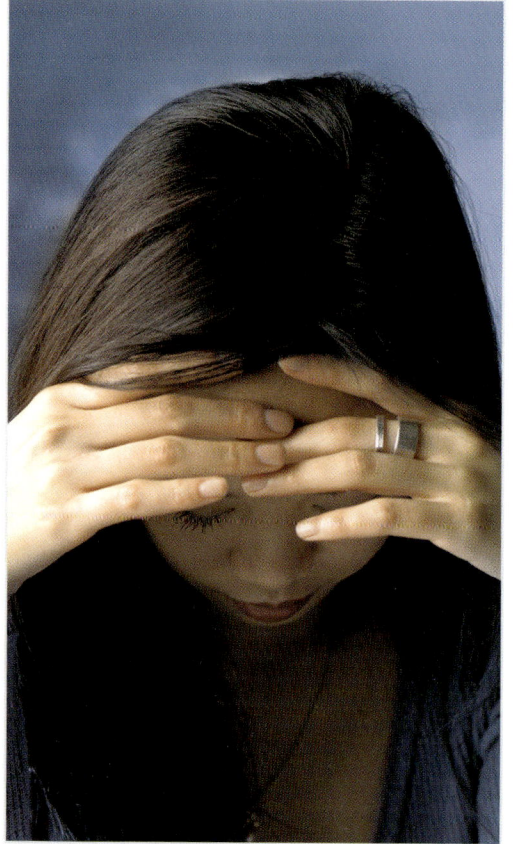

Damit uns ein Licht aufgeht, wenn wir uns so verhalten, dass wir uns selbst schaden, wird der Reiz als elektrisches Signal an unser Gehirn weitergeleitet. Wie bei allen Nervenzellen, die mit der Verarbeitung und Weiterleitung von Sinneserregungen zu tun haben, ist die Intensität des Reizes, also in unserem Beispiel wie kräftig ein Hammerschlag ist, in der Regel durch die Entladungsfrequenz der Nervenzellen codiert. Das heißt: Je öfter ein Schmerzfühler an der betroffenen Stelle sein Signal weiterleitet, desto stärker war der Hammerschlag, desto größeren Schmerz fühlen wir.

Interessanterweise enthält ein einzelnes weitergeleitetes Schmerzsignal jedoch keinerlei Information darüber, um welche Art von Reiz es sich handelt, ob der Schmerz mit Sehen zu tun hat – grelles Licht, ob er mit Hören zu tun hat – zu laute Musik oder mit Fühlen – der Hammerschlag. Verglichen mit der Rohrpost ist das Schmerzsignal einfach nur eine leere Patrone. Je mehr Patronen aber pro Minute von einer gewissen Stelle verschossen werden, desto größer ist dort der Schaden.

Vom Schmerzrezeptor wird also durch seine Entladung nur signalisiert, dass eine Gefährdung des Körpers vorliegt und ob sie stärker oder schwächer ist. Das neuroelektrische Signal an sich bleibt immer gleich, eine Information ohne implizite Bedeutung.

Wie aber kommt es, dass wir einen Schmerz an einer ganz bestimmten Stelle auf eine ganz bestimmte Art spüren?

Zum einen liegt das an den Schmerzrezeptoren und an den angekoppelten leitenden Nervenfasern. Auch sie sind nicht alle gleich. Bei den Schmerzfühlern gibt es zwei Typen, die für unterschiedliche Arten von Schmerz zuständig sind: Schmerzrezeptoren mit A-delta-Fasern sind schnell leitende Fasern, die den hellen, stechenden Schmerz, zum Beispiel einen Nadelstich, mit einer Geschwindigkeit von 54 km/h weiterleiten. Dieser Schmerz wird manchmal auch als 1. Schmerz bezeichnet. Schmerzrezeptoren mit C-Fasern sind wesentlich langsamer (nur 3,6 km/h). Sie leiten den eher dumpfen, häufig tieferen Schmerz weiter. Dieser Schmerz wird manchmal auch als 2. Schmerz bezeichnet.

Trotzdem: Um beim Beispiel der Rohrpost zu bleiben, handelt es sich nur um einen schnellen und einen langsameren Transport einer sinnleeren Patrone.

Schmerzempfinden und Schmerzzuordnung

Der Schlüssel zu allem Schmerzverständnis ist Vernetzung. Seine Bedeutung erhält das Schmerzsignal erst an einer übergeordneten Stelle – unserem Gehirn. Auch beim Schmerzempfinden ist es die maßgebende Instanz. Dabei schafft es unser Gehirn, einem bedeutungslosen Signal einen Inhalt zu geben. Aber wie?

Anders als die Chefetage bei der Rohrpost, kann unser Gehirn dem einzelnen Schmerzsignal keine weitergehende Information entnehmen. Auch unser Gehirn kann das einzelne von einem Schmerzfühler abgesandte Schmerzsignal nicht von einem Schmerzsignal eines anderen Fühlers unterscheiden. Weil es keinen Unterschied gibt. Das Signal ist immer gleich, egal von wo es herkommt, ob von einem Hammer oder von heißem Wasser. Für unser Gehirn ist ein Schmerzsignal wie eine leere Patrone und das auch noch ohne Absender!

Sie haben richtig gelesen: Unser Gehirn kann an einem Schmerzsignal noch nicht mal ablesen, wo es herkommt. Trotzdem fühlen wir genau, dass uns ein Hammer auf den Finger schlägt und nicht ein heißer Waschlappen den Oberarm verbrennt. Warum?

Man könnte leicht annehmen, dass unser Gehirn zumindest die Quelle der Information daraus ableiten kann, indem es einfach die Leitung verfolgt, wo die Information herkommt. So z.B. wie die Glühbirne folgern könnte, wenn sie denn folgern könnte, dass der Strom durchs Kabel aus der Steckdose kommt. Genau das Umgekehrte aber ist der Fall.

Unser Gehirn legt Ort, Art und Stärke eines Reizes fest durch die Region beziehungsweise die Regionen im Gehirn, in denen die Erregung ankommt. Mit anderen Worten: Es ist egal, ob ich mir mit einem Hammer oder mit einem Waschlappen auf den Finger schlage, es ist sogar egal, ob ich mir auf die Finger oder auf den Oberarm schlage, um einen Hammerschlag auf meinem Finger zu spüren. Für eine Schmerzempfindung an einer gewissen Körperstelle ist es völlig unerheblich, welcher Schmerzrezeptor an welcher Stelle sein Signal abschickt. Wichtig ist nur, wo im Gehirn das Signal ankommt. Das klingt verrückt, ist es aber gar nicht. Nehmen wir noch mal die Rohrpost. Ein großer Unterschied ist, dass es im »Bürogebäude Mensch« zwar eine obere Chefetage, das Gehirn gibt, in dieser Chefetage aber sehr, sehr viele Chefzimmer, und in jedem dieser Chefzimmer endet ein bestimmtes Postrohr, das aus einem ganz bestimmten Kellerabteil kommt. Weil das so ist, weiß dieses Chefzimmer, dass es in diesem bestimmten Kellerabteil brennt.

Natürlich ist unser Nervensystem viel, viel komplexer als so eine alberne Rohrpost. So ist es immer ein Bündel an Signalen, die vom Gehirn in verschiedenen Hirnregionen zeitgleich verarbeitet werden, damit Art, z.B. ein Schlag, Stärke, z.B. Intensität, Material mit dem geschlagen wird und Ort, z.B. Finger eines Reizes oder eben vieler gleichzeitiger Reize zu einem Geschehnis interpretiert werden können. Wie diese riesige Fülle von Informationen dann tatsächlich zu einem kompletten Weltbild, zu einem Bewusstsein zusammengebaut wird, das entzieht sich auch heute noch weitgehend der Forschung. Wir aber für unseren Teil wissen jetzt zumindest im Ansatz, wie unser Körper den Schmerz leitet und verarbeitet.

Was ich Herrn Dorn mit meinem Exkurs zumindest näher bringen konnte, war, dass seine marode Bandscheibe auf den Nerv drückt, und dass die dort angesiedelten Fühler Schmerz signalisieren: Stopp! So geht es nicht weiter. Hier besteht größte Gefahr für deinen Rücken.

> **MERKE**
> *Der Mensch braucht den Schmerz als Warnsignal, um überleben zu können. Als chronischer Dauerzustand hat Schmerz seine natürliche Funktion verloren.*

Gott sei Dank stellt sich bei der körperlichen Untersuchung heraus, dass bei dem 34-Jährigen zu keiner Zeit Ausfallserscheinungen oder gar Störungen der Blasen- und Darmfunktion vorlagen. Hauptsächlich äußern sich Holger Dorns Leiden im Bereich der Lendenwirbelsäule mit nur geringer Ausstrahlung in das Gesäß, jedoch keiner Ausstrahlung in die betroffene Beinseite, wie wir es manchmal bei Bandscheibenvorfällen kennen. Die Beweglichkeit des Patienten gleicht in der Lendenwirbelsäule der eines Besenstiels, die Muskeln sind so hart wie Holz und bei Druck auf die Wirbelgelenke sowie die Triggerpunkte besteht eine erhöhte Schmerzempfindlichkeit. Das sind im übrigen Merkmale, die bei fast ausnahmslos allen Patienten mit einem Bandscheibenvorfall zu finden sind.

Die Kernspintomographie zeigt bei Herrn Dorn einen medialen (mittigen) Bandscheibenvorfall, der nur wenig Ausdehnung zu den Nervenwurzeldurchtrittsstellen hat und somit diese Nervenwurzeln (Ischiasnerven) ver-

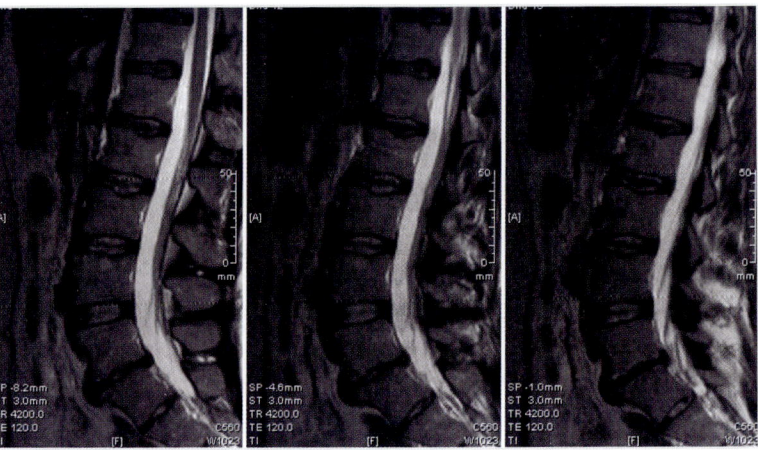

Nicht jedes Bild einer MRT-Untersuchung erfasst das Ausmaß der Bandscheibenschädigung. So zeigt sich auf Bild 1 und 2 eine ausgeprägte Degeneration der untersten Bandscheibe der Lendenwirbelsäule. Nur auf dem rechten Bild ist deutlich der Bandscheibenvorfall sichtbar.

schont. Deshalb leiten wir eine konservative Therapie ein und behandeln zunächst mit Neuraltherapien sowie einer Infusionsbehandlung mit Schmerzmedikamenten und Medikamenten zur Muskelentspannung.

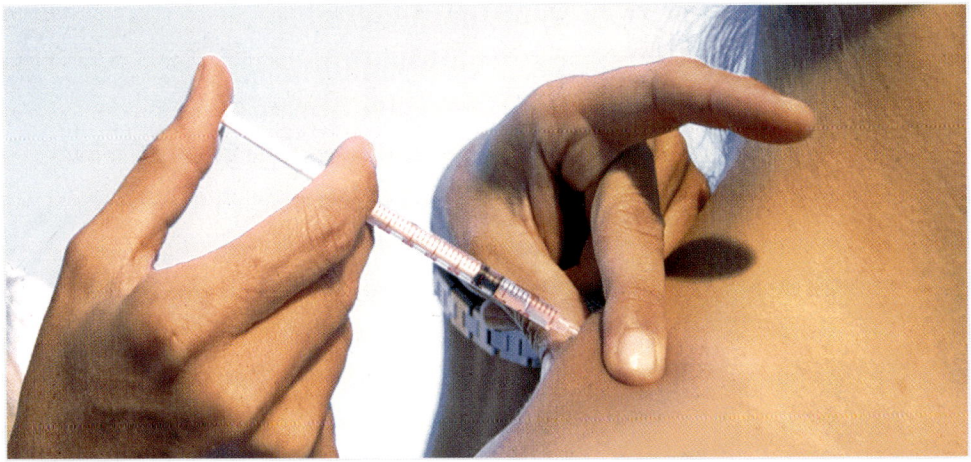

Bei der Neuraltherapie wird durch Einspritzen eines lokalen Betäubungsmittels an definierte Stellen eine Schmerzunterbindung erreicht.

Ergänzend dazu starten wir mit der physiotherapeutischen Behandlung, zu der auch einige Wärmeanwendungen gehören. Damit der Patient mit dem Physiotherapeuten relativ schmerzfrei an seiner Beweglichkeit arbeiten kann, geben wir ihm muskelentspannende Medikamente sowie nichtsteroidale Antirheumatika. In der ersten Woche führe ich zwei gezielte chirotherapeutische Behandlungen im Bereich zweier Wirbelgelenke durch. Vier Wochen nach Auftreten der Beschwerden ist der Unternehmensberater wieder schmerzfrei. Damit das so bleibt, arbeitet er von da an in der Münchner Rückentherapie gezielt an seinem Muskelaufbau.

Münchner Rückentherapie

Die Münchner Rückentherapie gliedert sich in drei ineinander greifende Fachbereiche. Als Erstes wird eine fachärztliche Untersuchung empfohlen, die die Diagnose stellt sowie die weitere ärztliche Behandlung festlegt. Der Arzt kontrolliert danach in regelmäßigen Abständen den Behandlungsverlauf. Etwaige operative Eingriffe sowie konservative Maßnahmen können so schnell abgeklärt und durchgeführt werden.

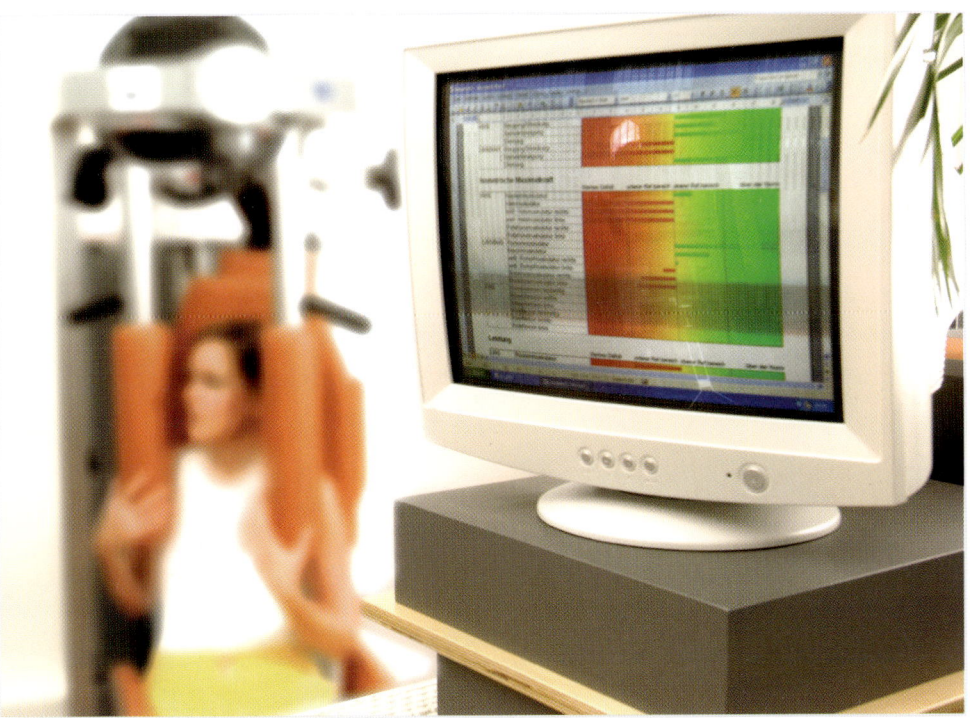

Bei der »Münchner Rückentherapie« wird der Therapieverlauf ständig über eine computergesteuerte Verlaufskontrolle überwacht.

Als Zweites werden physiotherapeutische Behandlungen festgelegt. Dabei widmet sich der Physiotherapeut seinem Patienten mit dem Ziel, Schmerzen zu reduzieren beziehungsweise ganz zu beseitigen, das Ausmaß der Bewegungen zu verbessern, das Muskelkorsett zu stabilisieren sowie das physiologische Gleichgewicht wiederherzustellen.

Als Drittes findet im Rahmen der Münchner Rückentherapie ein medizinisches Aufbautraining statt. Ziel dieses Aufbautrainings ist es, eine bestmögliche Funktion der Muskeln, Gelenke, Bänder, Sehnen und Knorpel zu erreichen und diese zu erhalten. Es beinhaltet die Verbesserung der Muskelkraft, der Ausdauer und der Koordination. Durch gezieltes Training werden alltags- und sportspezifische Bewegungsabläufe geschult, um erneuten Verletzungen oder Erkrankungen vorzubeugen. Aufgrund der Analyseergebnisse wird für jeden Patienten ein maßgeschneiderter individueller Trainingsplan entwickelt. Regelmäßige Folgeanalysen dokumentieren die Fortschritte und ermöglichen eine kontinuierliche Optimierung des Trainings. Alle Therapiemaßnahmen werden unter individueller Betreuung durch fachkompetente Physiotherapeuten mit spezieller Zusatzqualifikation durchgeführt.

Mit der Münchner Rückentherapie haben wir bei dem Unternehmensberater Dorn großen Erfolg. An seiner Einstellung zu Schmerzen können wir allerdings auch damit nichts ändern. Holger Dorn sagt weiter und jetzt auch noch überzeugter: »Schmerzen braucht kein Mensch.«

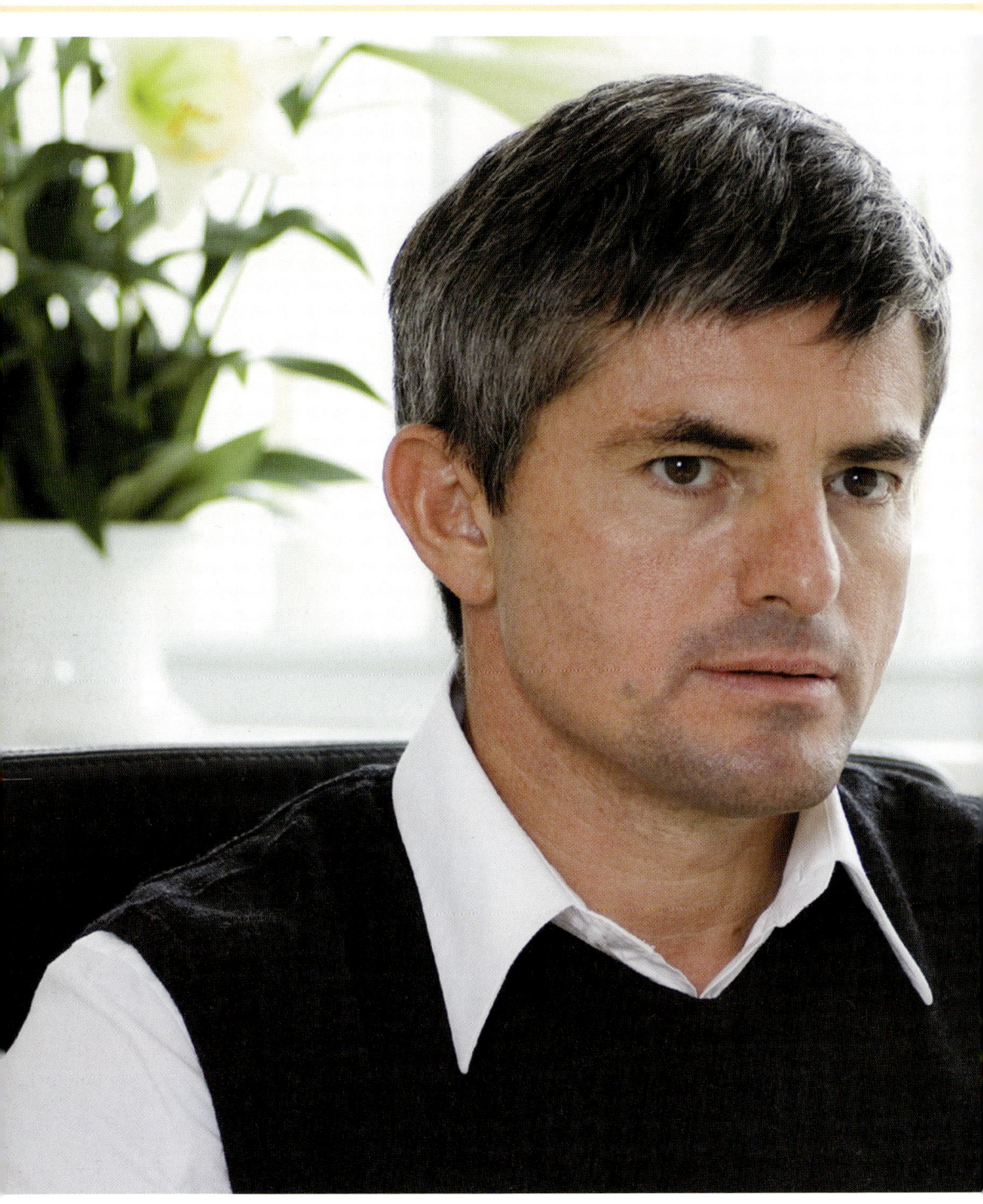

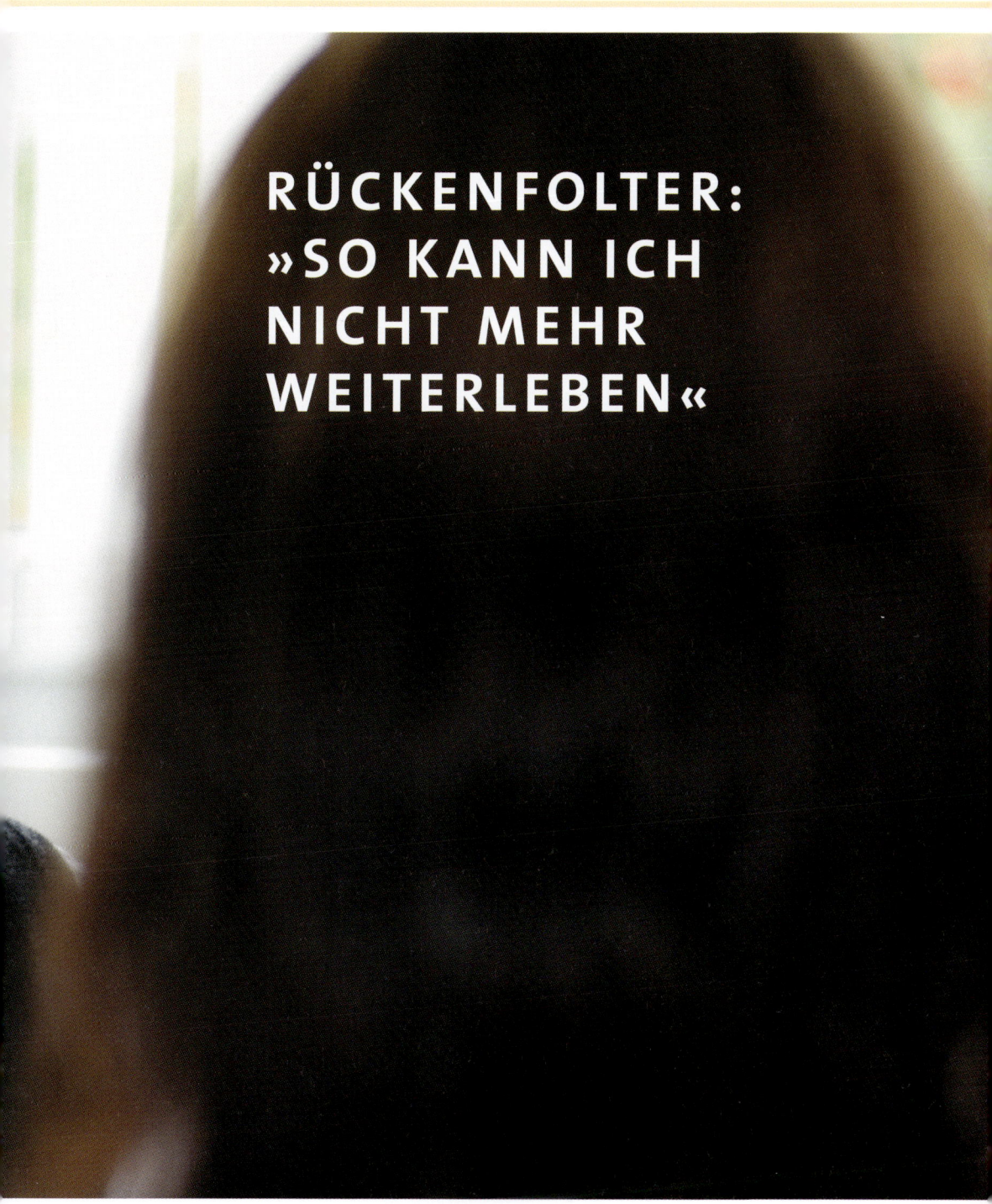

RÜCKENFOLTER: »SO KANN ICH NICHT MEHR WEITERLEBEN«

Annegret Pahl (34)

Oft kommt der Schmerz aus heiterem Himmel – und verdunkelt das Leben in quälender Weise. Das Schlimme daran: Die Betroffenen finden oft nirgendwo Hilfe, weder Medikamente noch der Wechsel von Arzt zu Arzt verschaffen Linderung. Der Alltag wird zur Pein, ein Weiterleben scheint unerträglich. Doch jetzt die gute Nachricht: Modernste Erkenntnisse helfen, die Ursachen und Mechanismen von chronischen Schmerzen zu verstehen. Es kommt zu neuen Einblicken in die Entstehung und Behandlung von Rückenleiden.

Krankheitsdiagnose Schmerz – das klingt für die meisten Menschen widersinnig, quasi eine kausale Rolle rückwärts – die Umkehr von Ursache und Wirkung.

Ist es denn nicht so, normalerweise, dass ich mir erst den kleinen Zeh am Schlafzimmerbett anhaue, und danach spüre ich den Schmerz? Der Arzt in der Notaufnahme diagnostiziert nach einer Röntgenaufnahme einen *glatten Bruch* und nicht *Schmerz im linken kleinen Zeh*. Dieses Symptom, den Schmerz, hat bereits die Aufnahmeschwester an der Rezeption notiert.

Noch ein Beispiel: Der Gallenstein macht den Schmerz, aber das, was die Galle krank macht, ist der Stein und nicht der Schmerz. Habe ich recht?

Ich habe recht, und ich habe nicht recht. Denn Schmerz ist nicht gleich Schmerz. So gibt es leichten und unerträglichen Schmerz, es gibt plötzlichen, schnell abklingenden und ständigen Schmerz, es gibt stechenden, ziehenden und dumpfen Schmerz, und, und, und. Vor allem aber gibt es den guten, und es gibt den bösen Schmerz; Schmerz, der krank macht, weil er die Krankheit selber ist.

»Herr Doktor«, sagt Frau Pahl und macht eine Pause. Ich denke, jetzt kommen ihr die Tränen, aber Annegret Pahl weint nicht. Sie sagt, sehr leise, aber bestimmt: »Herr Doktor – Sie sind meine letzte Hoffnung.«

Neben der Patientin sitzt ihr Mann Heinz. Er öffnet eine Reisetasche und holt paketeweise Arztbefunde, Röntgenbilder, Computertomographie- und Kernspin-Aufnahmen raus. Als er damit fertig ist, sehe ich meinen Schreibtisch nicht mehr.

Annegret Pahl hat der Lebensmut verlassen. Sie sagt, sie will nicht mehr, sie will mit diesen Beschwerden nicht mehr weiter leben. In diesem Moment beginnt ihr Mann zu weinen.

»Herr Doktor, ich will so nicht mehr weiter leben« und »Herr Doktor, Sie sind meine letzte Hoffnung«. Ich sage es Ihnen ganz ehrlich, liebe Leser, das sind Sätze, die ich jeden Tag höre. Sätze, die mich sehr traurig und die mich sehr wütend machen. Noch immer ist es in unserem Land mit der großen medizinischen Tradition so, dass moderne minimalinvasive Behandlungen an der Wirbelsäule bei vielen Ärzten nicht bekannt sind. Patienten werden weiterhin tagtäglich dieser Tradition entsprechend in zwei Kategorien eingeteilt: Entweder in »konservative Therapie ausreichend« oder »offene Operation erforderlich«. Den dritten Weg, die minimalinvasive Behandlung, gibt es in dieser Tradition nicht. Die Ergebnisse bleiben dementsprechend oft hinter den Erwartungen zurück.

Aber zurück zum Fall von Annegret Pahl: Als ihr Mann Heinz seine Fassung wiedergefunden hat, beginnt er zu erzählen. Die Patientin ist zu schwach, außerdem will sie nicht mehr, sie will diese Geschichte nicht mehr erzählen, »zum hunderttausendsten Mal...«

Annegret Pahls Leiden beginnt vor etwa 10 Jahren. Bei Gartenarbeiten zog sie sich ein Ischiasleiden zu. Schnell wurde die Bandscheibe operiert, mit einem bescheidenen Ergebnis. Vier Monate ging es Frau Pahl besser, danach waren die Schmerzen wieder da – mit unverminderter Stärke. Ihr

Orthopäde griff zu Medikamenten und Spritzen, verordnete Physiotherapie, eine ambulante sowie zweimal eine stationäre Reha-Kur. »Als es nicht besser wurde«, sagt Heinz Pahl, »schmiss er das Handtuch und sagte: Mit den Schmerzen werden Sie wohl leben müssen.«

Annegret Pahl machte sich auf die Suche. Sie stieß auf ein bekanntes Wirbelsäulenzentrum im Südwesten Deutschlands. Dort hätte man eine neuerliche Bandscheibenvorwölbung sowie Narbengewebe im Bereich der früher operierten Bandscheibe festgestellt. Darüber hinaus sei eine Instabilität, eine krankhafte Überbeweglichkeit, diagnostiziert worden. Diese Instabilität, so wurde ihr gesagt, sei für die ausgeprägten, in das Bein ausstrahlenden Schmerzen verantwortlich.

Ein Neurologe hätte wiederholt eine Nervenirritation beziehungsweise eine ältere Schädigung der Nervenwurzel S1 rechts festgestellt. Der Patientin wurde zu einer Versteifungsoperation von hinten und dann von vorne geraten. Annegret Pahl war damals erst 25 Jahre alt.

Verständlicherweise verschreckte sie die Vorstellung einer neuen Operation, und dann noch solch einer. Aber die Schmerzen waren die Hölle. Der behandelnde Orthopäde stellte sie vor die Alternative: Operation oder ein Leben mit stärksten Schmerzmitteln, von Antirheumatika bis zu Morphium. Annegret Pahl entschied sich für die Operation.

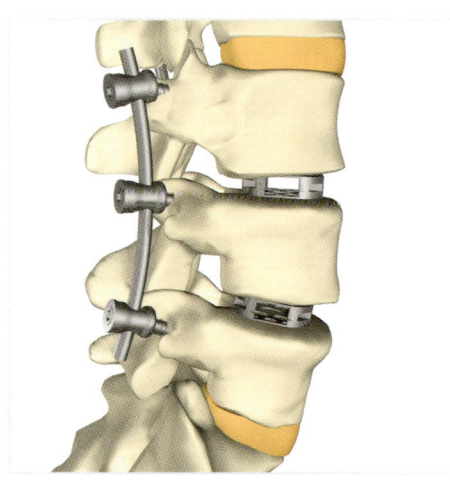

Versteifte Wirbel

Mit versteiften Wirbeln folgten zwei weitere stationäre Kurbehandlungen, jeweils vier Wochen. Der ins Bein ziehende Schmerz allerdings blieb davon unbeeindruckt. Der Neurologe konnte bei seiner nachfolgenden Untersuchung weiter eine Nervenwurzelreizung und eine ältere Nervenwurzelschädigung feststellen.

Frau Pahl ging wieder zu ihrem Orthopäden am Heimatort und wieder in die Klinik, in welcher sie zuletzt operiert worden war. Diagnose dort: »Achselzucken«. Sie sei ein besonderer Fall und ihre Genesung dauere wohl länger als üblich, aber die Schmerzen würden schon vergehen. Sie müsse sich noch etwas gedulden.

Annegret Pahl geduldete sich weitere Jahre, zu viele Jahre mit unendlichen Schmerzen. Als sie hier in meiner Praxisklinik vor mir sitzt, ist sie in der Schmerzbehandlung bereits bei stärksten Medikamenten angekommen – Morphiumpflaster der mittleren Intensität sowie muskelentspannende Medikamente und Antirheumatika, die Sie gleichzeitig über den Tag verteilt einnimmt. Jede Bewegung ist schmerzhaft. Nur in wenigen kurzen Augenblicken verlässt sie der Schmerz. Er ist Annegret Pahls ständiger Begleiter, beim Liegen, beim Sitzen, beim Gehen. Ab einer gewissen Wegstrecke zieht er ins rechte Bein. Sie kann sich dann kaum noch bewegen.

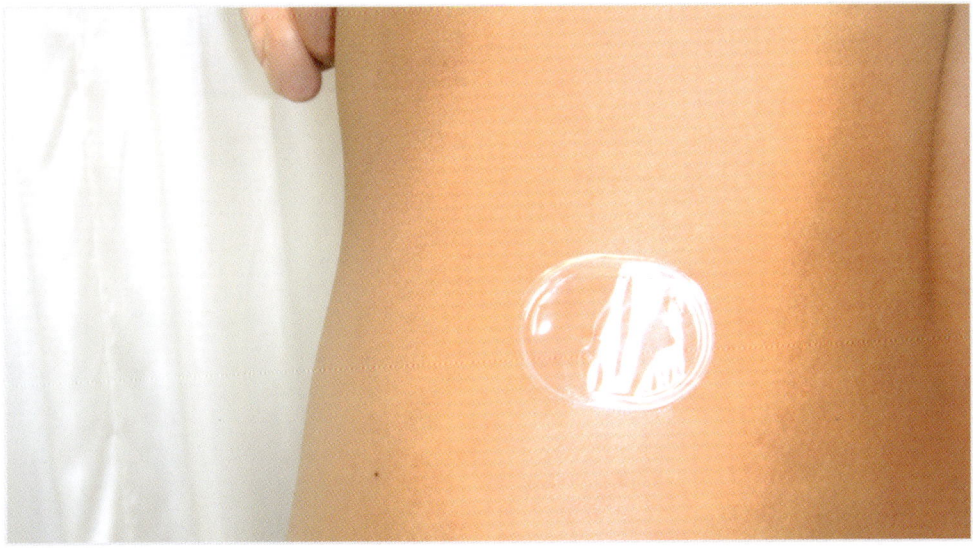

Schmerzpflaster bringen Linderung

Aber sie muss. Frau Pahl und ihr Mann haben zwei kleine Kinder. Die bezahlte Haushaltshilfe von der Krankenkasse ist längst Vergangenheit.

Ich räume den Schreibtisch frei. All diese Befunde, diese Röntgenbilder, diese Kernspintomographien – sie verdecken nur den Blick auf das Wesentliche: den leidenden Menschen.

Annegret Pahl ist zögerlich. Dass ein Arzt sich ihr zuwendet, ist sie nicht gewohnt. »Aber Herr Doktor, schauen Sie sich nicht die Bilder an?« »Ihre Röntgenbilder schaue ich mir selbstverständlich sehr genau an, aber erst zum Schluss«, antworte ich. »Jetzt schildern Sie mir doch bitte ganz genau Ihr persönliches Schmerzempfinden.«

Sehr langsam fasst die Patientin Vertrauen und erzählt mir genau, welchen Schmerz sie hat, einen stechenden, ziehenden Schmerz, der abhängig von Bewegung und Körperposition vom Rücken über das »rechte Gesäß in das rechte Bein zieht und zwar über die Gesäßrückseite in die Rückseite der Ober- und Unterschenkel bis zum rechten Fußaußenrand«.

Ich unterbreche sie nicht, schließlich geht es nicht nur um Gesagtes, sondern auch um das »Gesagtwerden«, nicht nur um das Zuhören, sondern auch um das »Gehörtwerden«.

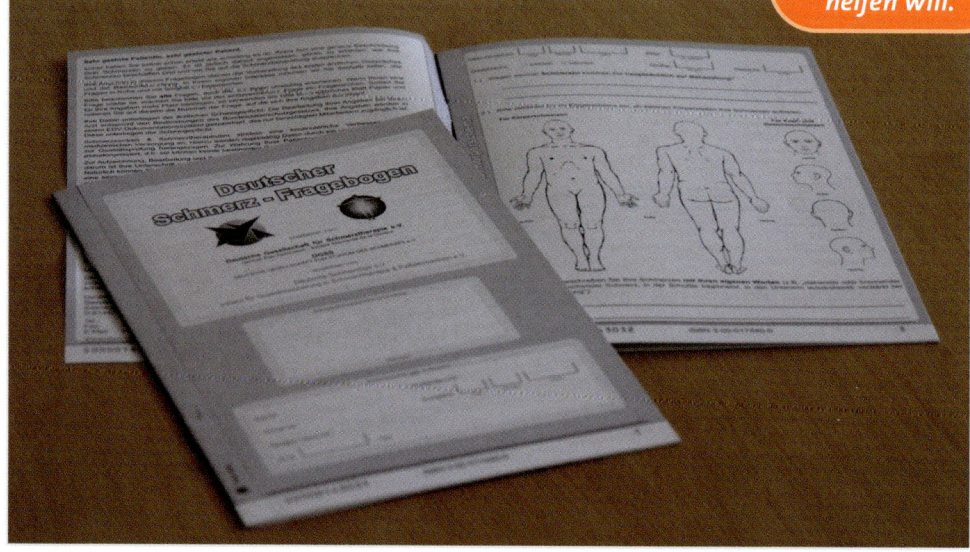

Nach mehr als einer Stunde gebe ich Annegret Pahl noch unseren Schmerzfragebogen (Bild oben). Das Gespräch und die Analyse des Fragebogens ergeben ein äußerst klares Bild, schärfer als alle Ergebnisse der bildgebenden

Verfahren, welche die Patientin bei sich hat. Es stellt sich heraus, dass eine Chronifizierung des Schmerzgeschehens, Chronifizierungsgrad III, eingetreten ist. Es zeigt sich auch, dass bei der Patientin ein neuropathischer Schmerz vorliegt. Die Analyse des Schmerzfragebogens, den ich bei Schmerzpatienten und insbesondere bei chronischen Schmerzpatienten einsetze, ergibt darüber hinaus eine deutliche psychische Beteiligung an dem gesamten Krankheitsgeschehen, wie wir es bei chronisch schmerzkranken Patienten häufig beziehungsweise fast immer sehen.

Ein Wehklagen sagt mehr als zehn Röntgenbilder

Kehren wir noch einmal kurz zu meiner Frage an Annegret Pahl zurück: »Schildern Sie mir bitte Ihr persönliches Schmerzempfinden.« Lassen Sie mich hier noch einmal die Wichtigkeit meiner Frage betonen, warum ich mich so genau nach dem persönlichen Schmerzempfinden erkundige, was es für die Diagnostik bringt?

Für Ärzte ist das subjektive Erleben von Schmerz ein wichtiger Anhaltspunkt zur Beurteilung des Patientenzustands. Wie stark empfindet er seine Schmerzen, wie gut verarbeitet er sie? Erinnern Sie sich, was wir über Schmerz bereits gelernt haben:
    – Nicht jeder Schmerz ist gleich schmerzlich.
    – Eine positive Einstellung lindert den Schmerz.

Spricht ein Patient seine subjektiven Empfindungen aus, kann ein aufmerksamer Arzt viele diagnostisch hilfreiche Dinge daran ablesen: Welche Bedeutung der Patient seinen Schmerzen beimisst, welche Gedanken, Erwartungen, Vorstellungen und Gefühle er hat, wenn er diesen Schmerz empfindet. Das sind wichtige Wegweiser zur Schmerzursache und Schmerzverarbeitung. Wer sie nicht ernst nimmt oder durch routiniertes Kopfnicken überhört, der findet sich später im Diagnosedschungel zwischen Röntgenbildern, Kernspinaufnahmen, Computertomographien und Arztberichten von Kollegen wieder – ohne Durchblick und damit ohne Chance auf Heilung seines Patienten.

Subjektives Schmerzempfinden

Das subjektive Schmerzempfinden lässt sich in drei Komponenten unterteilen, die sich unabhängig voneinander verändern können:

- *Sensorische Komponente:* Diese bezieht sich auf die Lokalisation des Schmerzes und die Beschreibung der sensorischen Schmerzqualität wie ziehend, pochend oder stechend.
- *Emotionale Komponente:* Hier wird der gefühlsmäßige Eindruck des Schmerzes eingeschätzt und durch Adjektive wie »quälend« oder »grausam« beschrieben.
- *Evaluative Komponente:* Hier werden vorangegangene Schmerzerfahrungen mit dem aktuellen Schmerz verglichen. Patienten beschreiben diese Komponenten mit Worten wie »störend« und »unerträglich«.

Von enormer Bedeutung für uns Ärzte sind hierbei die Schmerzerfassungsbögen beziehungsweise Schmerztagebücher der Schmerzfachgesellschaften. So wird das subjektive Erleben über Schmerzskalen indirekt messbar.

Bevor wir auf Annegret Pahls Schmerzbesonderheiten eingehen, sollten wir hier noch einmal zusammenfassen, was wir bisher über Schmerz gehört haben:

- Schmerz empfinden wir im Gehirn, wie alle Empfindungen, Gefühle und Wahrnehmungen.
- Schmerz ist für unser Gehirn ein Warnsystem bei Gefahr für Leib und Leben.
- Unser Gehirn kreiert das Schmerzempfinden aus inhaltslosen, immer gleichen, elektrischen Impulsen.
- Diese elektrischen Impulse werden von Schmerzmeldern ausgesandt, medizinisch Nozizeptoren genannt. Diese Schmerzfühler sind die sensible Stelle unseres Warnsystems.
- Etwa 3 Millionen dieser Schmerzmelder sind überall in unserem Körper verteilt, außer im Gehirn selbst.
- Ein Schmerzmelder wird nur aktiv, das heißt, er sendet erst ein Signal bei Reizen beziehungsweise Eindrücken oder Einflüssen auf oder in unserem Körper, wenn diese für ihn unverträglich sind.

- Unverträglich sind die meisten Umwelteinflüsse, die schädlich für den Organismus sein können, wie z.B. Druck, Kälte, Hitze und Lärm. Für Radioaktivität fehlt uns Menschen der Empfänger. Deshalb bekommen wir erst Schmerzen, wenn es zu spät ist.
- Das von einem Schmerzrezeptor ausgesandte Signal gelangt über periphere Nervenbahnen und über das Rückenmark ins Gehirn.
- Je öfter ein Schmerzsignal im Gehirn ankommt, desto größer ist die Gefahr beziehungsweise die Verletzung und entsprechend größer wird der Schmerz von uns empfunden.
- Im peripheren Nervensystem gibt es schnelle und langsame Nervenbahnen, die Schmerzsignale weiterleiten, je nachdem um welche Art Schmerz es sich handelt.
- Unser Gehirn gleicht die Schmerzinformation mit anderen Reizinformationen ab und macht uns so glauben, dass wir den Schmerz an der Stelle empfinden, wo er entsteht.
- Entscheidend ist auch, in welcher Gehirnregion ein Schmerzsignal ankommt, nicht nur, wo es herkommt.
- Ohne unser Gehirn würden wir gar nichts fühlen.

Dann wird das chronisch...

Wir wissen jetzt nach Annegret Pahls Befragung, dass ihr Schmerz chronisch ist und gemäß der Schmerztabelle nach Gerbershagen den höchsten Chronifizierungsgrad, Grad III, erreicht hat. Aber was genau sagt das kleine Adjektiv chronisch über den Schmerz aus?

Vereinfacht könnte man sagen: es hört nicht mehr auf! Auf den Schmerz bezogen bedeutet chronisch also: Schmerzen ohne Ende!

In gewissem Sinne stimmt diese Formulierung auch. Chronischer Schmerz ist ein Schmerz, der nicht mehr weggeht – zumindest nicht von allein. Aber schon die Vorstellung, dass es ein Dauerschmerz ist, der nicht mehr aufhört, ist nicht richtig.

So gibt es chronische Schmerzen, die lediglich bei einer gewissen Bewegung, einer gewissen Haltung oder Lage, einer gewissen Berührung auftreten. Hierfür ein Beispiel:

Jemand streicht seinem Partner zärtlich über den Arm, und dieser empfindet dabei starke Schmerzen. Ein äußerst unangenehmer Zustand, nicht nur der Schmerzen wegen. Denn auf beiden Seiten kann eine derartige chronische Schmerzreaktion auf Unverständnis stoßen. So kann der Partner nach mehreren derartigen Vorfällen die Reaktion des Leidenden auf sich beziehen und reagiert seinerseits gereizt: »Stell dich doch nicht so an, ich habe dich doch kaum berührt.« Der chronisch Kranke wiederum zweifelt an sich selbst und seiner Wahrnehmung: »Vielleicht hast du recht, und ich bin wirklich nicht mehr ganz richtig im Kopf.«

Aber was passiert, wenn ein Schmerz chronisch wird? Offenbar kann es vorkommen, dass ein unter chronischen Schmerzen Leidender an einer gewissen Stelle seines Körpers, in unserem Beispiel der Arm, bereits derart sensibilisiert ist, dass jede Berührung Schmerz erzeugt, wahrhaften, echten, zuweilen unerträglichen Schmerz.

Sensibilisiert ist dabei ein gutes Wort, weil es unseren Erfahrungen entspricht, dass wir unter bestimmten Umständen empfindlicher gegenüber gewissen Einflüssen sind. Jeder weiß, dass man mit einer Erkältung sogar in gut beheizten Räumen friert, was sonst nicht der Fall wäre. Trotzdem besteht bei dem Ausdruck sensibler die Gefahr, dass wir empfindsamer, empfindlicher mit weichlich gleichsetzen. Das darf auf keinen Fall geschehen, da es absolut nicht zutrifft.

Um dieser Gefahr zu entgehen führe ich hier ein Wort ein, das so eigentlich ausschließlich in der Schmerztherapie verwendet werden sollte, da es den Kern der Krankheit trifft: Ein chronischer Schmerzpatient ist auf Schmerz programmiert!

Auf Schmerz programmiert

Wie geht das? Sicher ist Ihnen, wenn Sie das eine oder andere über Schmerz gelesen oder gehört haben, der Begriff Schmerzgedächtnis begegnet. Gerade ein chronischer Schmerz kommt ohne dieses Schmerzgedächtnis nicht aus. Dieses Schmerzgedächtnis besagt in groben Zügen, dass sich der Körper an einen Schmerz erinnert, auch wenn die Ursache für den Schmerz nicht mehr vorhanden ist. Unser Körper ruft quasi den Schmerz aus der Erinnerung ab und deshalb empfinden wir ihn und leiden darunter.

Man kann das vielleicht so stehen lassen. Wie gesagt, es ist nur die kürzeste Erklärung, was das Schmerzgedächtnis ist. Was mir an dem Ausdruck missfällt, ist, dass im allgemeinen Sprachgebrauch Gedächtnis im Gehirn geschieht. Auf ein Schmerzgedächtnis übertragen würde unsere Schmerzerinnerung etwa genauso funktionieren, wie unsere Erinnerung an den 40. Geburtstag von Tante Klara. Nur, so ist es nicht.

Weit mehr, als dass diese Vorstellung nur bedingt zutrifft, stört mich am Begriff Schmerzgedächtnis, dass der Kopf dabei zentral wird. Dies leistet einer Diskriminierung von Schmerzpatienten Vorschub. Mit dem Ausdruck Schmerzgedächtnis manifestiert sich bei vielen Menschen die Vorstellung, erlauben Sie es mir einmal so salopp auszudrücken, die Vorstellung eines Psychoschadens, der Eindruck des eingebildeten Kranken.

Diesem Eindruck muss mit aller Macht entgegengetreten werden, da er eine massive Krankheit verharmlost und die Leidenden verunglimpft und durch diese Folgekette eine Heilung geradezu unmöglich macht.

Ich schlage deshalb vor, das Schmerzgedächtnis durch das Wort Schmerzprogrammierung oder Schmerzprogramm zu ersetzen. Damit rücken wir die Schmerzkrankheit in Richtung Datenverarbeitung und tatsächlich handelt es sich darum. Dabei möchte ich gar nicht so sehr die eher flache Argumentation verwenden, unseren Organismus als Computer aufzufassen. Ich denke, wir werden nie im Stande sein, so etwas Einzigartiges wie den Menschen zu entwickeln, in seiner Komplexität wie in seiner Schönheit. Trotzdem ist es dienlich, in manchen Belangen einen Computer als primitives Modell zu verwenden, ich betone primitives Modell, denn nichts anderes ist so eine Kiste im Vergleich zum Menschen. Damit zeigt sich auch gleich die Komplexität aller Vorgänge in unserem Körper, denn sind wir einmal ehrlich: Für die meisten von uns ist ein Computer ein Wunderkasten, bei dem wir es noch nicht einmal wagen, die paar Schrauben der Abdeckhaube zu lösen – ich übrigens auch nicht.

Aber wer oder was programmiert unseren Körper auf chronischen Schmerz? Und wie funktioniert so eine Programmierung auf Schmerz?

Bleiben wir zunächst noch bei dem Begriff Schmerzgedächtnis und fragen uns, warum dieser sich so in der Fachliteratur verfestigt hat? Von Schmerzgedächtnis sprechen die Mediziner deshalb, weil beim Entstehen mitunter die gleichen zellulären Prozesse ablaufen, wie eben bei der Gedächtnisbildung, beim Abspeichern von Information in unserem Gehirn.

Nehmen wir noch mal unseren Schmerzfall, der Hammer, der auf den Finger schlägt. Nur bauen wir ihn jetzt zu einem chronischen Schmerzfall aus. Dazu muss der Hammer immer wieder auf den gleichen Finger schlagen – ein wirklich schmerzhaftes Beispiel.

Nach unserem bisherigen Verständnis von Schmerz werden bei einem genügend heftigen Schlag auf einen Finger die Schmerzrezeptoren in der getroffenen Region gereizt. Sie schicken die Information über einen Treffer als elektrisches Signal durch eine Nervenleitung zum Rückenmark und von hier weiter ins Gehirn. Das Ganze funktioniert wie bei einer Rohrpost, haben wir gesagt.

Signalstoffe

Was wir auch gesagt haben, ist: Die Sache ist natürlich wesentlich komplizierter. So setzt ein gereizter Schmerzrezeptor nicht nur ein elektrisches Signal Richtung Gehirn ab, sondern auch verschiedenste Neuropeptide ins umliegende Körpergewebe, darunter die körpereigene Substanz P. Diese Substanz P leitet unter anderem einen Entzündungsprozess in der betroffenen Körperregion ein. Eine Aufgabe dieses Entzündungsprozesses ist es, um bei unserem Beispiel zu bleiben, den Finger zu sensibilisieren. Das heißt: Er soll empfindsamer werden gegen jeglichen Druck von außen, damit der Finger keinen bleibenden Schaden erfährt.

Diese Sensibilisierung erfolgt wieder durch körpereigene chemische Stoffe, wie zum Beispiel Prostaglandin E2 oder Bradykinin. Diese Entzündungsmediatoren wirken auf den Schmerzrezeptor ein, sodass es für diesen quasi nur noch eines geringen mechanischen Reizes bedarf, um ein Schmerzsignal per Rohrpost ans Gehirn zu schicken. Es ist wie ein Tropfen, der das Fass zum Überlaufen bringt. Wir müssen mit dem Hammer den Finger nur noch berühren und wir fühlen den Schmerz. Der Schmerzrezeptor, und damit die betroffene Körperstelle, ist sensibilisiert.

Chronifizierung von Schmerz

Einen chronischen Schmerz haben wir damit noch nicht. Die Chronifizierung beziehungsweise die Programmierung des Schmerzes findet weiter oben statt – und zwar im Rückenmark. Hier sitzen die ersten Umschaltstellen des Schmerzsignals, die sogenannten Neuronen, Nervenzellen, von denen die Nervenleitungen in den Körper gehen und die mit Schmerzrezeptoren enden. Die ersten Umsteigebahnhöfe der Rohrpost also.

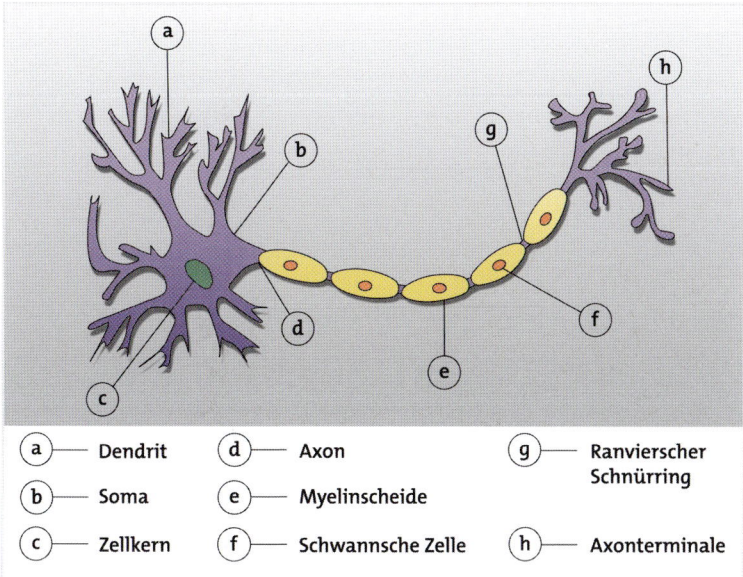

a	Dendrit	d	Axon	g	Ranvierscher Schnürring
b	Soma	e	Myelinscheide		
c	Zellkern	f	Schwannsche Zelle	h	Axonterminale

Die Reise des Schmerzsignals: Die Programmierung des Schmerzes findet bereits im Rückenmark statt. Hier sitzen die ersten Umschaltstellen des Schmerzsignals. Dieses wird vom Schmerzrezeptor über die Nervenfaser zuerst an die Nervenzellen des Rückenmarks geschickt. Von dort wird der Schmerzreiz zum Gehirn weitergeleitet.

In diesen Neuronen laufen beim Eintreffen eines Schmerzsignals verschiedene Prozesse ab. Es ist leider nicht so, dass das eintreffende Stromsignal einfach weitergeschaltet wird. Vielmehr wird es an Synapsen, an den Kontaktstellen einer Nervenleitung mit einer Nervenzelle, in Neurotransmitter umgewandelt, also in chemische Substanzen, die wiederum die nächste Nervenzelle anregen, die wiederum eine Synapse anregt, die wiederum ein elektrisches Signal weiterleitet. Das ist hier ganz vereinfacht dargestellt. In der Realität laufen unzählige Prozesse gleichzeitig ab und beeinflussen sich gegenseitig.

Mittlerweile sind wir aber an der chronischen Schmerzprogrammierung sehr nahe dran. Das geschieht nämlich genau hier im Rückenmark an einem Teil der Neuronen. Sind deren Synapsen durch einen permanenten Eingang von Schmerzsignalen überaktiviert, zum Beispiel weil der Hammer dauernd auf den Finger schlägt, so beginnen die Synapsen die Zelle zu verändern. Dies funktioniert wieder mit verschiedensten chemischen Stoffen, durch erregende Überträgersubstanzen, die Neurotransmitter, zum Beispiel L-Glutamat oder die Substanz P. Das Interessante dabei ist, dass sich hierbei der gleiche Vorgang vollzieht, wie beim Lernen im Gehirn. Deshalb von Schmerzgedächtnis zu sprechen, ist somit zwar berechtigt, trotzdem halte ich es aus den angegebenen Gründen für unzweckmäßig.

Was macht die neu programmierte Nervenzelle im Rückenmark jetzt? Bleiben wir zuerst noch bei der einfachen Schmerzreaktion, also beim einmaligen Hammerschlag auf den Finger: Das Schmerzsignal wird vom Schmerzrezeptor über die Nervenfaser an die Nervenzelle im Rückenmark geschickt, zur ersten Umschaltstelle also. Von da aus kann der Schmerzreiz, wie eine Rohrpost, in einer Rückenmarksleitung (medizinisch: Tractus spinothalamicus) zum Gehirn geschickt werden, durchläuft dort mitunter das limbische System und den Thalamus. Im limbischen System werden diese Impulse auf die mit ihnen verbundenen Gefühle analysiert. Im Zwischenhirn wird der Schmerzreiz an den Thalamus weitergeleitet und dort wird entschieden, ob die Informationen an das Großhirn geschickt werden. Schließlich geraten die Schmerzimpulse in die Großhirnrinde (Kortex), den Ort der bewussten Wahrnehmung. Hier findet eine Ursachenklärung statt (Hammer schlägt Finger) und eine bewusste Gegenreaktion (Aua! brüllen).

Daneben gibt es auch noch unbewusste Reaktionen unseres Gehirns, aber auch vom Gehirn unabhängige Reaktionsprozesse auf Schmerz. So wird ein Schmerzsignal mitunter bereits beim Eintreffen an der ersten Nervenzelle im Rückenmark und von dort aus direkt an motorische und vegetative Reflexbögen weitergeleitet. Wir ziehen beispielsweise die Hand blitzschnell

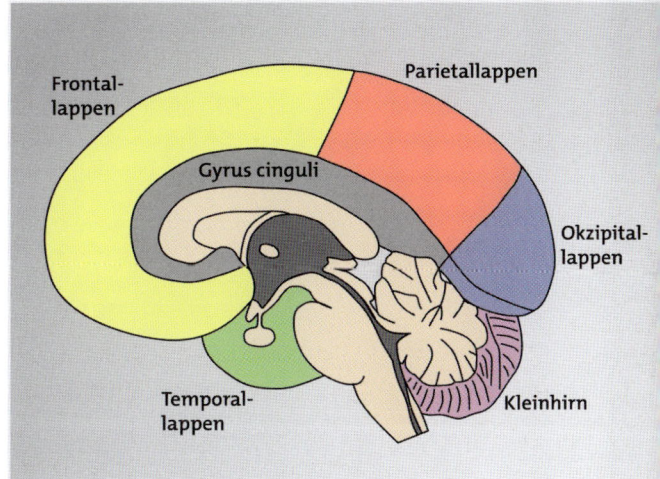

Das Gehirn: Sitz aller Wahrnehmungen

zurück, wenn uns der Hammer trifft. Gleichzeitig nimmt das Schmerzsignal aber auch den langen Weg ins Gehirn. Dort wird das Ereignis dann gespeichert, damit wir uns möglichst beim nächsten Mal nicht noch mal auf den Finger schlagen.

Stichwort Wiederholungen

Für den chronischen Schmerz aber brauchen wir das immer wiederkehrende Ereignis. Ein Schmerz wird erst chronisch, wenn der Schmerzreiz über drei Monate einwirkt. So lang dauert es, bis die entsprechenden Nervenzellen umprogrammiert sind. Danach reicht es, dass der Finger nur noch berührt wird, und wir glauben, uns trifft der Schlag.

Nun behandeln wir in diesem Buch ja vornehmlich und eigentlich ausschließlich Rückenschmerzen. Mit unserem jetzigen Kenntnisstand ist es für uns sehr einleuchtend, dass es im Wirbelsäulenbereich sehr leicht zu einer Chronifizierung des Rückenschmerzes kommen kann. Wir verstehen auch, dass ein Patient ganz selbstverständlich die Bewegung meidet, die ihm Schmerzen bereitet. Damit beginnt aber ein Teufelskreis. Denn ein Mangel an Bewegungen lässt unsere Muskeln verkümmern und nimmt unserem Rücken somit einen weiteren Verbündeten im Kampf gegen diesen Schmerz. Schlimmer noch: Die Schmerzen werden so nur noch stärker, die Patienten bewegen sich immer weniger, und so weiter, und so weiter.

Wie aber kommt es zur Entstehung chronischer Schmerzsyndrome im Bereich der Wirbelsäule? Am anfälligsten hierfür sind die Bereiche der zervikalen und lumbalen Bewegungssegmente, das heißt der Hals- und Lendenwirbelsäule. An den Wirbelgelenkkapseln sowie an den Ischiasnerven liegen zahlreiche Schmerzrezeptoren, die beispielsweise wie bei der 34-Jährigen durch den Druck des nach der Operation aufgetretenen Narbengewebes gereizt wurden. Die Schmerzproblematik im Wirbelsäulenbereich wird noch durch die bereits beschriebenen Schmerzabläufe in anderen Körperregionen gesteigert. So leuchtet es ein, dass Schmerzmeldungen aus der Peripherie bei den für die Wirbelsäule zuständigen und dort ansässigen Schmerzfühlern zu Irritationen führen können.

Und natürlich läuft der Prozess auch umgekehrt. Dies bedeutet, dass für manche Patienten der Rückenschmerz nicht auf einen bestimmten Bereich im Rücken beschränkt bleibt, nämlich da, wo der Auslöser ist, sondern in andere Körperregionen ausstrahlt.

Auch Annegret Pahl ist so ein Fall. Nach zwei Stunden eingehendster Untersuchungen empfehle ich der Patientin ei-

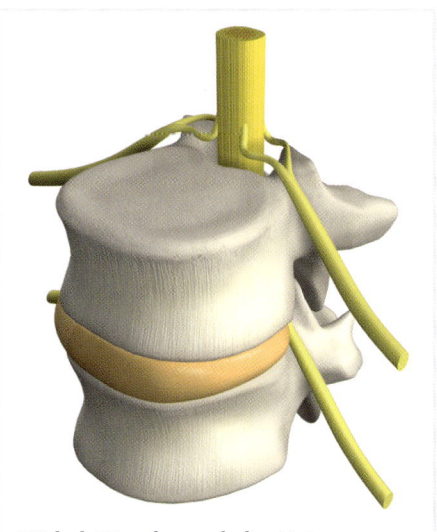

Wirbel: Wunderwerk der Natur

ne Vorstellung im regionalen Schmerzzentrum der DGS in München (DGS – Deutsche Gesellschaft für Schmerztherapie), welches ich gemeinsam mit dem Neurologen Dr. Martin Gessler leite. Im Rahmen dieser DGS-Kolloquien haben wir Ärzte die Möglichkeit, mit Ärzten von unterschiedlichen Fachrichtungen gemeinsam außerhalb der Sprechzeiten Patienten mit schwierigen Fragestellungen und komplexen Diagnosen sowie Patienten mit ausgeprägtem Chronifizierungsgrad vorzustellen, diagnostische Maßnahmen hinsichtlich ihrer Vollständigkeit und Auswertung abzuwägen und geeignete, auf die Patienten zugeschnittene, interdisziplinäre Behandlungsstrategien zu entwickeln. So stellen wir Frau Pahl auch noch einem Psychologen vor, schließlich kann so eine lange Leidenszeit an der Psyche eines Menschen nicht spurlos vorübergehen.

Verhaltenstherapeutische Maßnahmen, aktive Selbstkontrolle und eine neu erlernte Lust aufs Leben haben sich als wirksame Strategie gegen chronischen Schmerz bewährt. Eine offenere Lebenseinstellung greift auf das Nervensystem über und beeinflusst die Heilung positiv.

Wir Ärzte müssen also an mehreren Punkten ansetzen und die Therapie möglichst interdisziplinär gestalten. Dadurch lindern wir auch die nicht zu unterschätzenden Folgen des chronischen Schmerzes – die Depression. Der Patient kann schneller wieder aktiv sein, das Leben genießen und die Erinnerung an das Gefühl des Leidens verschwindet aus seinem Gedächtnis.

> **MERKE**
> Bei chronischen Schmerzpatienten müssen Ärzte interdisziplinär zusammenarbeiten. Verhaltenstherapeutische Maßnahmen, die eine neue Lust aufs Leben vermitteln, sind hier eine bewährte Strategie.

Neben der über lange Zeit aufgebauten Schmerzkrankheit leidet Annegret Pahl nach mehreren Wirbelsäuleneingriffen unter einer ausgeprägten postoperativen epiduralen Narbe, die zu einer mechanischen Bedrängung und in der Folge Schädigung der Nervenwurzel geführt hat. Die computertomographische Untersuchung (Kernspintomographie war aufgrund der einliegenden Metallimplantate nicht möglich) zeigt bei der Patientin eine Bandscheibenvorwölbung sowie eine narbige Veränderung mit Nervenwurzelbedrängung. Nach einer von meinem Oberarzt durchgeführten, gezielten Nervenwurzelblockade geht es der 34-Jährigen sehr viel besser, sodass wir uns mit der Patientin dazu entschließen, eine epidurale Neurolyse und Neuroplastik (Katheterbehandlung) durchzuführen. (Eine umfangreiche Beschreibung der Katheterbehandlung finden Sie ab Seite 156)

Bereits nach vier Wochen haben sich Frau Pahls Beschwerden nach ihrer eigenen Einschätzung um 60 Prozent verringert. Das Morphiumpflaster sowie ein Großteil der anderen Schmerzmedikamente benötigt sie nicht mehr. Wir wiederholen die Katheterbehandlung auf derselben Höhe nach einem halben Jahr und erzielen eine weitere deutliche Verbesserung. Heute ist die Patientin nahezu beschwerdefrei. Dabei hilft ihr auch ein von uns für sie individuell ausgearbeitetes Rückentrainingsprogramm, das Annegret Pahl mit großem Spaß und neuer Lust täglich in einem Fitnesscenter absolviert.

»RHEUMA-RÜCKEN«:
BESCHWERDEN BIS
IN DIE FINGERSPITZEN

Lufthansa-Pilot Lutz Bran (44)

Erstes Warnzeichen ist oft eine schmerzhaft einge-schränkte Beweglichkeit, Untersuchungen beim Arzt bringen keinen eindeutigen Befund. Doch dann tut der Rücken weh, der Nacken schmerzt. Fingergelenke sind steif und geschwollen. Viele berufstätige Menschen sind von einer rheumatoiden Arthritis im Bereich der Wirbelsäule betroffen. Mit Hilfe moderner Bildwandler und Computertomographie-gesteuerten Injektionen werden die Schmerzursachen präzise lokalisiert. Dann endlich ist eine erfolgreiche Behandlung möglich.

Über den Wolken muss die Freiheit wohl grenzenlos sein – hat Reinhard Mey einmal gesungen. Dieser Liedtext bringe es völlig auf den Punkt, erzählt mir ein ehemaliger Lufthansa-Pilot in meiner Sprechstunde. Fliegen sei das Schönste, was man sich vorstellen könne. Für ihn sei Fliegen schon immer die große Leidenschaft gewesen und viele Jahre lang auch seine große Erfüllung. Doch seit kurzem erfülle ihn der Gedanke ans Fliegen mit schrecklicher Wehmut. Denn Lutz Bran musste seinen Beruf als Lufthansa-Pilot aufgeben. Frühzeitig. Den 44-Jährigen plagten unerträgliche Rücken-schmerzen.

Und damit nicht genug: Der Ex-Pilot kommt in meine Praxis, weil er immer weniger Kraft in seinen beiden Händen verspürt. »Am schlimmsten ist es in den Fingergelenken«, sagt Herr Bran. »Sie schmerzen stark und sind unangenehm geschwollen.« Lutz Bran beunruhigen diese Verformungen sehr. »Meine Mutter hat die gleichen Beschwerden gehabt und konnte im hohen Alter kaum mehr ihre Hände einsetzen.«

Es ist ein trauriges Bild, das sich mir da bietet. Der ehemalige Pilot ist ein durchtrainierter, sportlicher Typ. Doch seine Hände baumeln wie Topflappen an seinen muskulösen Armen. Lutz Bran erzählt: »Ich halte mich mit viermal Training pro Woche im Fitnessstudio fit. Dreimal mache ich Krafttraining, einmal Yoga. Früher bin ich zusätzlich auch noch Joggen gegangen, wegen des Rückens geht das aber nicht mehr. Außerdem habe ich die Dorn-Methode ausprobiert und Tai Chi. Ich hatte damit Erfolg, nur ganz weg bekam ich die Schmerzen nie (Yoga, Muskeltraining, Dorn-Methode und Tai Chi – siehe »Sanfte Methoden«).

Untersuchung

Herrn Brans Schmerzen in seinen klammen, geschwollenen Fingern – was ist die Ursache? Ich untersuche den Patienten komplett von Kopf bis Fuß. Die umfangreiche Ganzkörperuntersuchung sowie die Bewegungsprüfung ergeben erste Hinweise: Herrn Brans Fingergelenke sind nur eingeschränkt und nur unter Schmerzen beweglich. Auch das Händedrücken schmerzt den Patienten. Die Röntgenaufnahme der Hände zeigt Verschleißerscheinungen, die auf ein rheumatisches Geschehen im Bereich der Fingergelenke hindeuten.

Diagnose

Neben der Hand diagnostizieren wir bei Lutz Bran im Bereich der Lendenwirbelsäule eine schmerzhaft eingeschränkte Beweglichkeit. Hier zeigen sich ausgeprägte Muskelverspannungen mit Druckempfindlichkeiten über den Wirbelgelenken sowie im Bereich der Triggerpunkte. Die Röntgenaufnahmen der Lendenwirbelsäule zeigen deutliche arthrotische Veränderungen im Bereich der Wirbelgelenke sowie im Bereich beider Kreuzdarmbeingelenke.

Das Kreuzdarmbeingelenk ist ein Gelenk, das im Alltag sehr hohen Belastungen ausgesetzt wird und dementsprechend oft für Beschwerden sorgt. Es verbindet das Kreuzbein und die Becken- oder Darmbein-Schaufeln und ist mehr ein Wackelgelenk ohne eigene Bewegung, das durch straffe Bindegewebszügel fest verbunden ist und für eine elastische Verspannung des Beckenringes sorgen soll. Kleine Verkantungen des Gelenkes beispielsweise durch ein Muskelungleichgewicht, Arthrose oder entzündliche Veränderungen können sehr schmerzhafte Verspannungen auslösen und die Bewegung und Gehfähigkeit stark beeinträchtigen.

Die Diagnoseerstellung der Hände und der Lendenwirbelsäule bei dem 44-Jährigen stützen wir mittels einer Laboruntersuchung. Dabei wird das kleine »Basisprogramm« – Blutbild, Bluteiweiße, Blutsenkungsgeschwindigkeit und C-reaktives Protein (CRP) – untersucht. Diese vier Parameter können eine Entzündung nachweisen. Bei entzündlich-rheumatischen Erkrankungen werden spezielle Blutuntersuchungen durchgeführt, unter anderem werden auch Rheumafaktoren gemessen. Werden des Weiteren stoffwechselbedingte Erkrankungen wie Gicht, Osteoporose oder Nierenfunktionsstörungen vermutet, sind zusätzliche Laboruntersuchungen notwendig. Die Laboruntersuchung von Herrn Bran bestätigt, dass es sich um eine Erkrankung aus dem rheumatischen Formenkreis handelt.

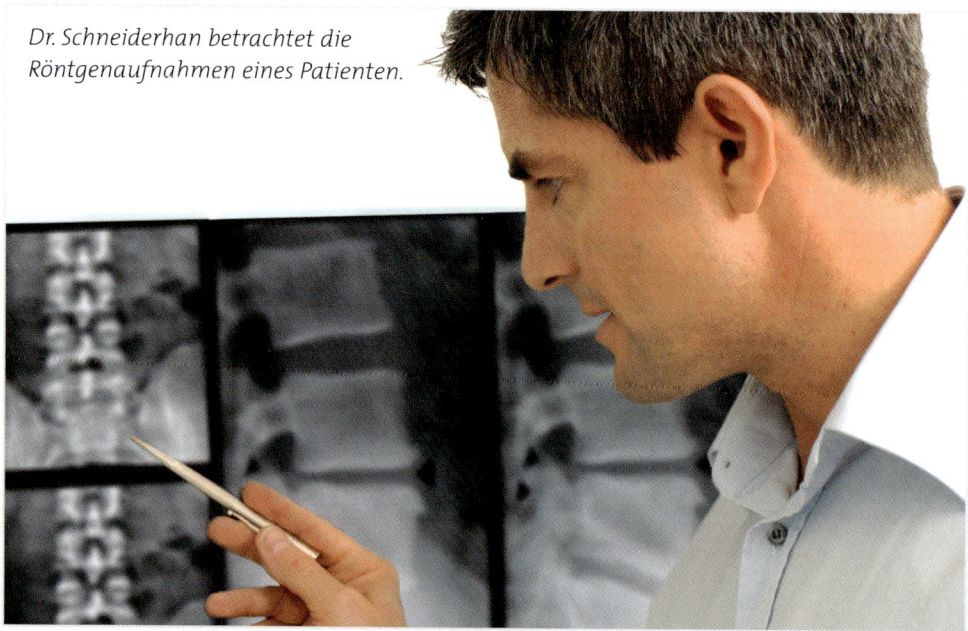

Dr. Schneiderhan betrachtet die Röntgenaufnahmen eines Patienten.

Entzündliche Erkrankung/Rheuma

Unter Rheuma versteht man meist die chronische Polyarthritis. Diese auch als rheumatoide Arthritis bezeichnete entzündliche Erkrankung ist sehr verbreitet. Etwa jeder Hundertste leidet daran, Frauen sind häufiger betroffen. Nach dem fünfzigsten Lebensjahr wird sogar bei fünf Prozent der Frauen solch eine Erkrankung angenommen. Neben den zumeist im Vordergrund stehenden schmerzhaften Veränderungen und oft auch deformierenden Veränderungen der Hand- und Fußgelenke, aber auch der großen Gelenke, ist bei der Wirbelsäule vor allem der Befall der Halswirbelsäule charakteristisch. Die Behandlung erfolgt hauptsächlich medikamentös.

Morbus Bechterew

In diesem Zusammenhang sei auch eine andere entzündliche Erkrankung, der Morbus Bechterew, genannt. Diese auch als Spondylitis ancylosans bezeichnete Krankheit war schon in der Antike bekannt. Auch hier ist die genaue Entstehung noch nicht bekannt; es werden u.a. Erbanlagen angenommen. Typisch ist beispielsweise das Auftreten des Antigens HLA-B27, dessen Bestimmung zur Diagnosefindung herangezogen wird. Entzündungen entstehen – bei dieser vor allem Männer betreffenden Erkrankung – vorzugsweise an den Kreuzdarmbeingelenken (Iliosakralgelenke). Diese weiten sich dann auf die Wirbelsäule, häufig auch auf andere Gelenke wie Hüfte, Knie und Schulter aus. Die Krankheit verläuft in Schüben, da sich Entzündungs- und Ruhephasen abwechseln. Kontinuierlich jedoch verändern sich beim Morbus Bechterew die Gelenke. Im äußersten Fall kann diese Krankheit zur Versteifung der Wirbelsäule, zur sogenannten Bambusstabwirbelsäule, und zur Versteifung des Brustkorbs führen. Wichtig ist bei der Behandlung neben Einsatz von Medikamenten eine intensive und sogar lebenslange Physiotherapie zur Erhaltung einer möglichst hohen Beweglichkeit.

> **MERKE**
> Bei vielen Erkrankungen aus dem rheumatischen Formenkreis ist die genaue Entstehung bis heute noch nicht bekannt. Laboruntersuchungen sind für die Diagnosesicherung von besonderer Bedeutung.

Behandlung

Wie gehen wir jedoch bei Herrn Bran jetzt vor? Zunächst veranlasse ich eine Mitbehandlung des Patienten durch einen Rheumatologen. Es wird eine entsprechende medikamentöse Therapie, zunächst mit Antirheumatika, eingeleitet. Außerdem beginnen wir mit physikalischen und physiotherapeutischen Behandlungen im Bereich der beiden Hände und im Rücken, müssen dann jedoch damit pausieren, da die Bewegungsübungen in der Lendenwirbelsäule von dem Patienten als äußerst schmerzhaft empfunden werden.

Schmerzlinderung durch Spritzen

Ich versuche, die Schmerzen von Lutz Bran mittels einer gezielten Infiltration eines Lokalanästhetikums sowie einer entzündungshemmenden Substanz im Bereich beider Kreuzdarmbeingelenke zu lindern. Bei Wirbelgelenkbeschwerden nennt man dieses Verfahren Facettenblockade.

Erklärung Facettenblockade

Dabei wird unter Kontrolle eines Röntgen-Bildwandlers oder Computertomographen und gegebenenfalls einer Kontrastmittelinjektion zielgenau eine spezielle Injektionsnadel direkt innerhalb des betroffenen Wirbelgelenkes platziert. Über diese Nadel werden Medikamente beziehungsweise ein lokales Betäubungsmittel injiziert. Diese betäuben die feinen Nerven und unterbrechen damit Schmerzreize und deren Weiterleitung.

Diese Behandlung der kleinen Wirbelgelenke wird bei Arthrose, Wirbelsäulenfehlstellung, Wirbelgelenkbeschwerden (Facettensyndromen), pseudoradikulären, d.h. ausstrahlenden Beschwerden ohne direkte Nervenwurzelbeteiligung sowie bei Blockierung der kleinen Wirbelgelenke angewandt. Allein mit Bildwandler- oder CT-gesteuerten Injektionen können wir Ärzte einen Wirbelgelenkschmerz von einem reinen Bandscheibenschmerz oder von einem Nervenwurzelschmerz (Ischiasschmerz) unterscheiden. Zudem reduziert die Injektionsbehandlung auch noch den Medikamentenverbrauch deutlich. Das Verfahren kann ambulant durchgeführt werden und vermeidet eine aufwendige offene Operation.

Mit diesen Injektionen können wir bei dem Ex-Piloten anfangs für einige Tage eine deutliche Linderung der Beschwerden bis hin zur völligen Beschwerdefreiheit erreichen. Nach dreimaliger Behandlung musste jedoch festgestellt werden, dass diese Maßnahmen zu keiner dauerhaften Schmerzlinderung führen. Bei dem Ex-Piloten hilft uns dies für die Diagnose: Die Rückenschmerzen von Herrn Bran kommen sowohl von den Wirbel- als auch von den Kreuzdarmbeingelenken.

Wie aber können wir den 44-Jährigen dauerhaft vom Schmerz befreien? Auffällig ist bei dem Patienten, dass er wiederholt positiv auf die Schmerzunterbindung direkt im Bereich der Wirbelgelenke sowie im Bereich beider Kreuzdarmbeingelenke anspricht. Daher führe ich eine Hitzesondenbehandlung durch, auch minimalinvasive Facettendenervation oder Thermokoagulation genannt.

> **MERKE**
> *Nur mit exakter Diagnose ist eine gezielte Therapie möglich. Nur mit Bildwandler- oder CT-gesteuerten Injektionen können Ärzte oft schwer zu unterscheidende Schmerzursachen eindeutig lokalisieren.*

Ursprünglich haben amerikanische Neurochirurgen die perkutane Thermokoagulation mittels Radiofrequenz oder Radiofrequenz-Thermokoagulation als hocheffektive Schmerztherapie eingeführt. In über 15.000 Eingriffen habe ich sie entscheidend weiterentwickeln und mein Wissen an viele Kollegen weitergeben können.

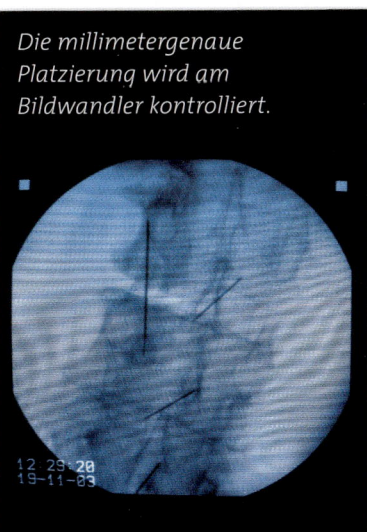

Die millimetergenaue Platzierung wird am Bildwandler kontrolliert.

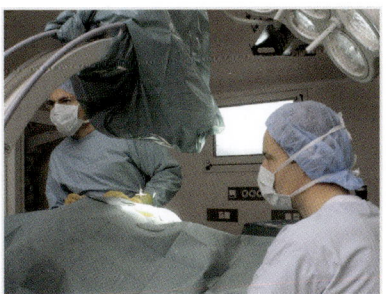

Bei der Bildwandler-gesteuerten Wirbelgelenksinfiltration wird zunächst mit einer kleinsten Menge Kontrastmittel das zu untersuchende Gelenk dargestellt.

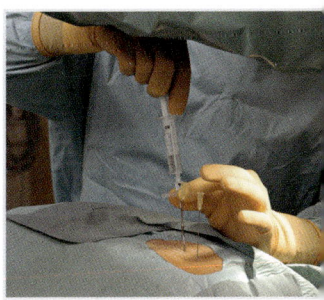

Danach wird ein Schmerzmittel und gegebenenfalls zusätzlich ein entzündungshemmendes Medikament in das Gelenk eingespritzt.

MERKE
Eine Thermokoagulationsbehandlung der Wirbelgelenke verschafft eine wesentlich länger anhaltende Schmerzlinderung als andere Methoden. Dieses moderne Verfahren kann bei fortgeschrittenem Verschleiß der Wirbelgelenke eingesetzt werden und somit Versteifungsoperationen vermeiden.

Diese Methode hat entscheidende Vorteile gegenüber anderen Methoden zur Unterbindung des Schmerzes: Im Vergleich zur medikamentösen Schmerzfaserunterbindung (pharmakologische Ablatio) wirkt sie gezielter. Im Vergleich zur Eisbehandlung von Schmerzfasern (Kryotherapie) – welche maximal drei Monate anhält – wirkt sie mehrere Jahre.

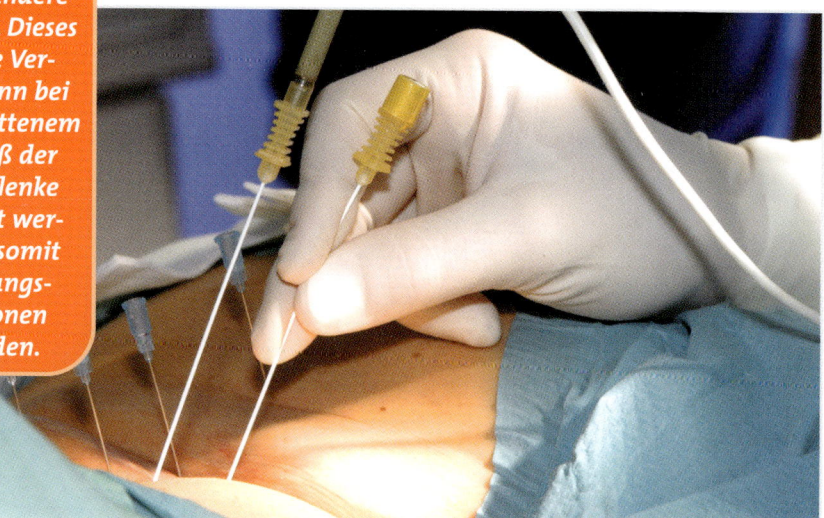

Die Hitzesonde (hier bereits in die Punktionsnadel eingeführt) unterbricht die Schmerzleitung am Wirbelgelenk.

Bereits kurz nach dem Eingriff ist die körperliche Belastbarkeit wieder voll hergestellt, die Medikamenteneinnahme kann reduziert und mit der Mobilisation und Nachbehandlung kann frühzeitig begonnen werden. Gut sind hier zum Beispiel physiotherapeutische Maßnahmen wie Elektrotherapie, Balneotherapie oder Wärme- und Manuelle Therapie.

Für wen eignet sich die Thermokoagulationsbehandlung der Wirbelgelenke? Patienten mit wiederkehrenden Wirbelgelenkschmerzen, die auf wiederholte diagnostische Blockaden gut angesprochen haben, Patienten mit Wirbelgelenkverschleiß, Wirbelgelenkverformung oder Wirbelgleiten sowie Patienten, die nach einer Wirbelsäulenoperation an Instabilität leiden, konnte ich durch diese Methode Linderung bis vollständige Beschwerdefreiheit verschaffen.

Da die Thermokoagulation nicht nur an den Wirbelgelenken, sondern auch direkt am Hinterwurzelknoten (Ganglion) möglich ist, kann mit ihr auch Patienten mit Ischiasschmerzen, mit einer Spinalkanalstenose (Verengung des Wirbelsäulenkanals) oder mit einer Foramenstenose (Verengung der Nervenwurzeldurchtrittsstellen) geholfen werden.

Die Hitzesondenbehandlung spricht bei Herrn Bran sehr gut an. Seine Beschwerden können nicht nur zum Abklingen gebracht werden, sondern es kann auch eine anhaltende Beschwerdefreiheit im Bereich der Lendenwirbelsäule erzielt werden. Somit hat der Patient die Möglichkeit, ohne schmerzhafte Einschränkung einen gezielten Muskelaufbau mit der Münchner Rückentherapie durchzuführen.

Der durchtrainierte Ex-Pilot sucht mich nach einem halben Jahr freudestrahlend in meiner Praxis auf. Er bedankt sich herzlich, erzählt, dass seine Defizite vollständig ausgeglichen seien. »Ich muss zwar noch einige Medikamente nehmen, die mir Ihr Rheumatologe verschrieben hat«, sagt Lutz Bran, »die vertrage ich aber sehr gut. Ich bin wieder so fit wir früher, jogge wieder an der Isar und trainiere in meinem Fitnessstudio, als ob nichts gewesen wäre.«

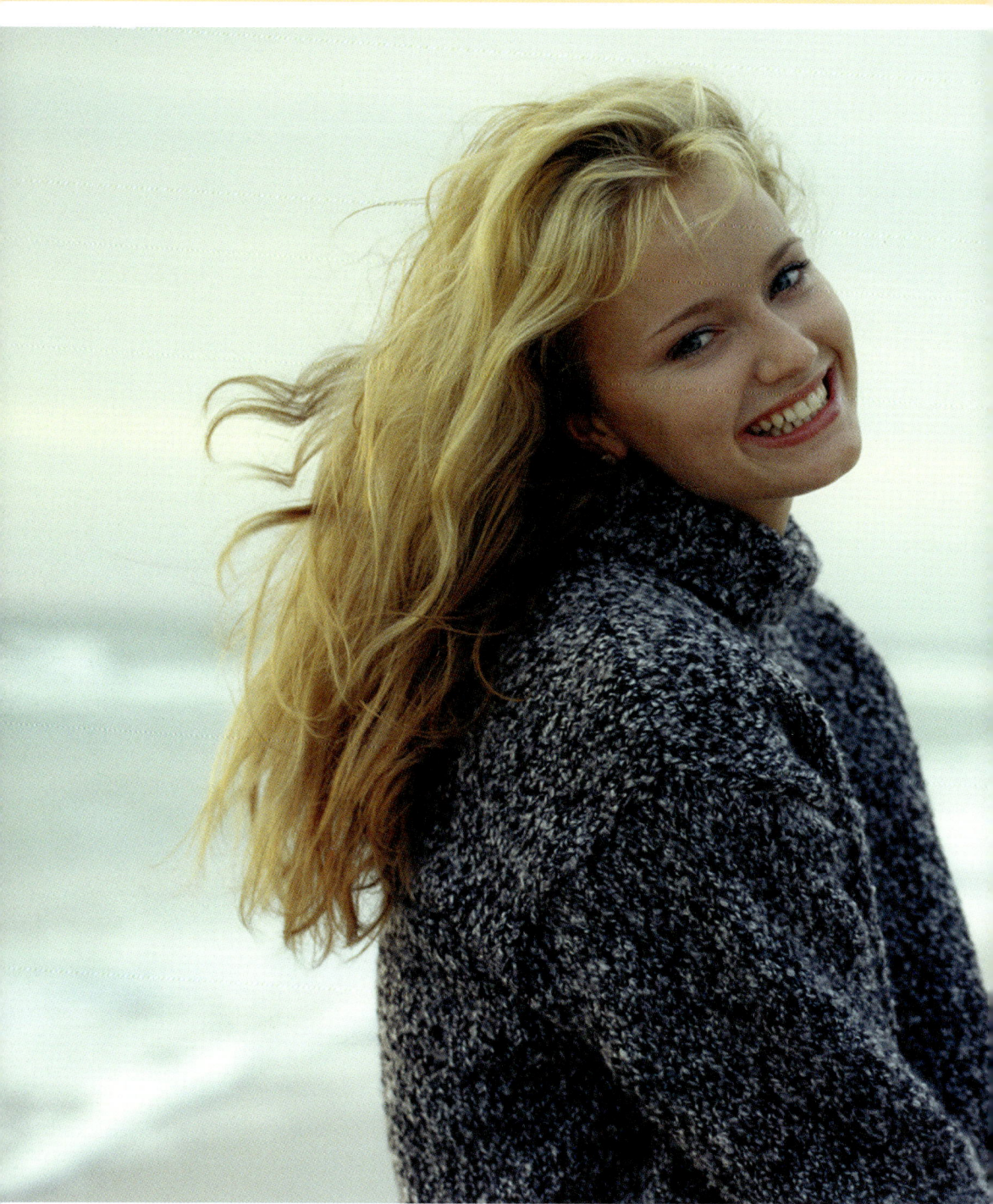

SEHNSÜCHTE, HOBBYS: WENN SPORT UND SCHWANGERSCHAFT GEFÄHRDET SIND.

Leiterin Marketing Inge Klepp (42)
zwei Kinder, Golferin

Mitunter sind es nur geringfügige Fehlstellungen der Wirbelkörper, die dem Leben Perspektiven rauben. »Golf und Tennis verboten«, sagen Ärzte. Doch was weit folgenschwerer ist: »Wir raten von einer Schwangerschaft ab.« Ist der Traum von einer glücklichen Familie dahin? Darf ich nie wieder Sport treiben? Mit seiner Mikrolaserbehandlung, entwickelt aus der klassischen Lasertherapie, hat Dr. Reinhard Schneiderhan in seinem Rückenzentrum bereits über 10.000 Problempatienten geholfen.

»Herr Doktor, ich will mich von meinen Schmerzen nicht unterkriegen lassen. Ich bin bereit zu kämpfen und alles Notwendige von meiner Seite aus dafür tun, dass mein Rücken wieder gesund wird. Ich war schon bei einigen Ärzten, die mir viel versprochen haben, aber nichts hat mir geholfen. Ich will nicht ein weiteres Mal in einer Praxis meine Zeit verschwenden.«

Eine klare Ansage von Inge Klepp. Sie ist eine Powerfrau. Die 42-Jährige leitet eine Marketingfirma mit internationalen Aktivitäten, managt ihre eigene Familie mit zwei Kindern und ist leidenschaftliche Golferin. Doch leider musste sie ihr liebstes Hobby aufgeben – wegen der starken Rückenschmerzen. Bereits im Alter von 19 Jahren tritt das schreckliche Stechen im Rücken auf. Ihr Orthopäde diagnostiziert damals ein Wirbelgleiten zwischen dem 4. und 5. Lendenwirbelkörper. Doch Inge Klepp jammert nicht. Stattdessen lenkt sie sich von ihren Schmerzen ab, indem sie mit vollem Geist- und Körpereinsatz ihr betriebswirtschaftliches Studium meistert. Ihre Rückenbeschwerden holen Inge Klepp erst wieder ein, als sie ihren Traummann kennenlernt und mit ihm eine Familie gründen will. Als ihr Orthopäde von ihrem Kinderwunsch hört, rät er ihr ab. »Ihrem eigenen Körper können Sie die Belastungen einer Schwangerschaft nicht zumuten«, meint er. »Vielleicht sollten Sie sich mal Gedanken in Sachen Adoption machen.«

Zum Glück hört Inge Klepp damals nicht auf seinen Rat. Heute ist sie Mutter zweier prächtiger Söhne. »Und von den Schwangerschaften habe ich auch keine größeren Schäden davongetragen«, sagt sie. Dabei halfen ihr speziell von ihrem Physiotherapeuten ausgearbeitete Übungen.

Schwanger ohne Rückenschmerzen

Rückenschmerzen während der Schwangerschaft sind ein häufiges Problem, besonders auch für Frauen, die bereits vor der Schwangerschaft über Rückenbeschwerden klagen. Durch die Gewichtszunahme verschlechtern sich oft die Beschwerden und die veränderte Physiognomie, also der wachsende Bauch, strapaziert die Bänder, die Muskeln und somit nicht zuletzt die Wirbelsäule.

Bei akuten Rückenbeschwerden in der Schwangerschaft können vor allem lokale Wärme und Entlastungsmaßnahmen der Lendenwirbelsäule durch einen Physiotherapeuten für Linderung sorgen. Präventiv sollte auch jede Schwangere mit leichten Kräftigungsübungen die Rückenmuskulatur trainieren. Wichtig ist die individuelle Absprache des Trainings mit Ihrem Arzt.

Was können Sie tun, um nach der Schwangerschaft beschwerdefrei zu werden? Die erste Zeit mit dem Neugeborenen bedeutet eine völlige Umstellung. Schlafmangel und Stress schlagen nicht nur auf die Psyche, oft auch auf den Rücken. Zudem dauert es eine Weile, bis sich das Bindegewebe wieder festigt. Beginnen sollten Sie mit sanften Rückbildungsübungen für die Bauch- und Beckenbodenmuskulatur. Leichte Übungen zur Kräftigung der Rumpfmuskulatur müssen wohldosiert ausgeführt werden. Wenn Sie bereits vor Ihrer Schwangerschaft viel Sport betrieben haben, können Sie das Training schneller wieder steigern. Im Allgemeinen gilt jedoch: Ein intensives Rumpfmuskeltraining ist erst vier Monate nach der Geburt empfehlenswert. Erst dann hat der Körper wieder seine normale Belastbarkeit erlangt.

Entlastende Übungen für junge Mütter

Für die Zeit nach der Schwangerschaft sollten sich junge Mütter bewusst werden, dass der neue Alltag mit Kind nicht nur psychische, sondern auch viel physische Anspannung mit sich bringt, vor allem in den Muskelgruppen, die vorwiegend zum Tragen des Babys beansprucht werden. Zu diesen stark belasteten Körperregionen einer jungen Mutter zählen die Schulter- und Nackenmuskulatur. Die junge Mutter sollte hier so häufig wie möglich dehnen, um Verspannungen zu lösen.

Die seitliche Rumpfmuskulatur verspannt durch das häufige seitliche Tragen des Kindes. Tipp: Tragen Sie Ihr Kind auch mal auf der anderen Hüftseite. Trägt die Mutter ihr Kind vor dem Körper, wird die Rückenmuskulatur stark belastet. Durch eine Stufenlagerung (Bild unten) wird dieser Bereich entlastet. Beim Stillen des Kindes sowie durch tägliche Arbeit wird die Brustmuskulatur in Mitleidenschaft gezogen. Auch hier beugt man Schmerzen durch regelmäßiges Dehnen vor.

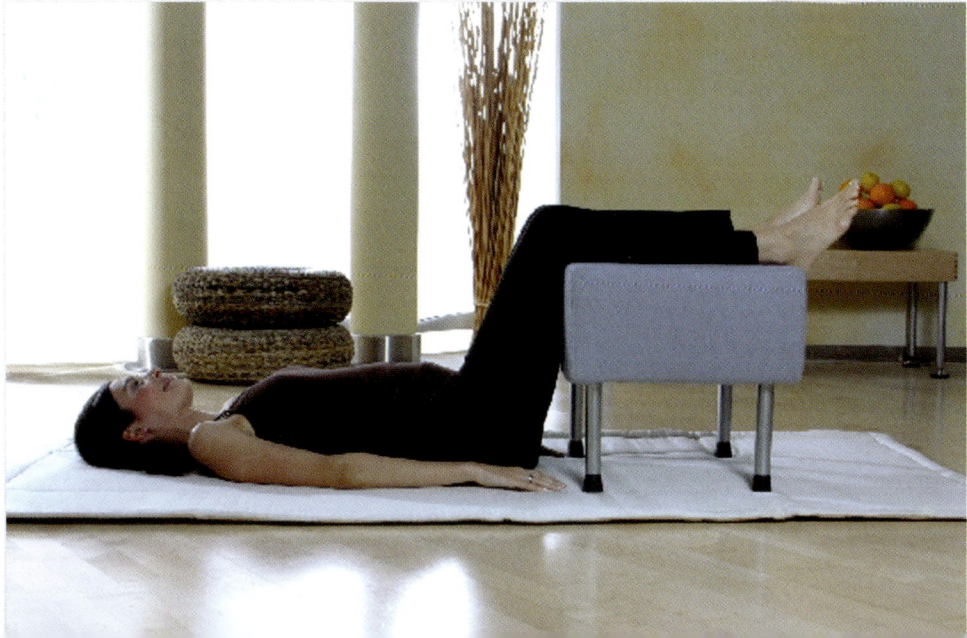

Diese Übungen und Ratschläge haben Inge Klepp zu Beginn ihrer Mutterrolle bestens durch den Alltag gebracht. Und die Managerin belässt es nicht dabei, sie arbeitet weiter aktiv daran, ihr Rückenproblem in den Griff zu bekommen. So probiert die Marketing-Expertin auch die Feldenkrais-Methode aus. Feldenkrais hat Inge Klepps Denk- und Bewegungshorizont erweitert. Damit erzielt sie, ebenso wie mit Ayurveda und FPZ, beachtliche Erfolge der Schmerzlinderung. (Feldenkrais, Ayurveda FPZ – siehe »Sanfte Methoden«).

Feldenkrais, Ayurveda, FPZ – Inge Klepp arbeitet mit diesen Methoden diszipliniert an ihrem Rückenproblem, seit über zehn Jahren. Allein die gewünschte Schmerzfreiheit stellte sich bei ihr nicht ein. Schlimmer allerdings ist für die Powerfrau, dass sie von allen Orthopäden, die sie über die Jahre aufsucht, immer wieder entmutigt wird. »Mit Ihrem Rückenbefund werden Sie immer Beschwerden haben« und »Seien Sie froh, dass Sie nicht im Rollstuhl sitzen« oder »Das einzige, was Ihnen helfen kann, ist eine Operation – eine Versteifungsoperation«.

Untersuchung

Jetzt sitzt Inge Klepp also in meinem Behandlungszimmer: »Ich will mich nicht damit abfinden, dass eine Operation die einzige Lösung ist. Meine Kinder sind gerade in dem Alter, in dem ich sie erstmals mit auf den Golfplatz nehmen könnte. Golfen wäre der ideale Wochenendsport für unsere Familie, gibt es nicht irgendeine Hoffnung, dass ich wieder meinem Hobby nachgehen kann?« Der Grund, warum die Patientin von einer Operation unbedingt absehen möchte, ist einleuchtend. Zwei Freunde aus dem Golfclub hatten sich operieren lassen, beide waren auch nach dem Eingriff alles andere als beschwerdefrei. Täglich müssen sie zudem Schmerzmedikamente und Antirheumatika einnehmen. »Ich will deshalb von einer OP überhaupt nichts hören, Herr Doktor«, beendet Inge Klepp jegliche Diskussion bereits im Vorfeld.

> **MERKE**
> In den meisten Fällen wird unbegründet zu einer Operation geraten. Das geschieht mitunter aus mangelndem Wissen um alternative, beispielsweise minimalinvasive Therapieformen. Durch eine individuell abgestimmte gezielte Schmerztherapie mit diesen modernen Verfahren lassen sich die meisten offenen Operationen an der Wirbelsäule vermeiden.

Die Frage, die dessen ungeachtet im Raum steht, ist: Wie ist der aktuelle gesundheitliche Zustand der 42-Jährigen? Die Patientin klagt über Beschwerden nach längerem Gehen sowie Beschwerden beim Wechseln der Position, wie etwa vom Sitzen zum Stehen oder vom Liegen zum Sitzen. Die Beschwerden beginnen im Rücken und strahlen in das linke Bein aus. Beim Hinsetzen werden die Beschwerden umgehend besser, neurologische Ausfallserscheinungen sind jedoch noch nicht aufgetreten.

Ein genaueres Bild ermöglichen Röntgen- und Kernspintomographieaufnahmen. Sie zeigen, dass bei Inge Klepp ein Wirbelgleiten im Bereich des Wirbels L4 zu L5 nach vorne vorliegt (Typ Meyerding I).

Erklärung Wirbelgleiten

Unter einem Wirbelgleiten versteht man das Verrutschen eines oder mehrerer Wirbel, nachdem sich am Wirbelbogen ein Spalt gebildet hat. In den meisten Fällen gleitet ein Wirbel der unteren Lendenwirbelsäule nach vorne ab. Anlagebedingte Veränderungen können dabei oft eine Rolle spielen. So kann etwa ein nicht vollständiges Zusammenwachsen des Wirbelbogens ein Verrutschen begünstigen. Hierbei wird von einer Spondylolyse gesprochen. Manche Sportarten, wie beispielsweise Leistungsturnen im Kindesalter, können eine solche Veränderung verstärken, sodass es dann zum Wirbelgleiten (Spondylolisthesis) kommt. Im Extremfall kann beispielsweise der unterste Lendenwirbelkörper über das Kreuzbein komplett nach vorne abrutschen. Da sich solch ein Vorgang zumeist schleichend entwickelt, können sich die Nervenstrukturen mitdehnen, sodass es nur sehr selten zu Lähmungserscheinungen kommt und nur in Extremfällen operiert werden muss.

Vor allem im höheren Lebensalter kann ein Wirbelgleiten auch andere Ursachen haben. Relativ häufig ist ein degeneratives, also ein verschleißbedingtes Verrutschen, indem die Bewegungssegmente mit der Bandscheibe nachgeben. Hier reicht meist eine konservative Behandlung aus. Am häufigsten liegen jedoch Übergangsstörungen vor, bei denen beispielsweise

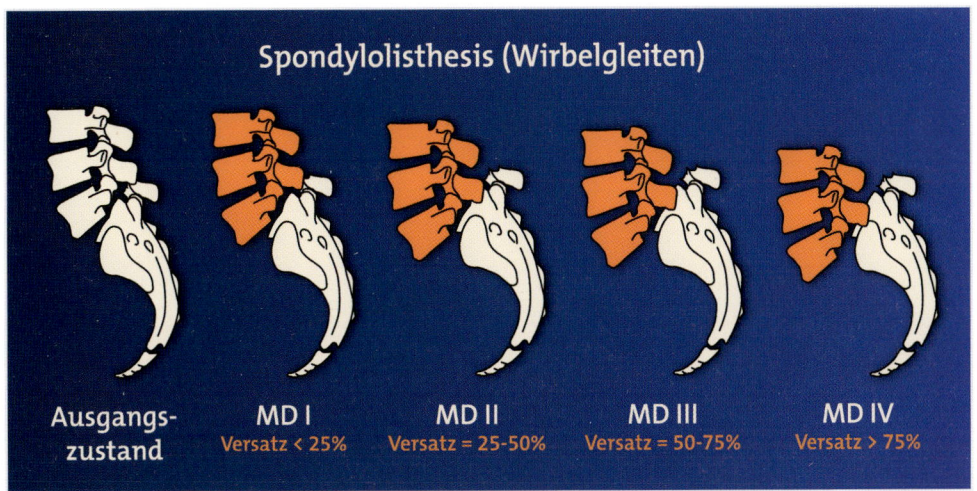

Spondylolisthesis (Wirbelgleiten)

| Ausgangs- zustand | MD I Versatz < 25% | MD II Versatz = 25-50% | MD III Versatz = 50-75% | MD IV Versatz > 75% |

Wirbelgleiten: Aus dem Ausgangszustand (li.) verrutscht der Wirbelkörper.

der unterste Lendenwirbelkörper ganz oder teilweise mit dem Kreuzbein verschmilzt oder seltener der oberste Kreuzbeinwirbel frei als Lendenwirbel auftritt. Eine spezielle Therapie ist hier meist nicht notwendig. Durch die eventuell auftretende Fehlstatik können jedoch hartnäckige Muskelverspannungen auftreten. Diese kann man dann mit Physiotherapie und Wärmeanwendungen behandeln.

Neben der Diagnose Wirbelgleiten zeigt eine Kernspintomographie der Lendenwirbelsäule überdies bei Inge Klepp eine Bandscheibenvorwölbung, ebenfalls im Bereich der Höhe L4 zu L5, sowie zwei weitere degenerativ veränderte Bandscheiben im darüber und darunter gelegenen Segment.

Anatomie Wirbelkörper und Wirbelbögen

Um die Diagnose Wirbelgleiten in Zusammenhang mit einer Bandscheibenvorwölbung zu verstehen, muss man die Anatomie der Wirbelsäule kennen. Für jemanden, der von Rückenschmerzen betroffen ist, sind die Verbindungen der Wirbelkörper und Wirbelbögen von besonderer Bedeutung. Diese Strukturen sind besonders anfällig für Veränderungen. Die Wirbelkörper sind durch Zwischenwirbelscheiben, die Bandscheiben, miteinander verbunden; die Wirbelbögen sind durch Wirbelbogengelenke verbunden. Dazwischen sind Bandzüge unterschiedlicher Länge ausgebildet. Bei diesen Verbindungen sind die Wirbelbogengelenke hauptsächlich für die Bewegungsrichtung ausschlaggebend, während die Bandscheiben vor allem den Bewegungsumfang ausmachen.

Hinsichtlich des Bandapparates sind zunächst das vordere und mehr noch das hintere Längsband zu nennen. Diese erstrecken sich über die gesamte Wirbelsäule an der Vorder- und der Hinterfläche der Wirbelkörper entlang. Von Bedeutung wird das hintere Längsband vor allem, wenn es durch eine Bandscheibenvorwölbung nach hinten gedrängt wird und so die dahinterliegenden Nervenstrukturen irritieren kann. Durch das Band wird dann ausgetretenes Bandscheibengewebe zu den Nervenwurzelaustrittslöchern gelenkt und kann so Druck und Irritation auf die Nervenwurzel ausüben. Ansonsten sind diese Bänder maßgeblich an der Formgebung der Wirbelsäule beteiligt. Auf lateinisch werden sie als Ligamentum longitudinale anterius und posterius bezeichnet.

Von den Bändern, die die Wirbelbögen untereinander verspannen, nehmen die gelben Bänder, zu lateinisch Ligamenta flava, eine Sonderstellung ein. Diese bilden hinter den Nervenwurzelaustrittslöchern die Wirbelkanalwand zwischen den Wirbelbögen und sollten eine übermäßige Vorwärtsneigung der Wirbelsäule hemmen. Sie stehen auch bei aufrechter Körperhaltung unter Spannung. Verdicken sich diese Bänder, kann dies einen Nervenwurzelreiz sowie bei größerer Ausprägung eine Verengung des Spinalkanals verursachen.

Die Spannung der Bänder und der Muskulatur nehmen Einfluss auf die Krümmungen der Wirbelsäule. Wie eingangs erwähnt, ist die Wirbelsäule in der Seitenansicht doppelt-S-förmig gekrümmt, wobei sich die Halswirbelsäule und Lendenwirbelsäule nach vorne durchbiegt. Ausgleichend dazu sind die Brustwirbelsäule und das Kreuzbein nach hinten durchgeschwungen. Durch die Gegenschwingungen steht die Wirbelsäule idealerweise in beiden Ebenen, das heißt in der Front- und in der Seitenansicht im Lot.

Obwohl eine geschwungene Wirbelsäule anders als ein gerader Stab wesentlich energiesparender und elastischer in aufrechter Position zu halten ist, nimmt sie doch im Tagesverlauf bei langem Stehen oder Sitzen an Länge ab, was durch eine ermüdende Muskulatur noch verstärkt wird. Diese Verkürzung kann etwa ein bis zwei Zentimeter betragen.

Das Ausmaß der Beckenneigung ist hierbei auch von Bedeutung und bestimmt den Krümmungsgrad der Wirbelsäule zur Wahrung der aufrechten Körperposition mit. Anders ausgedrückt heißt das, dass sich die Wirbelsäule verformen muss, wenn die Bewegungen der Hüftgelenke, weniger auch der Knie- und Sprunggelenke, nicht harmonisch sind. So können sich Gelenkschmerzen und Schonhaltung auf die Wirbelsäule auswirken und vor allem Muskelverspannungen auslösen. Auch erklärt sich so, warum zu langes Tragen von hohen Absätzen Kreuzschmerzen auslösen kann.

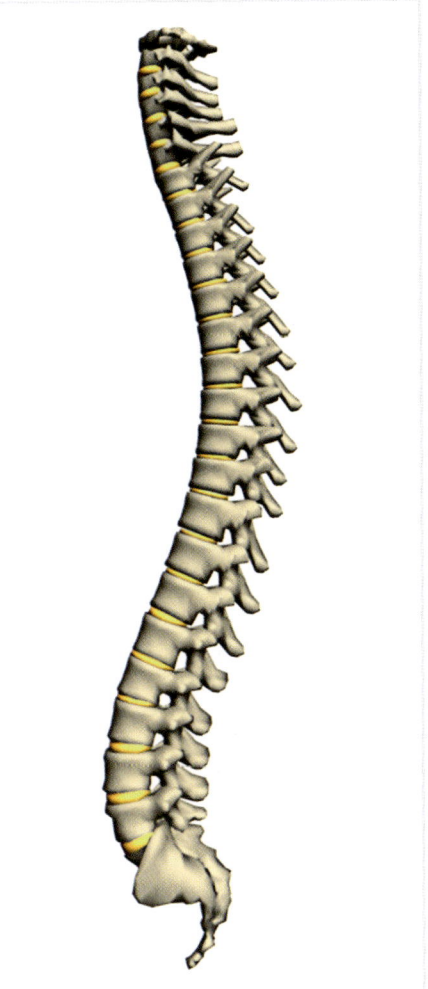

Diagnose

Das Hauptproblem bei Inge Klepp ist offensichtlich die anlagebedingte Verschiebung des 4. Wirbelkörpers gegen den 5. Lendenwirbelkörper nach vorne. Diese Verschiebung nach vorne führt zu einer Einengung der Nervenwurzeldurchtrittsstelle durch den knöchernen Wirbelbogen von hinten. Darüber hinaus besteht bei der Patientin eben auf dieser Höhe auch eine Bandscheibenvorwölbung. Somit liegt ein kombiniertes Kompressionssyndrom der dort verlaufenden Nervenwurzel vor. Jede Positionsänderung beziehungsweise längeres Stehen und Gehen führt zu einer Betonung dieser einengenden Komponente auf den Ischias beziehungsweise die Nervenwurzel L5.

Bei der Patientin gibt es also zwei wesentliche Aufgaben zu lösen: Erstens die Stabilisierung der Wirbelsäule durch aktive muskuläre Stärkung und Verbesserung der Koordination der gesamten rumpfumgreifenden Muskulatur. Und zweitens die Beseitigung der Bandscheibenvorwölbung.

Was ich Inge Klepp allerdings dazu sagen muss: »Es sollte Ihnen klar sein, dass physiotherapeutische Behandlungsmaßnahmen beziehungsweise Rückenkräftigungstherapien bei Ihren speziellen Ausgangsbedingungen nur mit Schmerzen durchführbar sind.«

Doch Inge Klepp wird nicht über die Maßen gequält. Zur Linderung ihrer akuten Beschwerden nehmen wir zuerst eine Behandlung in der Nähe der Nervenwurzel vor – dabei wird eine Injektionsnadel im Bereich der betroffenen Nervenwurzel unter Bildwandlerkontrolle platziert und durch diese Nadel wird ein Schmerzmittel zielgenau injiziert. Wir nennen diese gezielte Injektion auch bildwandlergesteuerte periradikuläre Therapie.

Die Schmerzen haben sich deutlich verringert, wenn auch nur vorübergehend. Um der Patientin längere Beschwerdefreiheit zu garantieren und ihre Bandscheibenvorwölbung zu beseitigen, beschließen wir, bei der Patientin eine Mikrolaserbehandlung der Bandscheibe durchzuführen.

Mikrolaserbehandlung

Die Mikrolaserbehandlung habe ich aus der klassischen Lasertherapie weiterentwickelt. In meiner Praxisklinik konnten wir mit dieser Methode bereits über 10 000 Patienten helfen, und es freut uns zu sehen, dass immer mehr hochspezialisierte Schmerzzentren im In- und Ausland auf unsere Erfahrungen zurückgreifen und meine Methode anwenden. Diese Behandlungsmethode ist ideal für Bandscheibenvorfälle und -vorwölbungen sowie isolierten Bandscheibenschmerz.

Weiter ist die Mikrolasertherapie insofern einzigartig, da sie eine Behandlung auch in besonders engen und schwer zugänglichen Bereichen der Bandscheiben an Hals- und Lendenwirbelsäule ermöglicht, sowie bei bestimmten akuten, nicht verknöcherten Bandscheibenvorfällen eine offene Operation vermeidet.

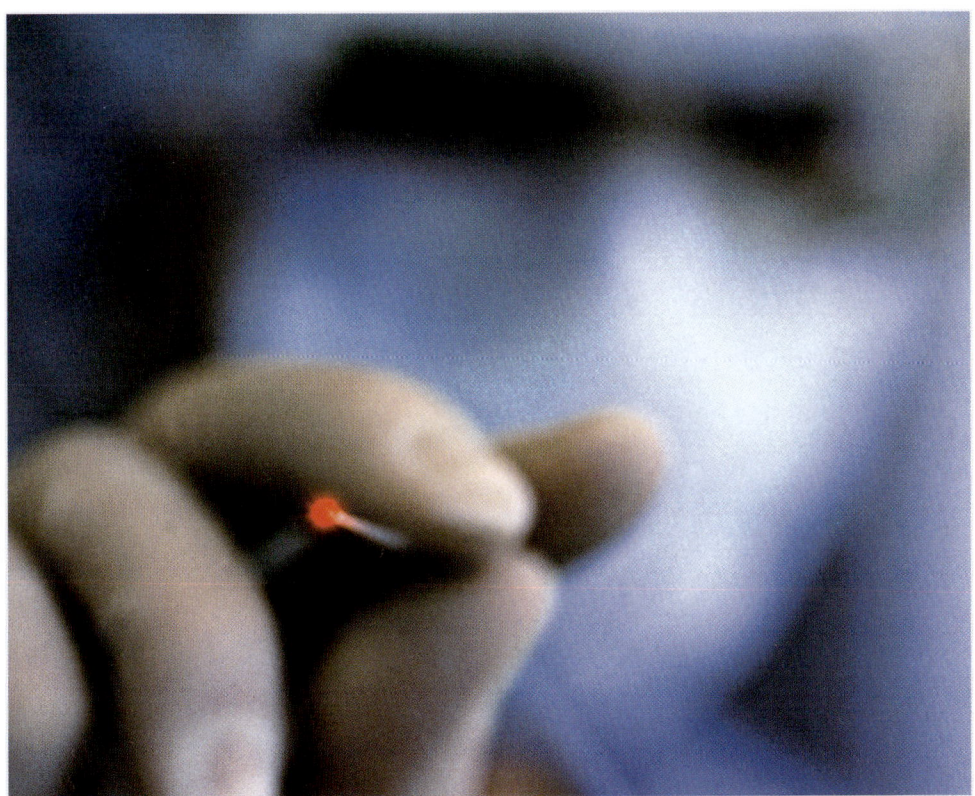

Wie funktioniert diese Methode?

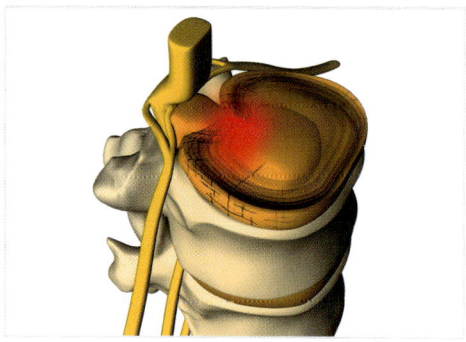

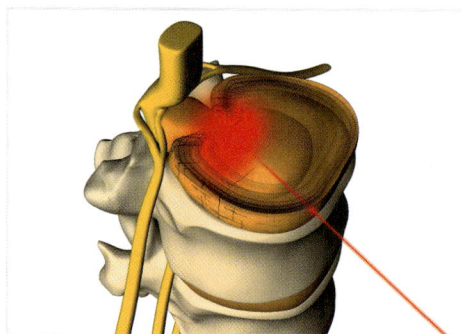

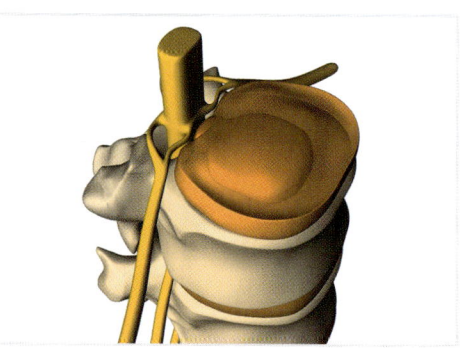

Der Mikrolaser hat gleich vier Effekte:

– Erstens wird Ischiasschmerz beseitigt, indem das Volumen von Bandscheibengallertkern und Bandscheibenring geschrumpft und dadurch die eingeklemmte Nervenwurzel entlastet wird. Dieser Shrinking-Effekt kann auch gut an der Halswirbelsäule zur Beseitigung von Schulter- und Armschmerzen eingesetzt werden.

- Zweitens können mittels des Mikrolasers schmerzsensible Nervenstrukturen ausgeschaltet werden.
- Drittens kommt es durch den Wärmeeffekt des Lasers auch zur Zerstörung von »Schmerzfabriken«, Produktionsstätten der Nervenübertragungsstoffe L-Glutamat, Substanz P, Peptide und Chinine. Somit kann ein Schmerzsignal nicht mehr ans Gehirn weitergeleitet werden. Der chronische Schmerz bildet sich mehr und mehr zurück.
- Viertens können durch die Mikrolaserbehandlung kleinere Bandscheibenrisse behandelt werden, da durch den Laservorgang Kollagengewebe des Faserringes umgewandelt werden kann. Kleinere Einrisse werden wieder verschlossen und die Bandscheibe stabilisiert. So kann ein Absenken des Zwischenwirbelraums und die Gefahr der Ausbildung eines Postnukleotomiesyndromes verhindert werden. Dies kann nach Bandscheibenoperationen durch Verwachsungen und Narbenbildung auftreten.

Diese Methode ist nicht nur äußerst effektiv und hat eine sehr hohe Erfolgsquote, sondern ist auch derart sanft, dass bereits eine Woche nach dem Eingriff leichte körperliche Arbeiten möglich sind. Zwei Wochen danach kann mit einer abgestimmten Physiotherapie begonnen werden. Schwimmen und Radfahren mit aufrechtem Oberkörper ist nach drei Wochen möglich, Joggen bereits nach vier.

Die Mikrolaserbehandlung ist bei Inge Klepp äußerst erfolgreich. Die ausstrahlenden Schmerzen in das linke Bein, die die Patientin zuvor bei gewissen Belastungen und Bewegungen quälten, sind Geschichte. Nach dem Eingriff beginnt die Marketingexpertin mit Krankengymnastik und im Anschluss daran mit einem Rückentrainingsprogramm nach der Münchner Rückentherapie. Ein halbes Jahr lang trainiert sie dort. Die Kombination dieser Therapiemaßnahmen ermöglicht Inge Klepp ein fast beschwerdefreies Leben. »Von wegen Rollstuhl...«, sagt sie. »Ich spiele heute besser Golf als je zuvor. Das Leben macht mir wieder richtig Spaß.«

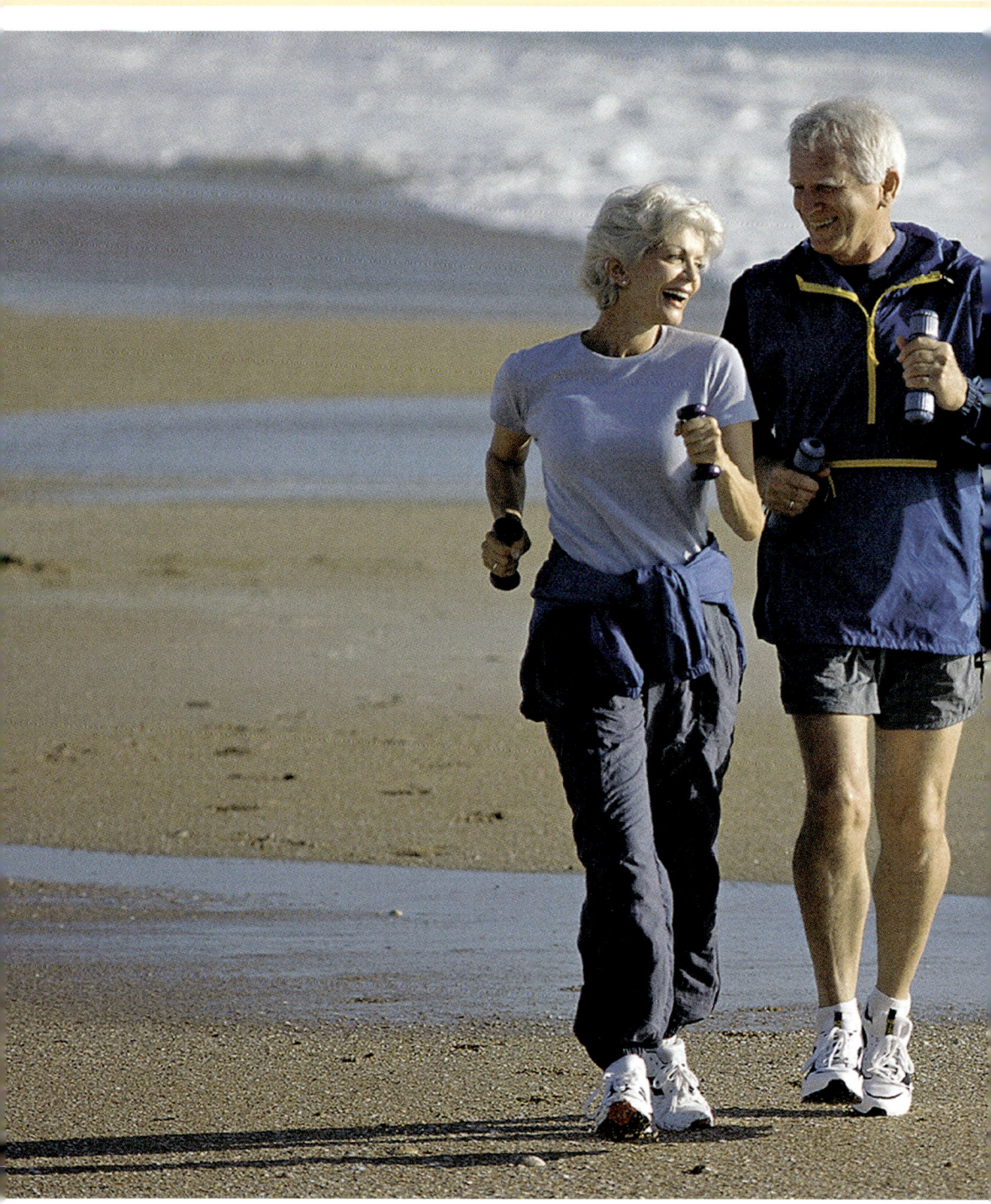

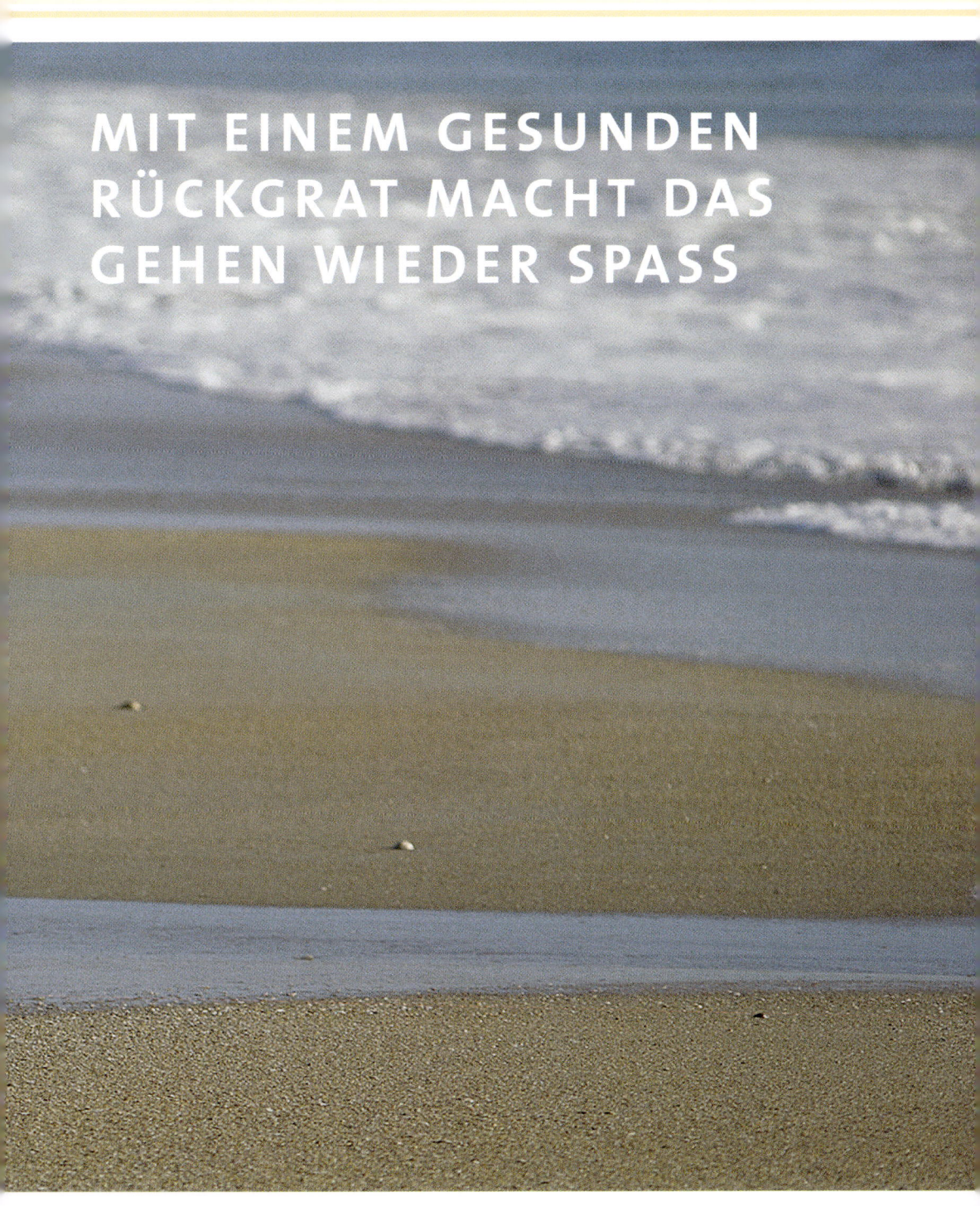

MIT EINEM GESUNDEN RÜCKGRAT MACHT DAS GEHEN WIEDER SPASS

Rechtsanwältin Theresa Toro (64)

Damit das flotte Spazieren auch Vergnügen bereitet, muss die Wirbelsäule intakt sein. Wenn aber z. B. Wirbelkanäle auf Grund degenerativer Abnutzung verengt sind, kann es zum Druck auf Nerven und damit zu Schmerzen in den Beinen kommen. Für die Spanierin Theresa Toro wurde so jeder Schritt zur Qual. Der Orthopäde in ihrer Heimat empfahl ihr schließlich eine Behandlung bei Dr. Schneiderhan. Der konnte ihr helfen – Theresa unternimmt nun täglich wieder ihre geliebten Strandspaziergänge.

Spanien – das steht für Sonne, Strand, gutes Essen und allgemeines Wohlbefinden. Die Spanierin Theresa Toro strahlt fast all dies aus. Die 64-jährige Dame war eine erfolgreiche Rechtsanwältin, seit kurzem ist sie in Rente, hat ihr Stadtappartement gegen ein gemütliches Häuschen am Meer getauscht. Dort will sie ihr Leben genießen, erzählt sie in meiner Sprechstunde.

Ihre Haut ist braun gebrannt von der Sonne, ihre Figur vielleicht wegen des guten spanischen Essens etwas üppig. Doch eines fehlt Theresa Toro für ihr allgemeines Wohlbefinden. Die Anwältin hat den weiten Weg zu mir in die Praxisklinik auf sich genommen, weil sie unter starken, ausstrahlenden, bewegungsabhängigen Schmerzen leidet. »Vor allem nach längerem Gehen ist es besonders schlimm. Gehe ich nur hundert Meter zu Fuß, zieht es schrecklich in mein linkes Bein«, sagt die Dame. »Dabei liebe ich es, barfuß im Sand zu laufen.«

Zeitgleich zu ihren Schmerzen im linken Bein verspürt sie auch ein Prickeln, das in beide Beine zieht. »Dann muss ich mich an der nächsten Bank setzen und eine Pause machen«, so die Señora während der Untersuchung.

»Weite Strecken zurücklegen, etwa bis zum Supermarkt, traue ich mir nicht mehr zu.«

Während das Gehen eine beinahe unüberwindbare Hürde ist, hat die 64-Jährige neue Fortbewegungsmittel für sich entdeckt. »Zum Einkaufen fahre ich mittlerweile nur noch mit dem Rad. Denn erstaunlicherweise kann ich mich auf dem Rad völlig schmerzfrei bewegen.« Auch sitzen oder liegen ist ohne Beschwerden möglich. Die Ärzte in Spanien haben ihre Beschwerden mit Physiotherapie, Medikamenten zum Einnehmen und Injektionen behandelt. Vorübergehend bringt diese Kombitherapie Besserung. Nach zwei bis drei Tagen jedoch sind die Schmerzen wieder da, diese schrecklichen in beide Beine ausstrahlenden Schmerzen. Deshalb hat ihr Orthopäde Theresa Toro jetzt zu einer Entlastungs- und Versteifungsoperation geraten.

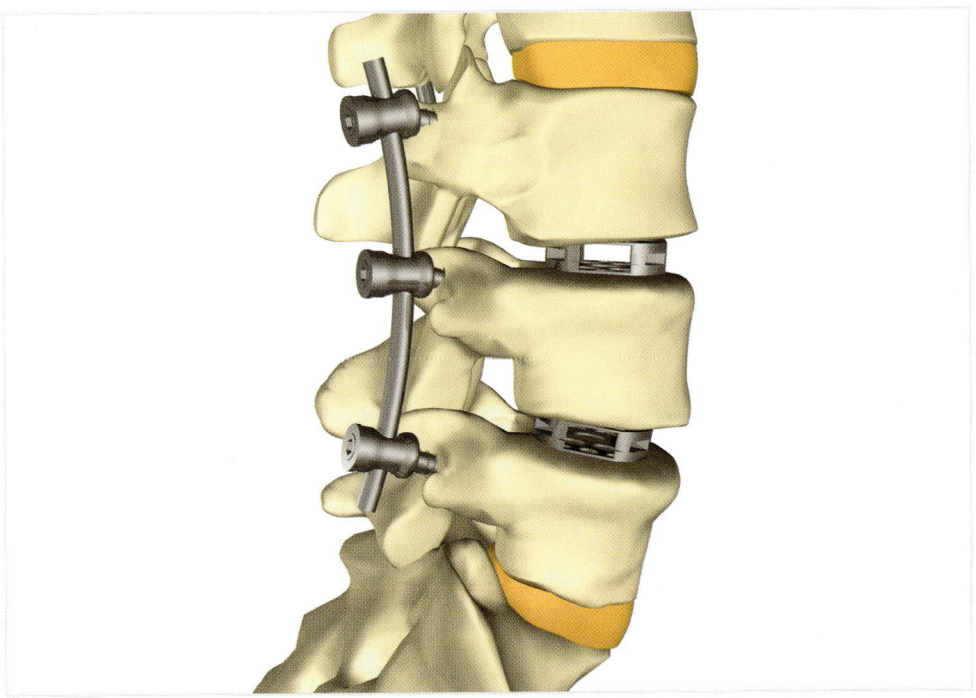

Bei dieser Versteifungsoperation werden die Bandscheiben komplett entfernt und durch ein Implantat ersetzt. Die Wirbel werden zusätzlich durch Metallstäbe und Titanschrauben von hinten stabilisiert.

Versteifungsoperation

Bei einer Versteifungsoperation wird ein etwa zehn Zentimeter langer Hautschnitt am Rücken über der Wirbelsäule angelegt, alternativ an der Körpervorderseite, mitunter auch von beiden Seiten, je nach Ausmaß der geplanten Versteifung. Nachdem der Wirbelkanal freigelegt ist, werden die betroffenen Bandscheiben komplett entfernt und die Wirbel in die richtige Position gezogen, um dann den Bandscheibenraum mit einem Implantat aus Kohlenstoff, Kunststoff, Titan oder körpereigenem Knochen auszufüllen. Damit wird der richtige Abstand zwischen den einzelnen Wirbeln sichergestellt, die nach der Operation miteinander verwachsen beziehungsweise verknöchern. Damit diese Verschmelzung sicher gelingt, fixiert der Chirurg die Wirbel zusätzlich mit Titanschrauben (siehe vorherige Seite).

Kann bei ausgeprägten Wirbelsäulenveränderungen trotz intensiv konservativer und minimalinvasiver Behandlungen keine langfristige Schmerzlinderung erzielt werden, ist eine Versteifungsoperation oft die einzig erfolgversprechende Therapieform. Dabei darf der Patient bereits einen Tag nach der Operation wieder aufstehen. Er sollte jedoch für etwa sechs Wochen ein speziell angepasstes, komfortables Kunststoffkorsett tragen. Der Krankenhausaufenthalt beträgt etwa sieben Tage. Nach drei bis vier Monaten kann mit einer stationären Rehabilitationsbehandlung begonnen werden. Schwerpunkte dabei sind die Kräftigung der Rumpfmuskulatur sowie Haltungs- und Bewegungstraining.

Die Spanierin will sich solch einem operativen Eingriff nicht unterziehen, bevor sie nicht andere Experten zu Rate gezogen hat. Ihr Hausorthopäde verweist sie auf einen Kollegen in Deutschland – unsere Praxisklinik. »Dieser Deutsche hat die Möglichkeit, eine Operation zu vermeiden«, sagt ihr Orthopäde. »Fragen Sie ihn nach einer Implantation eines X-Stop oder einer künstlichen Bandscheibe.«

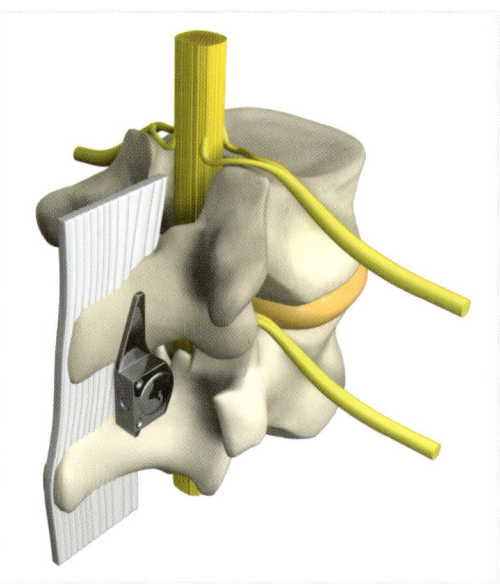

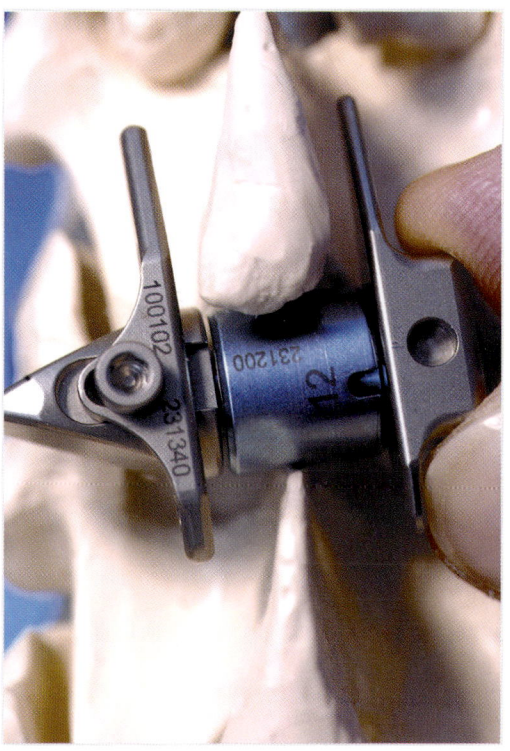

Dank innovativer Technik (rechts) ist das Verfahren kurz und schonend, meist kommt es zu einer raschen Rückbildung der Beschwerden.

ERKLÄRUNG X-Stop

Eine Implantation eines X-Stop ist ein minimalinvasives Operationsverfahren zur Entlastung von Wirbelkanalverengungen im Bereich der Lendenwirbelsäule. Bei der Operation werden zunächst die Dornfortsätze mit einem etwa vier Zentimeter langen Hautschnitt freigelegt. Ohne den Wirbelkanal zu öffnen, wird dann der X-Stop zwischen die Dornfortsätze geklemmt. Dabei bleibt das Band zwischen den beiden Dornfortsätzen erhalten, sodass der X-Stop nicht verrutschen kann.

Zu einer Wirbelkanalverengung kommt es mitunter durch einen Verschleiß und damit verbunden durch die knöcherne Anlagerung an den Zwischenwirbelgelenken, häufig auch durch eine Verdickung der Bänder.

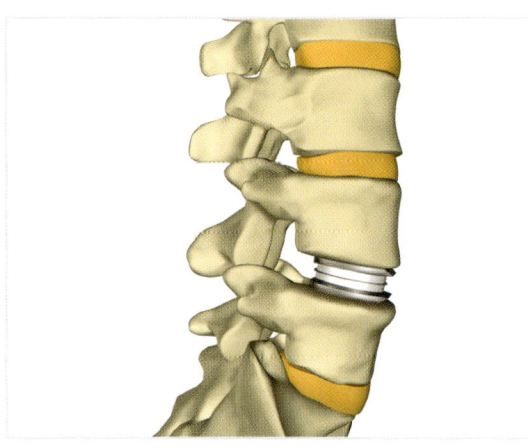

Die künstliche Bandscheibe ist ein zuverlässiges Therapieverfahren bei Patienten, denen mit minimalinvasiven Behandlungen nicht geholfen werden kann. Im Gegensatz zur Versteifungsoperation bleibt die Beweglichkeit der Wirbelsäule im betroffenen Segment erhalten. Die benachbarten Bandscheiben werden von einer übermäßigen Belastung und vorzeitigem Verschleiß verschont.

So entsteht schmerzhafter Druck auf die Nerven im Wirbelkanal, der auch zu heftigem Beinschmerz führt, sodass der Patient oft nur noch wenige Schritte gehen, interessanterweise aber wunderbar Radfahren kann. Der Grund dafür ist die veränderte Position des Oberkörpers. Dadurch, dass sich der Patient auf dem Rad nach vorne beugt, klappen die Wirbelbögen etwas auf, wodurch der Druck im Wirbelkanal nachlässt und damit auch die Schmerzen im Bein. Genau diesen Effekt macht sich ein X-Stop zunutze. Ein X-Stop verhindert die Verengung des Wirbelkanals.

Die künstliche Bandscheibe

Ihr spanischer Orthopäde hat Señora Toro auch das Einsetzen einer künstlichen Bandscheibe vorgeschlagen. Künstliche Bandscheiben kennt die Medizin seit 15 Jahren – doch das Modell von heute ist mit dem damaligen nicht mehr vergleichbar. Die künstliche Bandscheibe ist eine Art Prothese, die dennoch die natürliche Beweglichkeit der Wirbelsäule erhält. Sie besteht heute aus zwei Metallplatten mit einem dazwischen liegenden beweglichen Kunststoffgleitkern.

Die Operation wird im Bereich der Lendenwirbelsäule durch den Bauchraum durchgeführt, im Bereich der Halswirbelsäule wird beim Einsetzen einer künstlichen Bandscheibe ebenfalls von seitlich vorne, ähnlich wie bei einer Schilddrüsenoperation, operiert, über einen kleinen Hautschnitt von etwa drei Zentimeter Länge.

Der Operateur entfernt zuerst komplett die verschlissene Bandscheibe und korrigiert dann die Stellung der Wirbelkörper. Unter Röntgenkontrolle verankert er anschließend die Prothese exakt in der richtigen Position zwischen den Wirbelkörpern. Sie wächst dort in den folgenden Wochen fest mit der Knochensubstanz zusammen.

Eine künstliche Bandscheibe ist ein sehr zuverlässiges Therapieverfahren bei Patienten, denen mit minimalinvasiven Behandlungen nicht geholfen werden kann. Etwa bei chronisch bandscheibenbedingten Schmerzen durch deutlichen Bandscheibenverschleiß (Diskopathie) an Lendenwirbelsäule oder Halswirbelsäule oder gegebenenfalls bei Patienten mit starken Schmerzen nach Bandscheibenoperationen. Geeignet ist dieses Verfahren besonders bei aktiven, jüngeren Patienten unter 55 Jahren. Denn im Gegensatz zur Versteifungsoperation bleibt die Beweglichkeit der Wirbelsäule im betroffenen Segment erhalten. Und gleichzeitig werden die benachbarten Bandscheiben vor einer übermäßigen Belastung und einem vorzeitigen Verschleiß bewahrt.

Welche Therapie jedoch eignet sich am besten für Señora Toro? Zunächst untersuchen wir die Patientin und stellen leichtes Übergewicht sowie erhebliche Muskeldefizite im gesamten Bereich des unteren Rückens fest. Ausfallerscheinungen diagnostiziert unser Neurologe nicht. Mitgebrachte Kernspinaufnahmen zeigen eine fortgeschrittene knöcherne Einengung der Nervenwurzeldurchtrittsstellen im Bereich der unteren Lendenwirbelsäule bei zusätzlich vorliegendem erheblichem Verschleiß der Bandscheiben mit nur geringer Bandscheibenvorwölbung.

Im Rahmen unserer fachübergreifenden Sprechstunde stelle ich die Patientin mit den aktuellsten Befunden unserem Neurochirurgen vor. Eine gezielte Nervenwurzelinfiltration bringt eine vorübergehende völlige Schmerzfreiheit und für uns eine weitere Bestätigung, welche Nervenwurzel durch die Spinalkanalstenose bedrängt wird.

Spinalkanalstenose
Eine Spinalkanalstenose
ist eine Einengung des
Wirbelkanals (Bild rechts).
Bedingt ist diese meist
durch eine massive, ab-
nutzungsbedingte Ver-
größerung der Wirbelge-
lenke (degenerativ be-
dingte Hypertrophie).

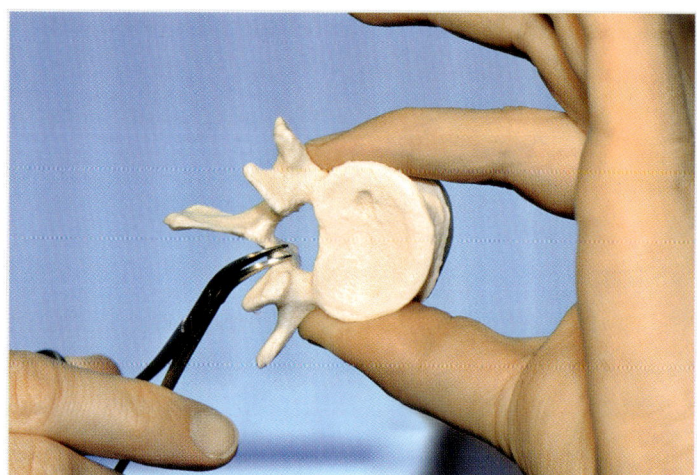

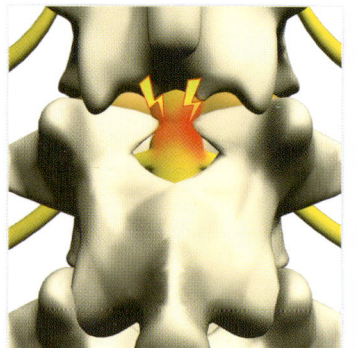
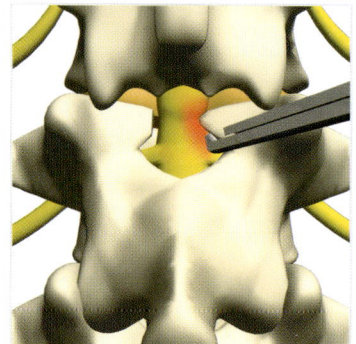
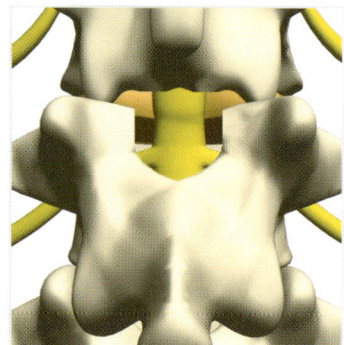

Die verdickten Bänder und Gelenke drücken auf die Nervenwurzel (links). Mit Mikroinstrumenten werden die Verdickungen abgetragen (Mitte). Die Rückenmarksnerven sind wieder frei (rechts).

Je nach Höhe kann die Spinalkanalstenose einzelne Nerven oder das gesamte Rückenmark bedrängen. Dies äußert sich mit chronischen Kreuzschmerzen und einer ausgeprägten Einschränkung der Gehstrecke (die so genannte Claudicatio intermittens spinalis).

Eine solche Verengung wird oft auch als Schaufensterkrankheit der Wirbelsäule bezeichnet, da in einem relativ frühen Stadium die Nervenstrukturen noch gerade so ausreichend Platz haben. Jedoch bei einer anhaltenden Muskelaktivität, beispielsweise längerem Gehen, wird die Verengung symptomatisch. Dies bedeutet, dass Schmerzen auftreten, die die betroffene Person zum Anhalten zwingen. Bekannt ist dieses Phänomen bei Arterienverengungen mit dem klassischen Erscheinungsbild, dass man eine Zwangspause beim Gehen einlegen muss und so tut, als würde man nur müßig ein Schaufenster betrachten. Meistens entstehen Stenosen im höheren Alter. Wenn der Spinalkanal oder die Nervenwurzelaustrittslöcher jedoch anlagebedingt verschmälert sind, kommen sie oft früher zum Tragen.

Neben der Spinalkanalstenose gibt es auch noch die Foramenstenose. Diese Engstellung betrifft die Löcher, aus denen die Nervenwurzeln aus dem Spinalkanal austreten. Verursacht wird diese Foramenstenose beispielsweise durch Wirbelgelenkarthrose, Verdickung der Weichteile wie Bänder oder wenn ein Bandscheibenvorfall in das Foramen (= Loch) hineinragt.

Welche Ursache hat die Spinalkanalstenose bei Theresa Toro? Wir stellen bei der Spanierin eine knöcherne Einengung der Nervenwurzeldurchtrittsstelle fest und entscheiden uns bei der 64-Jährigen für die Implantation des X-Stop. Die Tragfähigkeit der Wirbelsäule bleibt bei ausreichender Entlastung des Wirbelkanals viel besser erhalten.

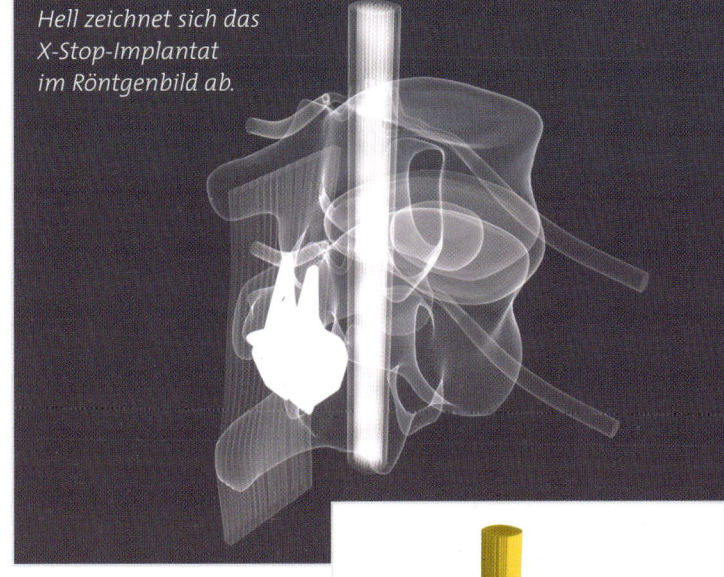

Hell zeichnet sich das X-Stop-Implantat im Röntgenbild ab.

Die Schmerzen und Lähmungen bilden sich aufgrund der sofortigen Entlastung der Rückenmarksnerven schnell zurück.

Von den Beschwerden ist auch die Juristin nach dem Eingriff schlagartig befreit. Obwohl sie noch eingemummt in ein speziell angepasstes Kunst-

stoffkorsett ist, fliegt sie erlöst und glücklich in ihre Heimat. Eine Kontrolluntersuchung nach drei Monaten ergibt eine völlige Beschwerdefreiheit
auch bei längeren Gehstrecken. Gezielte physiotherapeutische Behandlungsmaßnahmen sowie Maßnahmen zur Kräftigung der Rumpfmuskulatur führt sie noch heute durch. Doch die meiste Zeit verbringt Theresa Toro
seit ihrem Besuch in München nicht mehr bei Ärzten oder bei der Nachbehandlung, sondern mit langen Strandspaziergängen und Besuchen – natürlich zu Fuß – bei Freunden.

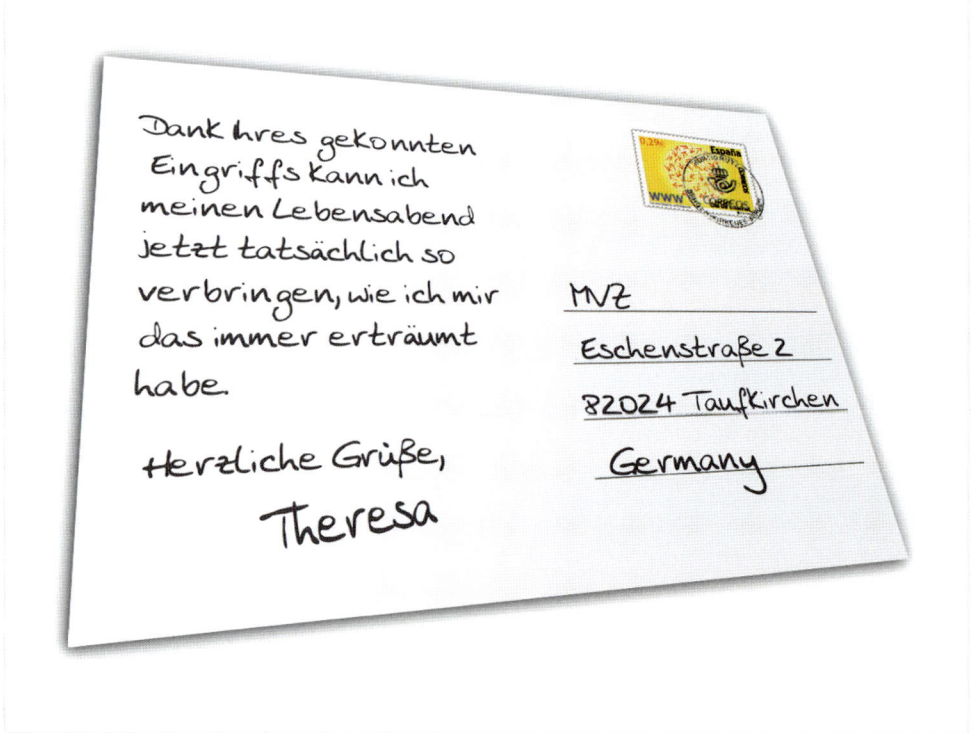

Dank Ihres gekonnten Eingriffs kann ich meinen Lebensabend jetzt tatsächlich so verbringen, wie ich mir das immer erträumt habe.

Herzliche Grüße,
Theresa

MVZ
Eschenstraße 2
82024 Taufkirchen
Germany

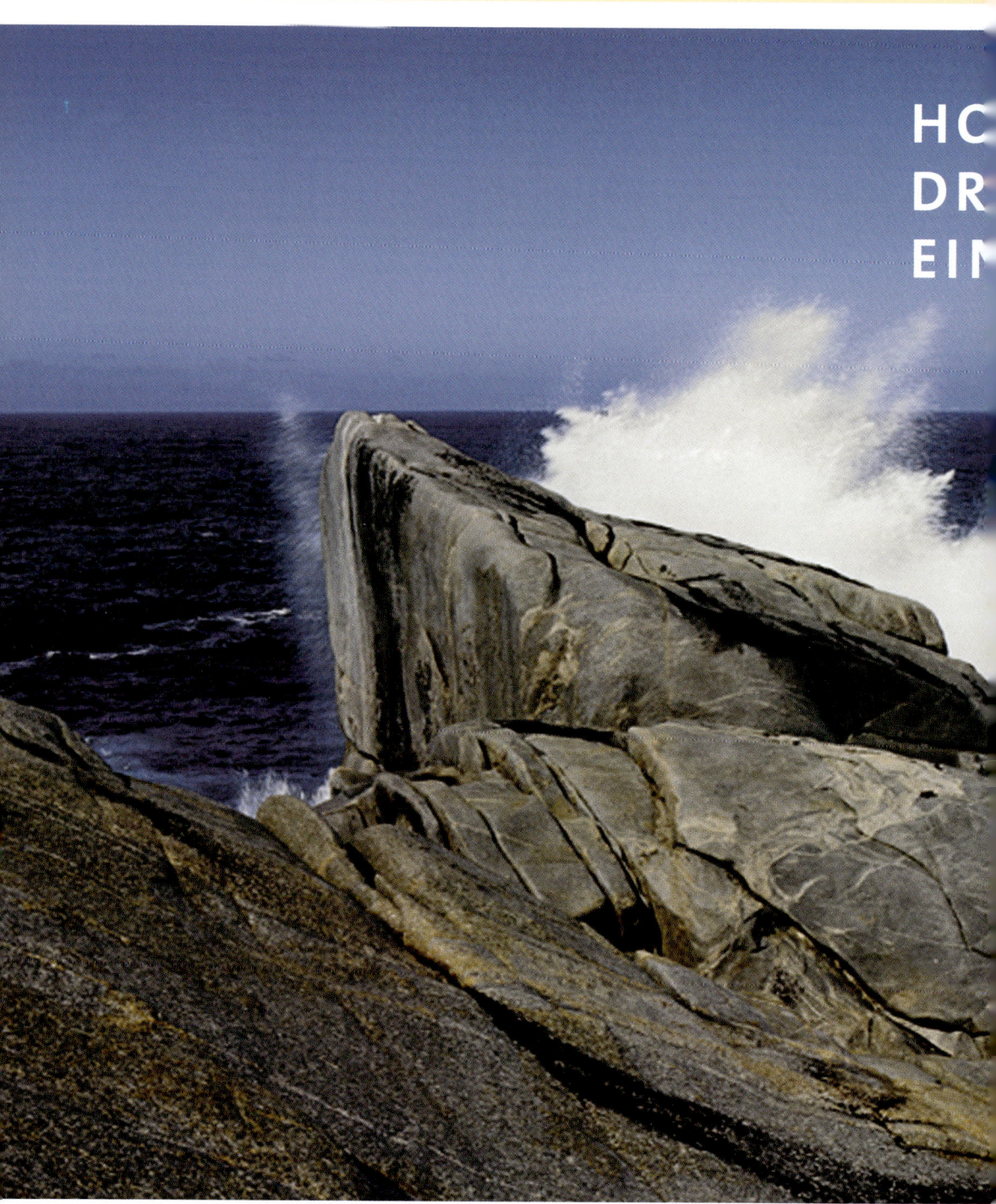

HC
DR
EIN

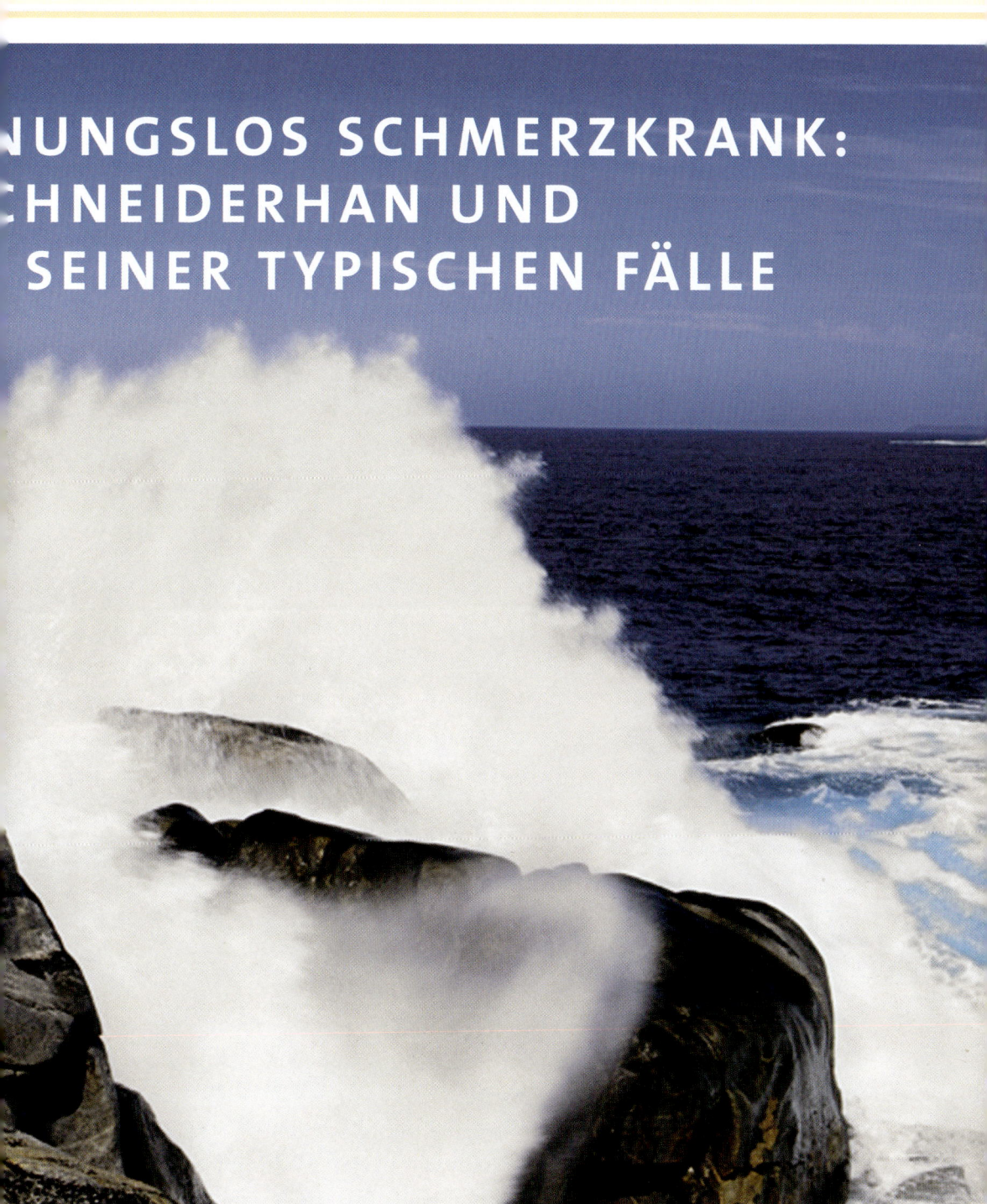

NUNGSLOS SCHMERZKRANK:
CHNEIDERHAN UND
SEINER TYPISCHEN FÄLLE

Versicherungsangestellter Thorsten Frank (52)

»Fast täglich finden scheinbar ›hoffnungslose‹ Patienten nach langer Leidenszeit den Weg zu mir in meine Praxis«, berichtet Dr. Reinhard Schneiderhan, »vergeblich behandelt von mehreren oder gar vielen Ärzten. Unvorstellbar ihr Glück, wenn sie Hilfe finden.« Entscheidend ist freilich oft, dass sich die medizinische Forschung – und damit Diagnose und Behandlungstechnik – in einem enormen Tempo weiter entwickelt. »Heute«, so Dr. Schneiderhan, »stehen Therapieprinzipien zur Verfügung, die noch vor wenigen Jahren undenkbar gewesen wären.«

»Herr Doktor, ich will nur eines von Ihnen. Seien Sie ehrlich zu mir: Können Sie mir helfen? Denn ich will nicht noch mal diese ganze sinnlose Untersuchungs- und Behandlungstortur Ihrer Vorgänger über mich ergehen lassen.«

So wie diese Worte von Thorsten Frank, so sagt es jeden Tag mindestens ein Patient zu mir. Der 52-jährige Krankenversicherungsfachangestellte ist nur einer der vielen, die in meinem Behandlungszimmer sitzen und nicht mehr weiter wissen. Der Fall von Thorsten Frank ist typisch.

Chronisch Schmerzkranke haben oft einen schrecklichen Leidensweg hinter sich. Seit Jahren leben sie nur noch um ihren Schmerz herum, der ihnen jeden Frohsinn raubt und sie regelrecht von innen heraus auffrisst. Das gesamte Denken dieser Menschen dirigiert nur noch die eine Frage: Wer oder was kann mein Leiden endlich lindern?

Von Arzt zu Arzt treibt der Schmerz chronisch Schmerzkranke. Doch die meisten Therapeuten ziehen bei solchen Patienten meist nur die immergleichen Schmerzmittel hervor, deren Namen der Schmerzpatient bereits in schlafloser Nacht herunterbetet und genau weiß: Die haben mir nur wenige Stunden Leidensfreiheit beschert.

Wenn diese schmerzkranken Menschen dann bei mir im Sprechzimmer sitzen, dann sind sie angekommen: Bei ihrer letzten Hoffnung. Hoffnung, die anfangs noch einem Feuer glich. Jetzt glimmt sie nur noch ganz leicht. Im Internet ist Thorsten Frank auf meine Praxisklinik gestoßen. Zum ersten Termin bringt er etwa zehn Kilo Untersuchungsergebnisse mit, drei große Tragetaschen voll. Zehn Kilo erfolglose Behandlung. Zehn Kilo verpuffter Lebensmut. Zehn Kilo unaufhörlicher Schmerz.

Begonnen hat sein Leiden bei der Gartenarbeit. Herr Frank will einen Mandelbaum für seine Frau pflanzen, beim Erdausheben fährt es ihm ins Kreuz. Ein kurzer, stechender Schmerz, der lange anhält.

Zunächst wird der Schmerz im Rücken immer schlimmer. Plötzlich fühlt Thorsten Frank ihn auch in anderen Körperregionen, sein linkes Bein ist pelzig. Sein behandelnder Arzt rät ihm zu einer Bandscheibenoperation in der Höhe L5/S1.

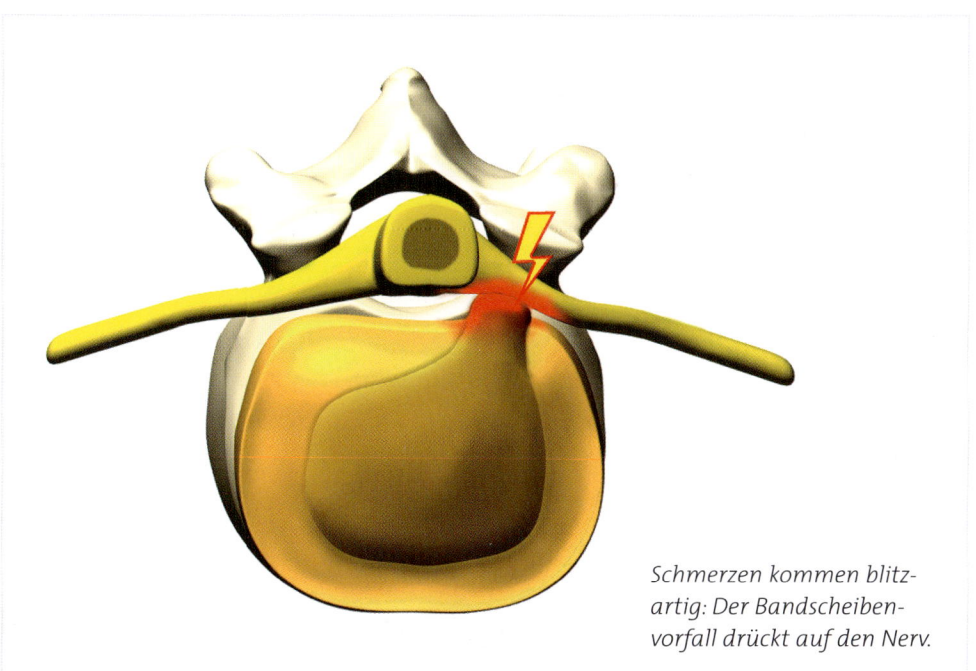

Schmerzen kommen blitz-
artig: Der Bandscheiben-
vorfall drückt auf den Nerv.

Direkt nach der Operation ist die Pelzigkeit im linken Bein weg, jedoch treten bereits vier Tage nach dem Eingriff wieder Schmerzen im Bereich der Lendenwirbelsäule mit ausstrahlenden Schmerzen auf — wieder ins linke Bein. Aufgrund dieser Symptome wird Herr Frank erneut in den Kernspintomographen geschoben. Die Aufnahme ergibt einen Bluterguss im Bereich der operierten Bandscheibe. Das Gesicht des Chirurgen sei etwas peinlich berührt gewesen, meint Herr Frank, als er ihm eröffnet, dass eine neuerliche Operation notwendig ist. Dieses Mal wird eine Überlaufdrainage angelegt, sodass Blutergussbildungen nach außen ablaufen können.

Die zweite Operation scheint geglückt zu sein. So jedenfalls denkt der Versicherungsangestellte kurz danach. Er verlässt das Krankenhaus schmerzfrei und geht vier Wochen in den Schwarzwald auf Kur. Nach zwei Wochen das böse Erwachen: Der Rückenschmerz ist wieder da, mit Ausstrahlung und stärker denn je.

Der Zustand des 52-Jährigen stabilisiert sich auf niedrigem Niveau: Die Schmerzen werden nicht schlimmer – aber auch nicht weniger. Ganz nach Termin verlässt er die Rehaklinik mit dem Plan, umgehend wieder seinen Job in der Versicherung anzutreten.

Nach der Arbeit setzt er mehrmals die Woche seine ambulante Behandlung beim Physiotherapeuten fort.

Doch trotz der Gewissenhaftigkeit von Thorsten Frank verzeichnet er kaum Erfolge. Die Beschwerdesymptomatik bessert sich nicht nachhaltig. Das einzige, das täglich Linderung schafft, sind starke Schmerzmittel.

Medikamente bei starken Schmerzen

Zu den wirksamsten Mitteln gegen starke Schmerzen zählen Opioide und Opiate, darunter auch moderne Morphium-Präparate. Sie beeinflussen die Schmerzunterdrückung in Gehirn und Rückenmark, wirken also nicht im betroffenen Körperteil oder Organ. Der Grund: Hinter dem Begriff Opioide verbergen sich höchst wirksame Substanzen, die körpereigene Mechanismen nachahmen: Zum Schutz vor unerträglichen Schmerzen bildet der Körper kurzfristig selbst Opioide, sogenannte Endorphine. Sie sorgen dafür, dass Schmerzreize aus dem peripheren Nervensystem im zentralen Nervensystem nur mit geringerer Empfindlichkeit oder gar nicht wahrgenommen werden.

Bei Opiaten unterscheidet man schwache und starke sowie kurz und lang wirksame Stoffe. Zur Behandlung von chronischen Schmerzen sind im Allgemeinen nur Medikamente mit längerer Wirkdauer geeignet. Diese Retard-Präparate sind chemisch so gebaut, dass sie sich nur sehr langsam in Magen und Darm auflösen und ihre Wirkstoffe so verzögert über einen längeren Zeitraum freisetzen. Der Vorteil: Durch die Medikamenteneinnahme wird man nicht in der für die Erholung so wichtigen Nachtruhe gestört, der Patient kann seinen Tagesablauf relativ unabhängig gestalten und wird nicht ständig an die Erkrankung erinnert.

Bei Tabletten mit kürzerer Wirkdauer dagegen muss die Einnahme strikt nach der Uhr erfolgen. Nur so ist die Voraussetzung für eine dauerhafte Schmerzfreiheit bei chronischen Schmerzzuständen gewährleistet, nur so ist ein gleichmäßig hoher Wirkstoffspiegel gesichert, und nur so wird ein erneutes Auftreten von Schmerzen verhindert.

Machen Opiate süchtig? Anders als in verschiedenen Nachbarländern werden opioidhaltige Präparate in Deutschland bisher wegen der vermeintlichen Suchtgefahr bei Dauerbehandlung nur sehr zögerlich und nur bei schweren Schmerzen verschrieben. Doch bei richtiger Anwendung und individuell angepasster Dosierung besteht kein Suchtrisiko. Zu beachten etwa ist, dass die Dosis eines Opiats nur langsam reduziert wird – man spricht vom Ausschleichen. Dagegen kann plötzliches Absetzen zu Reaktionen wie Schwitzen oder Schwindel führen.

Welche Nebenwirkungen haben Opiate? Organe werden durch Opiate nicht geschädigt. Dafür kann es in seltenen Fällen zu Übelkeit, Erbrechen und Müdigkeit kommen. Diese typischen Nebenwirkungen klingen jedoch meist nach etwa zwei Wochen wieder ab. Hartnäckiger sind dagegen oft

Verstopfungen, die jedoch bei einer Ernährungsumstellung mit ballaststoffreicher Kost sowie ausreichender Bewegung gut in den Griff zu bekommen sind. Das Vorurteil, Opiate würden die Atmung beeinträchtigen und high sowie euphorisch machen, ist nicht haltbar, wenn man die Geschwindigkeit berücksichtigt, mit der sie in den Kreislauf gelangen. Wird ein Opiat oral, also als Tablette aufgenommen, treten solche Nebenwirkungen nicht auf.

Vorsicht dagegen ist bei Injektionen geboten. Und: Die Sorge, dass Opiate mit der Zeit unwirksam werden, ist unbegründet. Opiate können auch über längere Zeit eingenommen werden, ohne dass sie an Wirkung verlieren.

Tabletten haben oft unerwünschte Nebenwirkungen auf Magen oder Darm. Bestimmte Wirkstoffe sind deshalb als Tropfen besser verträglich. Allerdings müssen bei Tropfen Einnahmezeit und -menge exakt stimmen, um wellenförmig wiederkehrende Schmerzen zu vermeiden.

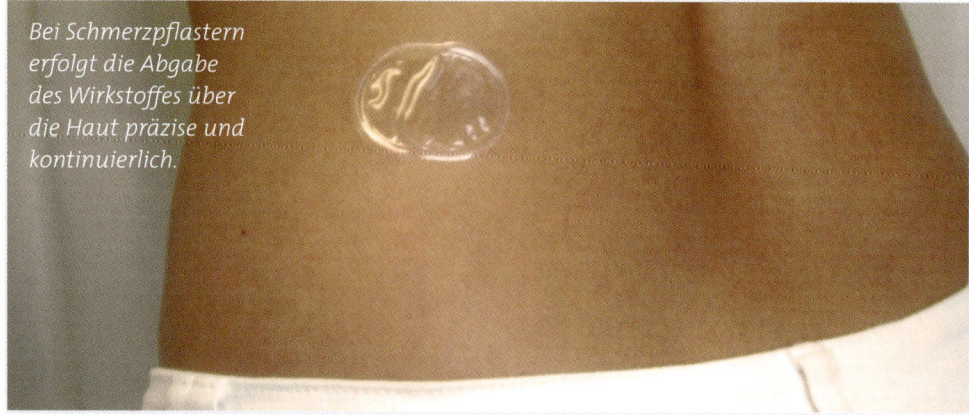

Bei Schmerzpflastern erfolgt die Abgabe des Wirkstoffes über die Haut präzise und kontinuierlich.

Schmerzpflaster

Eine echte Alternative zu Tabletten sind Schmerzpflaster (transdermale Therapie). Der Patient muss nicht ständig an die Einnahme denken, sondern nur alle drei Tage das Pflaster wechseln. Die Abgabe des Wirkstoffes über die Haut erfolgt präzise, kontinuierlich und regelmäßig. Nachteil der herkömmlichen Reservoirpflaster ist, dass sie sich beim Ausziehen oder

Duschen ablösen können. Besser halten die neuen Matrixpflaster, bei denen der Wirkstoff in die Klebeschicht eingebettet ist. Dadurch wird das Pflaster nicht nur dünner und unauffälliger, sondern auch hautfreundlicher. Vorsicht ist nur bei verstärkter Hitzeeinwirkung, etwa in der Sauna oder beim Sonnen geboten, da Wärme zu einem schnelleren Wirkstofffluss durch die Haut führt.

Auch Antidepressiva werden als Schmerzmittel eingesetzt. Viele Menschen halten von »Psycho-Pillen« nichts, jedoch ist hier anzumerken, dass Antidepressiva nicht nur stimmungsaufhellend wirken.

Antidepressiva verfügen über ein eigenes Schmerz unterdrückendes Wirkprinzip. Sie verändern die Schmerz wahrnehmung sowohl im Rückenmark als auch im Gehirn. Da sich eine erfolgreiche Schmerztherapie meist nicht nur auf den direkten Ort der Ursache beschränken, sondern auch das zentrale Nervensystem und das Gehirn mit einbeziehen soll, haben sich Antidepressiva bei chronischen Schmerzpatienten bewährt.

Nichtsteroidale Antirheumatika

Zu den am meisten verschriebenen Medikamenten bei mittelstarken Schmerzen des Bewegungsapparates gehören die nichtsteroidalen Antirheumatika (NSAR) wie zum Beispiel Diclofenac, Ibuprofen oder die neuen COX-2-Hemmer.

NSAR sind Allround-Talente, die nicht nur schmerzlindernd, sondern auch entzündungshemmend und abschwellend wirken. Bei Überdosierung jedoch können sie die Nieren oder die Magenschleimhaut schädigen, Übelkeit und Magenschmerzen oder sogar Magengeschwüre verursachen. Am verträglichsten unter den NSAR sind die neuen COX-2-Hemmer. Magenempfindliche Patienten

MERKE
Moderne Schmerzpflaster haben den Vorteil, dass die Wirkstoffabgabe über die Haut präzise und kontinuierlich erfolgt. Der Patient muss nicht ständig an die Einnahme denken.

MERKE
Eine erfolgreiche Schmerztherapie erfordert grundsätzlich eine exakte Ermittlung der Schmerzursache. Solange diese nicht gefunden ist, kann es keine gezielte Therapie geben. Schmerz ausschließlich mit Medikamenten zu behandeln, kann nur eine kurzfristige Lösung sein.

sollten vornehmlich mit Medikamenten wie Paracetamol (nur bedenklich bei Leberkranken) oder Metamizol (löst sehr selten eine Störung der Blutbildung im Knochenmark aus) behandelt werden.

Ein Grundsatz gilt für alle Medikamente: Medikamentöse Schmerztherapie sollte nur in Kombination mit weiteren Behandlungsmaßnahmen erfolgen, die auch an der Schmerzursache ansetzen. Ebenso sollte einer medikamentösen Schmerztherapie immer eine umfangreiche und gezielte Diagnostik zur Erkennung der eigentlichen Schmerzursache vorausgehen.

Zurück zu Thorsten Franks Leidensgeschichte. Seine Ärztetour geht weiter. Zunächst bei einem Neurologen. Dessen Diagnose: Vorliegen einer Nervenwurzelreizung L5 und S1. Der Patient wird mit Spritzen behandelt, außerdem mit neurotropen Substanzen in Tablettenform, wie zum Beispiel Keltican N. Keine wesentliche Besserung. Der Neurologe weist den Schwaben wieder in die Klinik ein, dieses Mal in eine Spezialklinik eines Experten im Südwesten Deutschlands.

»Als ich dort eintraf, war ich durch mein andauerndes Leiden bereits so mürbe, dass ich zu allem ›Ja und Amen‹ gesagt hätte«, erinnert sich Thorsten Frank. Und so lässt er geduldig die Untersuchungen durch den Ambulanzarzt und eine Vorstellung der Röntgenbilder beim Oberarzt der Klinik über sich ergehen. Nach einer etwas gründlicheren Untersuchung verlangt er nicht – »dazu hatte ich keinen Nerv«. Keinen Nerv und wohl eher auch keine Kraft mehr hat er auch, als ihm von den zwei Ärzten der Wirbelsäulenklinik prognostiziert wird: »Ohne eine Versteifungsoperation werden Sie Ihre Beschwerden nie los«. Der Leidensdruck des Patienten ist mittlerweile so groß, dass er einwilligt. Im Dezember 2001 erfolgt eine Versteifungsoperation von vorne und von hinten – mit zusätzlicher Stabilisierung durch Titanplatzhalter im Bereich L4/L5 sowie im Bereich L5/S1.

Thorsten Franks Nachbehandlung nach der Versteifungsoperation gestaltet sich ähnlich wie bei den vorherigen Therapien, nur sind die Beschwerden keinesfalls weniger. Plötzlich leidet der Versicherungsangestellte auch noch unter lokalen Schmerzen im Bereich des Rückens, unter einer

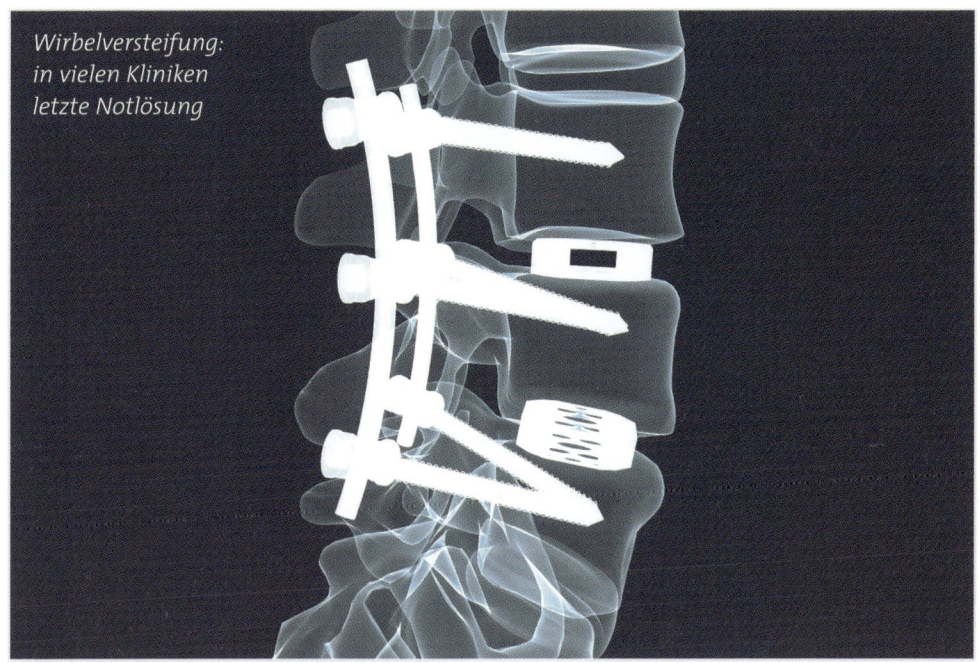

*Wirbelversteifung:
in vielen Kliniken
letzte Notlösung*

Fußhebeschwäche auf der linken Seite sowie unterschiedlichen Regionen am linken Bein und Fuß, die pelzig wurden. Als er bei einem weiteren Arzt diese neuen Beschwerden aufzählt, behandelt dieser ihn mit einer speziellen Einlagenversorgung und verschreibt ihm – nachdem starke Schmerzmittel nur vorübergehend Besserung erzielen – ein Schmerzpflaster. Doch auch diese leicht geänderte Therapie hilft dem 52-jährigen Angestellten nicht. Von Schmerztag zu Schmerztag sinken seine Kräfte und sein Wille zu kämpfen – bis er im Internet Informationen über meine Praxisklinik findet. Ein letzter Funke Hoffnung flammt bei dem chronischen Schmerzpatienten auf. Also packt er seine gesamten Behandlungsdokumentationen zusammen und macht sich auf den Weg.

Im Sommer 2002 stellt sich Thorsten Frank also in meiner Praxisklinik vor. Ich höre mir die lange Leidensgeschichte des Patienten im Detail an, lege seine Röntgenbilder und bisherigen Befunde jedoch zur Seite. Ich will mir ein ganz eigenes Bild von dem Patienten machen, eine umfangreiche Schmerzanamnese.

Schmerzanamnese und Schmerzfragebogen

Bei einer Schmerzanamnese stellt der Arzt in einer Art kriminalistischer Spurensuche gezielte Fragen zur Entwicklung der Beschwerden. So kann er – vor allem bei akuten Schmerzen – die wahrscheinlichste Ursache herausfiltern und eine vorläufige Diagnose erstellen. Mit Hilfe der Schmerzanamnese bleiben dem Patienten richtungslose Untersuchungen erspart. Da eine Schmerzanamnese sehr zeitaufwendig sein kann, wird der Patient häufig aus Gründen der Dokumentationspflicht gebeten, einen Schmerzfragebogen auszufüllen. Auch in meiner Praxisklinik wird ein spezieller Schmerzfragebogen eingesetzt. Dabei ist mir wichtig, dass beim Durcharbeiten eine gegenseitige Fragesituation entsteht, so dass der Patient angeregt wird, sich und seinem Arzt neue Fragen zu stellen.

> **MERKE**
> Schmerzempfinden unterscheidet sich sehr stark von Mensch zu Mensch. Psychische und soziale Faktoren spielen hier eine große Rolle.

Gegenstand eines Schmerzfragebogens sind Fragen wie: Wann haben die Schmerzen begonnen? Wo traten sie auf? Wie häufig treten sie derzeit auf? Leiden Sie dann eher morgens oder abends? Wie stark sind die Schmerzen? Welcher Art sind sie? Wie lange treten sie auf? Was verstärkt und was lindert die Schmerzen? Strahlen sie auf andere Körperregionen aus? Sind die Schmerzen von Empfindungsstörungen begleitet?

Obwohl diese Fragen standardisiert sind, ist es nicht möglich, die Intensität der Schmerzen objektiv zu beurteilen, da das Schmerzempfinden von Mensch zu Mensch stark schwankt und durch die Psyche und andere Faktoren beeinflusst wird. Deshalb sind für den Arzt auch Antworten auf Fragen zum beruflichen, sozialen und seelischen Befinden wichtig.

Eine letzte Möglichkeit, die subjektiv empfundene Schmerzstärke einzuordnen zu können, bietet die visuelle Analogskala (VAS). Dabei lässt der Arzt den Patienten auf einer Linie von links (kein Schmerz) bis rechts (stärkster Schmerz) mit einem Schieber einschätzen, wie stark der momentane Schmerz ist. Diese Einschätzung gibt dem Arzt wichtige Infos für die Dosierung der Schmerzmittel und im weiteren Behandlungsverlauf über ihre Wirksamkeit.

Die Subjektivität der Schmerzempfindung lässt sich gut anhand von Herrn Frank erklären: Auf die Frage etwa, was für ihn bislang im gesamten Krankheitsverlauf das Schlimmste gewesen wäre, teilt er ohne eine Sekunde zu zögern mit: der ambulante Entzug. Gemeint ist die ambulante Entzugsbehandlung nach dem Absetzen zahlreicher morphiumhaltiger Präparate, die der Patient in unterschiedlicher Darreichungsform eingenommen hatte.

Um die Schmerzursache herauszufinden, ist für den Arzt bei der Anamnese auch die genaue Beschreibung des Schmerzes wichtig. Diese exakte Analyse der Schmerztypen ergab bei Herrn Frank für den lokalen Rückenschmerz ein pseudoradikuläres Schmerzsyndrom. Pseudoradikulär, da die Schmerzen durch Nervenreizungen bedingt sind, ohne dass mechanische Ursachen zugrunde liegen. Die Schmerzen sind auf den Bereich um die Lendenwirbelsäule begrenzt und strahlen nur ins Gesäß oder den oberen Oberschenkel aus. Von radikulären Schmerzen spricht man hingegen, wenn die Nervenwurzel mechanisch komprimiert wird. Verantwortlich für den pseudoradikulären Schmerz waren ausgeprägte Gelenkreizungen in den benachbarten Gelenken des Abschnittes, der bereits versteift worden war. Solche Veränderungen treten dann bei jüngeren Patienten auf, wenn Versteifungen von unterschiedlichen Wirbelsegmenten durchgeführt wurden. Dadurch müssen die benachbarten Segmente ein erhebliches Mehr an Bewegungsarbeit leisten. Folglich bauen die dazugehörigen Wirbelgelenke frühzeitig ab. Meist treten diese Beschwerden jedoch bei etwas älteren Menschen als Gelenkverschleißbeschwerden auf.

> **MERKE**
> *Eine Schmerzanalyse umfasst neben einer Festlegung der genauen Schmerzintensität auch eine exakte Erfassung der sozialen und seelischen Verfassung des Patienten.*

Diesen Schmerz kann ich bei Thorsten Frank als nozizeptiven (wahrgenommenen) Schmerz bewerten. Den ausstrahlenden, in das Bein ziehenden Schmerz kann ich als neuropathischen (nervenbedingten) Schmerz einstufen. Die dritte qualitative Schmerzkomponente hat mir der Patient während der Befragung bereits geschildert: Beim Eintritt in sein Arbeitszimmer und beim Betrachten des Arbeitsplatzes würde er eine Verstärkung der Beschwerden im Bereich des Rückens und eine deutliche Zunahme der Verspannung feststellen. Dies lässt auf einen respondenten Schmerz schließen.

Von respondentem Schmerz sprechen wir Ärzte, wenn mit einem neutralen Reiz (im Fall von Herrn Frank das Betrachten seines Arbeitsplatzes) eine Schmerzerinnerung verbunden ist (das schmerzhafte Sitzen am Schreibtisch). Es genügt also im Fall des Krankenversicherungsangestellten, dass er seinen Arbeitsplatz lediglich vor sich sieht, um die Schmerzen, die ein Niedersetzen an seinem Schreibtisch verursachen würde, zu spüren. Diese Reaktionsketten nennen wir respond.

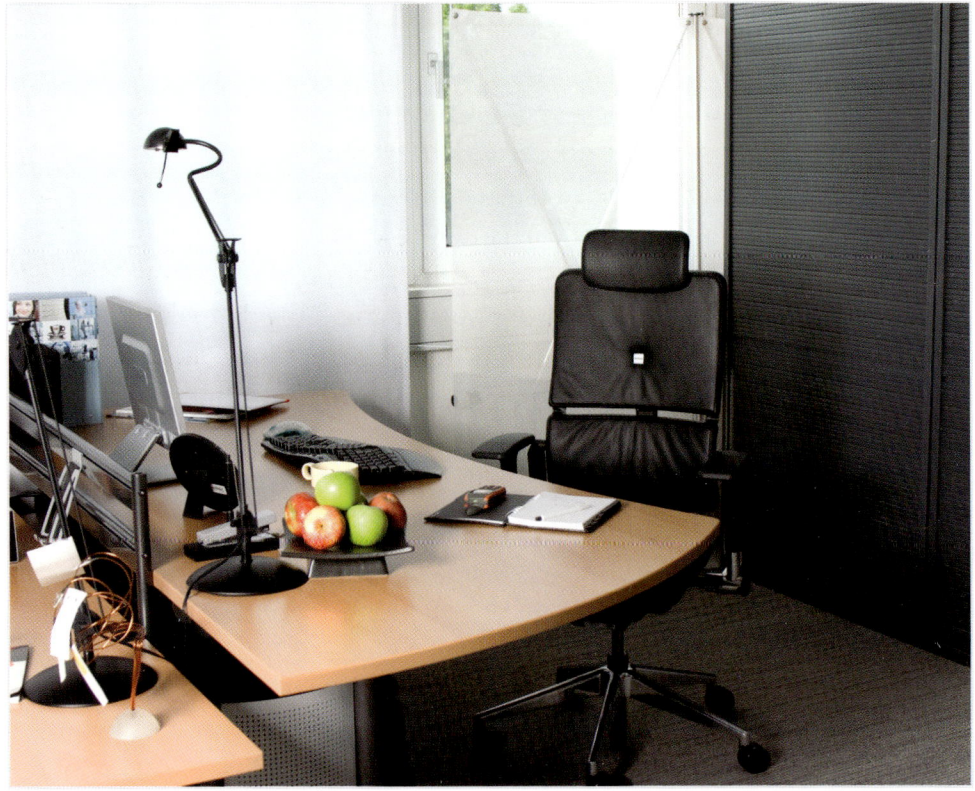

Häufig löst allein der Anblick des Arbeitsplatzes Schmerzempfindungen aus.

Somit ist klar: Thorsten Frank hat nicht nur schwer an seinen Röntgenbildern zu tragen, sondern auch an seinen drei Schmerzqualitäten, dem nozizeptiven, neuropathischen und respondenten Schmerz. Erschwerend kommt hinzu, dass der Patient bereits ein ausgeprägtes Schmerzgedächtnis aufgebaut hat.

Durch die genaue Schmerzanamnese, die Differenzierung der Schmerztypen und die zusätzliche Auswertung eines Einzel-Chronifizierungsfragebogens kann ich feststellen, dass es sich bei dem Patienten um eine Chronifizierung Grad III handelt.

Neben den Schmerztypen und dem bereits erwähnten ausgeprägten Chronifizierungsgrad ergibt das gemeinsame Ausfüllen des Schmerzfragebogens der DGS eine geringe Depressivität, sodass wir zunächst auf eine Vorstellung beim Neurologen und Psychotherapeuten verzichten.

Nach dem sehr ausführlichen Eingangsgespräch untersuche ich Thorsten Frank. Dabei zeigen sich eine erheblich schmerzhaft eingeschränkte Beweglichkeit der gesamten Wirbelsäule, Schonhaltungen sowie Muskelrückbildungen. Bei der Betastung stoße ich auf Muskelverspannungen im unteren Bereich der Lendenwirbelsäule sowie extreme Berührungsempfindlichkeiten im Bereich der Triggerpunkte der Muskulatur, über den Wirbelgelenken und den Bandansätzen. Des Weiteren stelle ich bei Herrn Frank eine deutliche motorische Schwäche im Bereich des linken Beines mit unterschiedlichen Ausfällen und Abschwächungen fest.

Die Auswertung der klinischen Untersuchung des Patienten ergibt den dringenden Verdacht auf Vorliegen eines Wurzelreizsyndroms mit Wurzelteilschaden der Nervenwurzel S1 links sowie eine ausgeprägte Wurzelreizung L5 linksseitig. Dies bestätigt sich in einer nachfolgenden neurologischen Untersuchung.

Gleichermaßen zeigt sich ein ausgeprägtes Facettengelenksyndrom mit pseudoradikulärem Beschwerdebild sowie zusätzlich eine Nervenwurzelreizung im benachbarten Segment der durchgeführten Versteifung der Höhe L3/L4.

Die weiterführende Diagnostik besteht aus einer CT-Untersuchung der Lendenwirbelsäule (aufgrund der Metallimplantate ist eine Kernspintomographie nicht ausreichend zu bewerten) sowie einer Szintigraphie zur Abklärung einer möglichen entzündlichen Veränderung.

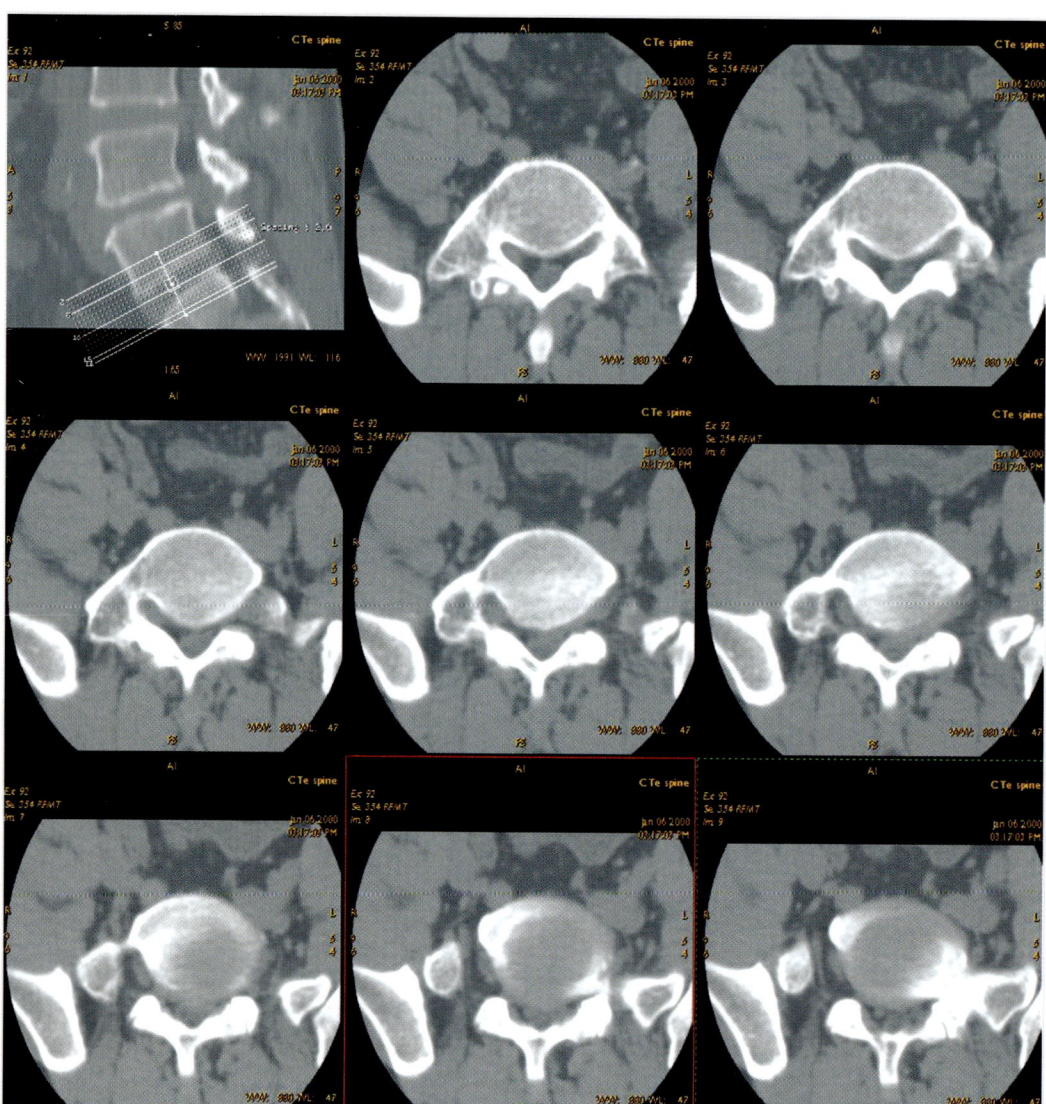

Bei der Computertomographie (CT-Untersuchung) werden Querschnittsbilder (Tomogramm) des Körpers durch Computerauswertung hergestellt.

Die Computertomographie

Bei der Computertomographie – abgekürzt CT – werden mittels eines Computers schichtweise angefertigte Röntgenaufnahmen sozusagen aneinandergereiht. Wie funktioniert das? Eine um den Patienten kreisende Röntgenröhre schickt einen flachen Fächer von Röntgenstrahlen durch dessen Körper. Der Röntgenröhre gegenüber sind eine Reihe von Detektoren montiert, die genau registrieren, wie viel Strahlung an welcher Stelle durch das Gewebe hindurchgegangen ist. Weil Röntgenquelle und Röntgendetektoren für jede Aufnahme den Patienten einmal umrunden, werden alle Organe und Gewebe in dieser Schicht aus vielen Richtungen aufgenommen. Das ergibt viele Messwerte, die an den Computer weitergeleitet werden. Dieser verarbeitet sie zu einem »Tomogramm«, einem Querschnittsbild des Körpers. Dieser Querschnitt erscheint auf dem Monitor. Er zeigt die Knochen, Gelenke, Wirbelsäule und Weichteilgewebe in Schichten mit sehr vielen erkennbaren Einzelheiten an.

Neuere Geräte können die gewonnenen Schichtaufnahmen dreidimensional zusammensetzen und so ein räumliches Bild des untersuchten Körperabschnittes erstellen. Dies wird beispielsweise genutzt, um Wirbelkörperbrüche bezüglich ihrer Instabilität zu beurteilen oder um lebensgroße Modelle eines Skelettabschnittes zu liefern. Dabei fräst eine an den Computer angeschlossene Maschine ein exaktes dreidimensionales Modell des Knochens des Patienten aus einem Kunststoffblock. Dies ist bei der Planung von größeren Operationen von Bedeutung. Ferner kann mit Hilfe der Computertomographie auch die Knochendichte gemessen werden.

Die Szintigraphie

Die Szintigraphie ist eine nuklearmedizinische Untersuchungsmethode, die mit radioaktiven Substanzen durchgeführt wird. Diese werden in die Blutbahn gespritzt, reichern sich vorübergehend in bestimmten Geweben an, nehmen dort am Stoffwechsel teil und senden dabei radioaktive Strahlung aus. Wenn sich in der sogenannten Anflutungsphase eine große Menge der Markierungssubstanz anreichert, kann dies beispielsweise auf eine frische Veränderung, wie einen Bruch oder eine floride Entzündung hindeuten; bei Anreicherungen in einer späteren Phase weist dies auf chronische Umbauvorgänge hin. Eine Spezialkamera registriert und verrechnet die Strahlung; die gewonnenen Daten werden danach auf Papier ausgegeben oder als Fotos aufgezeichnet.

An der Wirbelsäule wird die Szintigraphie eher selten durchgeführt. Sehr wertvoll ist sie dort jedoch zum Aufspüren von Krebsmetastasen und zu deren Überwachung. Daher gehört sie zu vielen Krebsnachsorgeprogrammen. Die Untersuchung ist bis auf den Stich in den Arm, vergleichbar mit einer Blutabnahme, nicht schmerzhaft bei einer relativ geringen Strahlenbelastung.

Die Szintigraphie ergibt bei dem 52-Jährigen bis auf die degenerativen Veränderungen in den Wirbelgelenken keine Besonderheiten. Die Ergebnisse der Computertomographie zeigen bei Herrn Frank ausgeprägte degenerative Veränderungen der Wirbelgelenke in den noch nicht versteiften Lendenwirbelsäulenabschnitten, darüber hinaus ausgeprägtes Narbengewebe mit Nervenwurzelbeteiligung bei L5/S1, wo bereits operiert wurde. Auch wird anhand der Aufnahmen sichtbar, dass bei dem Patienten eine Metallelektrode rückenmarksnah im oberen Teil der Lendenwirbelsäule

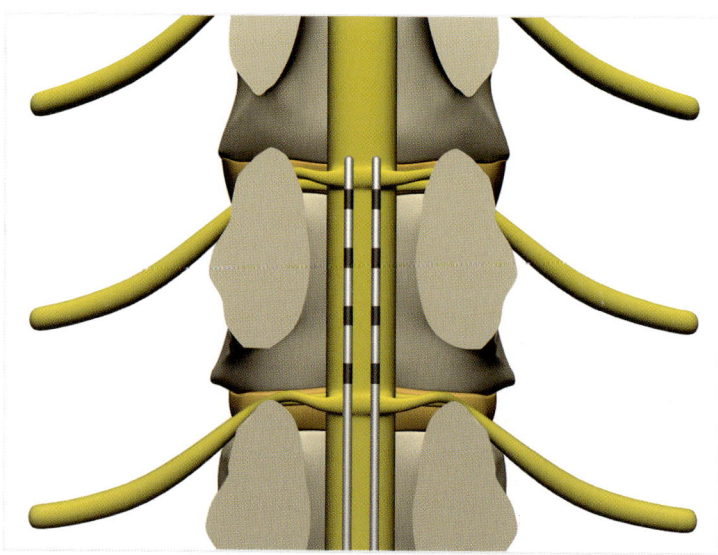

Auf der Suche nach der Schmerzursache werden in der Nähe des Rückenmarks eine oder mehrere Elektroden platziert.

eingesetzt wurde, welche bis in den Brustwirbelsäulenbereich hineinragt. Der Patient aus Schwaben berichtet, dass ihm diese Metallelektrode nach einer Probephase, in welcher dadurch eine gute Schmerzreduktion erreicht worden war, im Frühjahr 2002 implantiert wurde.

Dieses Verfahren nennt man eine epidurale, rückenmarksnahe (elektrische) Rückenmarksstimulation (kurz auch SCS). Was genau ist das?

ERKLÄRUNG Rückenmarksstimulation
Bei einer SCS wird im Epiduralraum, der rückenmarksnahen Verschiebeschicht, eine Elektrode platziert. Dort wird ein temporärer Impulsgeber angeschlossen. Dann gibt der Patient an, wo die Stimulation zu spüren ist. Wird nicht der richtige Körperbereich stimuliert, muss der Arzt die Position der Elektrode anpassen. Ziel der Elektrodenplatzierung ist: Wo der Patient zuvor Schmerzen empfunden hat, soll nur ein Kribbeln zu spüren sein. Nach dieser erfolgreichen Stimulationsphase wird nachfolgend ein Nervenschrittmacher in einer Hauttasche implantiert. Mit Hilfe eines computergesteuerten Programmiergeräts nimmt der Arzt in den Tagen nach dem Eingriff die Feineinstellung vor, bis ein optimaler schmerzhemmender Effekt erzielt wird. Der Patient selbst kann dann das System mit einer Art Fernsteuerung laufend seinen individuellen Bedürfnissen anpassen.

Rückenmarksstimulation (SCS) – Nervenschrittmacher mit Elektroden (links) und Programmiergerät (rechts)

Eine SCS erreicht eine effektive Schmerzreduktion und ist sinnvoll bei neuropathischem Schmerz (Nervenschmerz), Radikulopathien (Nervenwurzelreizungen), Phantom- oder Stumpfschmerz, fortbestehenden Beschwerden nach Wirbelsäulenoperationen, arteriellen Verschlusskrankheiten und Polyneuropathie (an mehreren Stellen vorhandener Nervenschmerz). Für manche chronische Schmerzpatienten ist dieser minimalinvasive, chirurgische Eingriff der einzige Ausweg, um aus der kontinuierlichen Medikamenteneinnahme herauszukommen. Dadurch verbessert sich die oft erheblich eingeschränkte Lebensqualität und Mobilität der Patienten.

Pharmakotherapie in den Rückenmarkskanal

So wie bei der SCS über eine Art Schrittmacher vorhandene Rückenschmerzen durch schwache elektrische Impulse bekämpft werden, werden bei einer intrathekalen Pharmakotherapie Beschwerden durch die Gabe von Medikamenten in den Rückenmarkskanal über eine Medikamentenpumpe reduziert. Dabei wird auf Medikamente zurückgegriffen, die bei der Nervenleitung Transmitterfunktionen (Weiterleitungsaufgaben) übernehmen. Standard etwa ist hier Morphium. Etwas seltener wird auf Lokalanästhetika zurückgegriffen. Diese Behandlungsmethode muss vor Durchführung ausreichend getestet, der Patient kontinuierlich betreut sowie der Therapieverlauf fortlaufend dokumentiert werden. Alle anderen Funktionen werden dadurch nicht beeinträchtigt, wie z.B. motorische Funktionen, Gefühlsqualitäten und sympathischen Reflexe.

Sinnvoll eingesetzt werden kann die lokale Pharmakotherapie bei chronischem radikulärem Schmerz oder wenn durch die medikamentöse Behandlung mit Opiaten keine ausreichende Linderung erzielt wurde. Der Vorteil dieser Methode: Durch die gezielte Verabreichung direkt in den Rückenmarkskanal hat sie weniger Nebenwirkungen als die systemische medikamentöse Behandlung.

Alternativ zur Metallelektrode (SCS) wird Thorsten Frank im Frühjahr 2002 von seinen damaligen Ärzten eine Medikamentenpumpe angeraten. Doch aufgrund der Horror-Erfahrungen des ambulanten Entzuges entscheidet er sich für die SCS. Leider ohne großen Erfolg. Auch die rückenmarksnahe Stimulation trägt zu keiner ausreichenden Schmerzreduktion bei. Herr Frank muss weiterhin Morphiumpräparate einnehmen.

Aufgrund dieser Vorgeschichte entscheide ich mich zur Entfernung seines SCS-Systems. Stattdessen führe ich einen Wirbelsäulenkatheter ein. (Eine umfangreiche Beschreibung der Katheterbehandlung finden Sie ab Seite 156)

Bereits einige Wochen nach dem Eingriff sind Herr Franks Schmerzen deutlich geringer. Doch wie können wir seine lokalen Rückenschmerzen lindern?

Mit Hilfe einer Wirbelgelenksinfiltration diagnostizieren wir dieses Schmerzsyndrom als pseudoradikulär bei spondylarthrotischen, also verschleißbedingten Veränderungen und Reizzuständen. So entscheiden wir uns für eine Thermokoagulation (Hitzesondenbehandlung der betroffenen Wirbelgelenke). Mit großem Erfolg: Die Schmerzquellen des Patienten sind beseitigt. Was bleibt ist seine langjährige Schmerzprogrammierung (Schmerzgedächtnis).

In der Folge führt der Herr aus Schwaben eine auf ihn abgestimmte Physiotherapie sowie ein Muskelkräftigungsprogramm durch. Um die Schmerzprogrammierung und den psychischen Leidensdruck von Thorsten Frank zu durchbrechen, stellen wir den Kontakt zu einem erfahrenen Psychotherapeuten im Bereich der Schmerztherapie her. Dort wird der Patient einem psychologischen Schmerzbewältigungstraining sowie einer speziellen Verhaltenstherapie zugeführt.

Rolle der Psyche

Psychologische Unterstützung bei der Schmerzbekämpfung ist für mich heutzutage aus vielerlei Hinsicht nicht mehr wegzudenken. Der Schmerz eines chronischen Schmerzpatienten ist ein komplexer Gegner, seine Quelle ist wandelbar und deshalb darf keine außer Acht gelassen werden, will man den Schmerzfluss zum Erliegen bringen. Die Rolle der Psyche ist dabei oft wesentlich, mitunter der Ursprung allen Leidens. Geht es uns nicht gut, privat oder beruflich, fühlen wir uns überfordert, beeinflusst unser emotionales System auch unsere Körperfunktionen. Manchen Menschen schlägt große Anspannung auf den Magen, den Darm, sie bekommen Kopfschmerzen, fangen zu schwitzen an, oder ihre Muskulatur verspannt sich zu Stein. Gerade hier ist unsere Rückenmuskulatur, durch ihren vielschichtigen Aufbau und durch ihre tragende Rolle, ganz besonders gefährdet.

Der tägliche Stress macht vielen Menschen Angst – Angst zu versagen, Angst nicht mehr durchzuhalten, Angst mit allem nicht fertig zu werden. Aus diesem Druck entstehen Krankheiten wie z.B. auch Rückenschmerzen, die körperlich behandelt werden müssen – aber auch seelisch.

Dabei muss der Patient nicht unbedingt gleich eine Psychoanalyse machen. Oft bringt eine weniger analytische Verhaltenstherapie eine schnellere und pragmatischere Gesundung, die durch gezieltes Erlernen eines anderen Umgangs mit der Umwelt ein emotionales Gleichgewicht herstellt. Weiter helfen auch Entspannungsübungen wie autogenes Training oder Meditation.

> **MERKE**
> *Starke oder chronische Rückenschmerzen greifen die Seele eines Patienten an. Deshalb muss für einen Heilungserfolg auch die Psyche eine Berücksichtigung finden.*

Vorsicht! Wer jetzt glaubt, Rückenschmerzen seien das Resultat von geistiger und seelischer Labilität, der verkehrt Ursache und Wirkung. Es ist der nahezu unerträgliche Schmerz, der die Seele von chronischen Schmerzpatienten angreift und krank macht. Deshalb muss die Psyche bei der Schmerzbehandlung besondere Berücksichtigung finden, um eine Heilung zu erzielen.

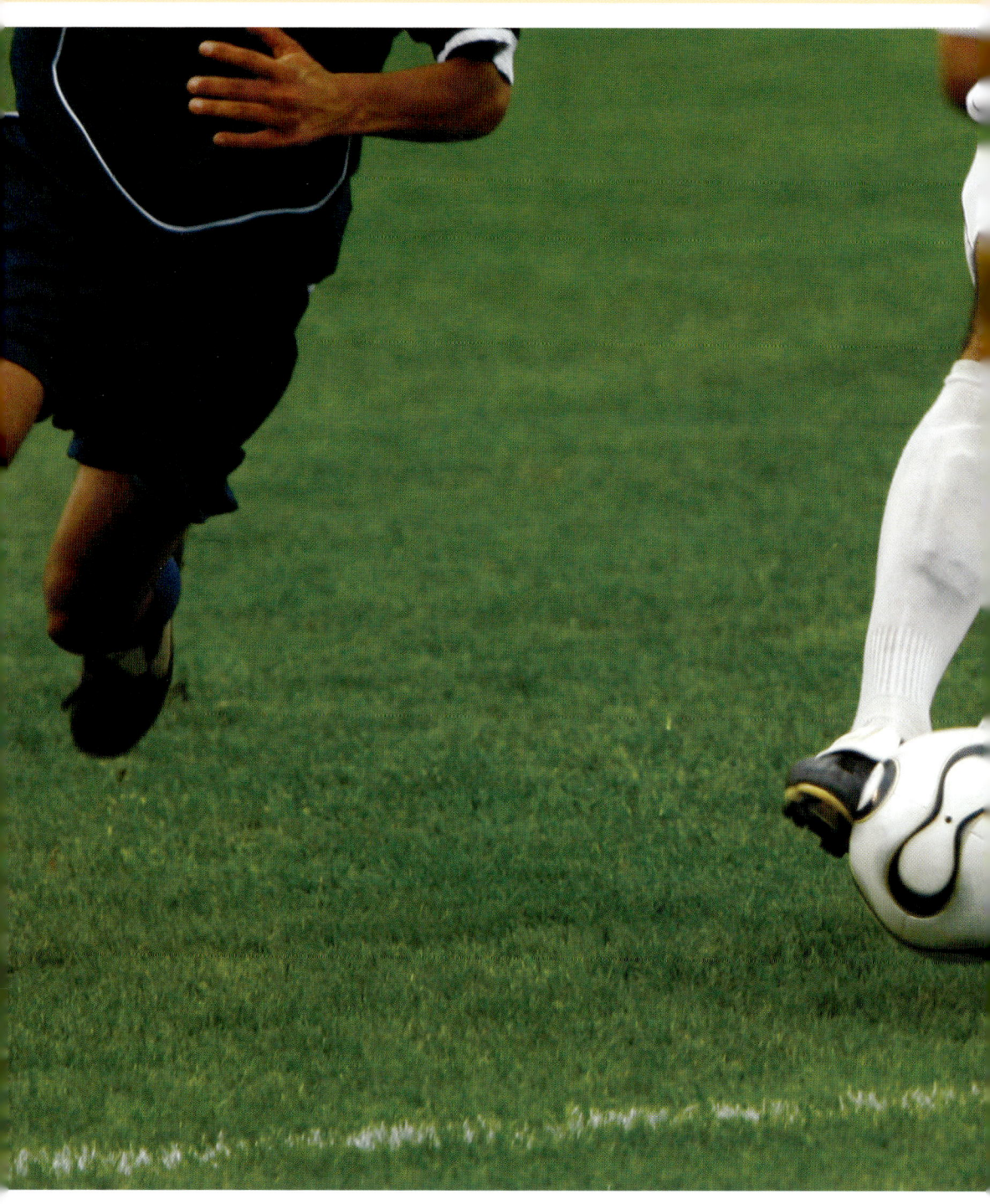

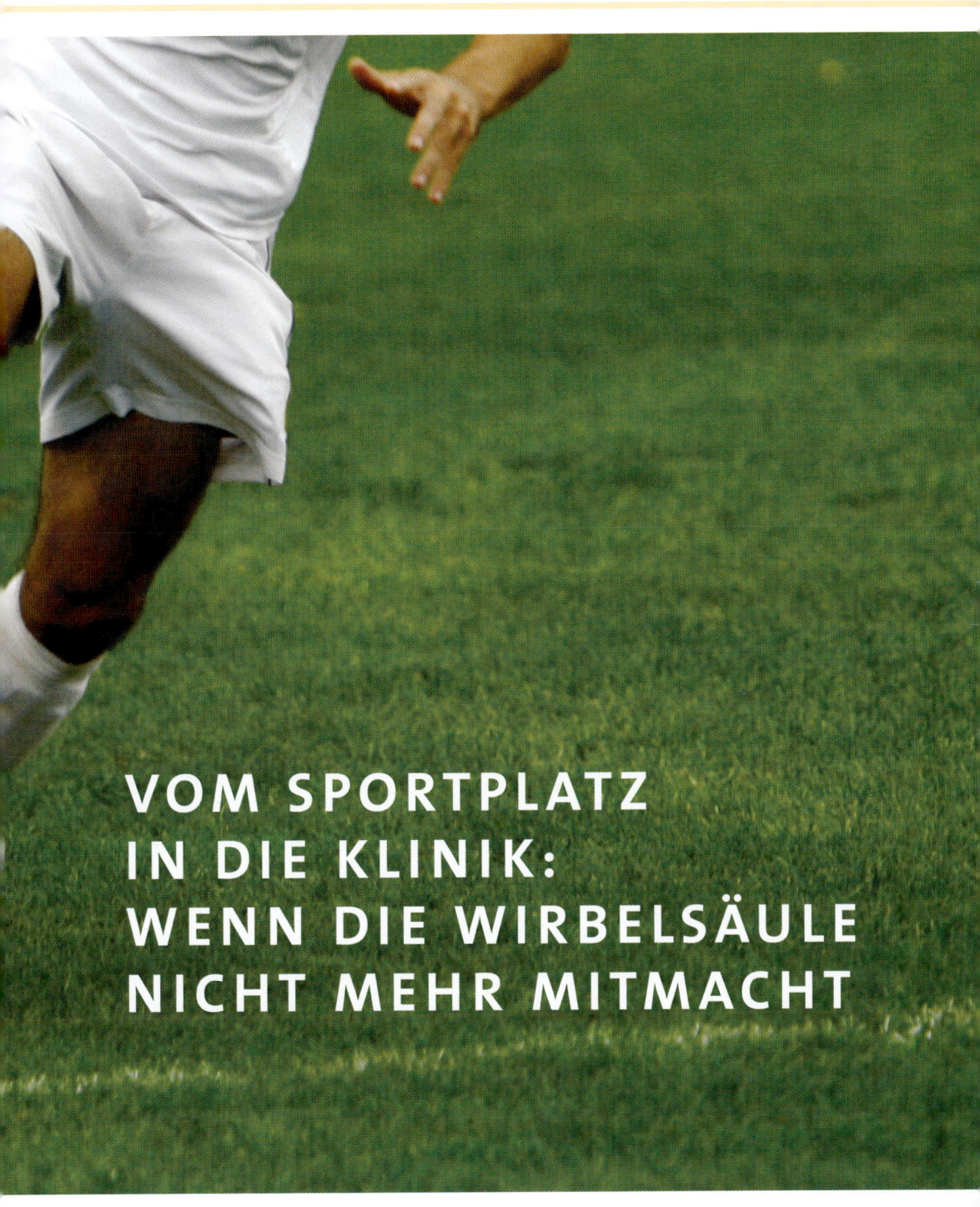

VOM SPORTPLATZ
IN DIE KLINIK:
WENN DIE WIRBELSÄULE
NICHT MEHR MITMACHT

Fußballprofi Giorgio Amato (19)

Mehr als acht Millionen Erwachsene leiden in Deutschland zeitweise oder mitunter auch chronisch an Rückenschmerzen. Nicht selten sind Freizeit- oder Profisport, Hantelstemmen in Fitnessstudios, aber auch Aerobic oder einfache Gymnastikübungen die Ursache. Der italienische Fußballprofi Giorgio Amato fand in seiner Heimat keine Hilfe mehr. Dank Dr. Schneiderhan kann er heute wieder Tore schießen.

Mit meiner Praxisklinik in München habe ich Neuland betreten, ich habe medizinische Methoden in Deutschland mit eingeführt, die bei weiten Teilen meiner im operativen Bereich an der Wirbelsäule tätigen Kollegen auf Ablehnung stießen. Warum sollten plötzlich minimalinvasive Eingriffe ein Bandscheibenleiden ohne offene Operation und lange Rehabilitation lösen können? Wie kann ein in den USA entwickelter Spezialkatheter (Racz-Katheter) Probleme plötzlich beseitigen, die erst mit einer klassischen Bandscheibenoperation entstanden sind, beispielsweise Narbenbildung mit Nervenkompression, bei der es im operativen Spektrum eigentlich keine Erfolg versprechende Lösung gibt? Was war an diesen Spezialkathetern so völlig anders als an den Kathetern, die die Anästhesisten zur Schmerzbehandlung schon seit Jahren einsetzten? Warum sollte eine Hitzensondenbehandlung an der Wirbelsäule, bei der eine Sonde nur durch eine dünne Nadel an die betroffenen Wirbelgelenke geführt und dort damit die Schmerzleitung gezielt unterbrochen wird, eine Schmerzfreiheit bei der Bewegung in der Wirbelsäule erreichen, wenn man doch vor Einführung dieser Methode die Wirbelsäule der Patienten mit einer großen Operation versteift hat?

Zugegeben: Meine Behandlungsansätze mit diesen neuen Therapieverfahren waren revolutionär. Es war kein leicht zu gehender Weg, aber der Erfolg, das heißt, die Zahl der zufriedenen Patienten, und nur auf die kommt es an, gibt mir Recht. Dieser Erfolg bewegt auch immer mehr Kollegen, sich aufrichtig dafür zu interessieren, was wir hier in München in meiner Praxisklinik machen. Mittlerweile werde ich vorbehaltlos für Vorträge eingeladen, was mich freut, denn für uns Mediziner sollte die Heilung unserer Patienten durch nichts aus dem Fokus verdrängt werden.

Kürzlich etwa nahm ich eine Einladung aus Italien an zu einem Kongress für moderne Schmerztherapie. Ich hielt dort einige Vorträge über meine Techniken. Während einer Vortragspause sprach mich ein italienischer Kollege an. Er sei der Vereinsarzt eines renommierten italienischen Fußballclubs und hätte da ein Problem. Der Mannschaftsarzt hatte eine Reihe von Kernspintomographieaufnahmen unterm Arm von einem hoffnungsvollen, 19-jährigen Nachwuchstalent. Giorgio Amato, so mein italienischer Kollege, stehe die Fußballwelt offen, es gäbe Interesse von mehreren Spitzenklubs der höchsten italienischen Liga, der Serie A. Doch zu Vertragsverhandlungen sei es noch nicht gekommen, denn Giorgio hätte im Training einen Bandscheibenvorfall erlitten.

Eine schmerzhafte Sache. Für Giorgio Amato und seine Familie eine Katastrophe. Schließlich träumten sie von einem Engagement eines Weltklasse-Klubs. Stattdessen geht der Hoffnungsträger auf ärztliche Welttournee – von einem Spezialisten zum nächsten.

Mit schwindender Hoffnung. Vor einem Jahr etwa hat er sich einer mikrochirurgischen Bandscheibenoperation in Rom unterzogen. Das Ergebnis war bestenfalls unentschieden: Giorgio Amato ging es nicht besser und nur unwesentlich schlechter. Deshalb unterzog er sich einer Revisionsoperation in einer Universitätsklinik in Deutschland.

Auch danach ließen die Schmerzen nicht wesentlich nach. Vor allem ausstrahlende Beinschmerzen mit ausgeprägter bewegungs- und positionsabhängiger Symptomatik plagten den verletzten Fußballer weiter.

»Herr Dr. Schneiderhan, Sie müssen Giorgio helfen!«, drängt mein italienischer Kollege. Die Verzweiflung ist so groß, dass das schon keine Bitte mehr ist. »Der Junge muss, er muss wieder Fußball spielen können!«

Selbstverständlich will ich dem talentierten jungen Mann helfen. Ich muss Giorgio Amato selbst untersuchen und lade ihn deshalb nach München ein. Zwei Wochen später sitzt der Athlet in meinem Sprechzimmer. Wir starten eine eingehende Untersuchung.

Das Wurzelreizsyndrom

Die klinische und neurologische Untersuchung sowie die bildgebende Diagnostik ergeben bei Giorgio Amato das Vorliegen eines Wurzelreizsyndroms. Gleichzeitig haben sich bei dem Sportler postoperative Narben gebildet. Diese bedrängen schmerzhaft seine Nervenwurzeln L5 und S1.

Viel zu viele Bandscheibenvorfälle werden auch heute noch offen operiert, da die klassische Schulmedizin eine Operation oft als einzige Lösung ansieht. Ich kann da nur den Kopf schütteln – und frage mich von Fall zu Fall erneut: Warum nur wird bei Wirbelsäulenbeschwerden heute noch so früh offen operiert? Schuld daran ist meist Ungeduld sowie ein oft mangelndes Wissen über moderne Therapieformen. So wird aus der nüchternen Analyse des Facharztes: »...Die konservativen Behandlungsmaßnahmen werden Ihnen nun nicht mehr weiterhelfen können...« ein Anbahnen der offenen Operation »...Ich werde Sie an eine spezialisierte Klinik überweisen...«.

> **MERKE**
> Warum wird in der Wirbelsäulenschmerztherapie heute noch so viel operiert? Warum werden heute noch so viele Bandscheibenvorfälle operiert? Schuld daran sind meist Ungeduld, Unsicherheit und ein mangelndes Wissen über moderne Therapieformen.

Lediglich ca. 50 Prozent aller Rückenoperationen sind auf lange Sicht erfolgreich. Für die anderen Patienten beginnt dann an dieser Stelle eine schwierige, langwierige Behandlungsgeschichte. Meiner Meinung nach ist diese Prozedur in den meisten Fällen ein nicht mehr zeitgemäßes Vorgehen.

Erfahrene Wirbelsäulenspezialisten befürworten eine Operation erst dann, wenn alle konservativen, also alle nicht operativen Maßnahmen ausgeschöpft sind oder ohne großen Erfolg blieben – und das kommt heutzutage nur noch in den seltensten Fällen vor. Nach meiner Erfahrung gibt es unzählige Möglichkeiten, um akute und chronische Schmerzen an Knochen, Bändern und Gelenken ambulant sehr gut zu beeinflussen, z.B. mit Chirotherapie, Neuraltherapie, Akupunktur, Physiotherapie, Schmerzmitteln, einer Injektionsbehandlung oder Infusionen. Klingen die Rückenbeschwerden mit all diesen Maßnahmen nicht ab, haben sich z.B. der Racz-Katheter, die Lasertherapie oder der Einsatz einer Hitzesonde bewährt. Sollten auch minimalinvasive Wirbelsäuleneingriffe – wie die Wirbelsäulenkatheterbehandlung oder die Bandscheibenlaserbehandlung – ohne Erfolg bleiben, kommen immer noch die mikrotherapeutischen Operationsmethoden mit dem Mikro-Trokar vor der offenen Operation. Das Skalpell ist wirklich das letzte Mittel.

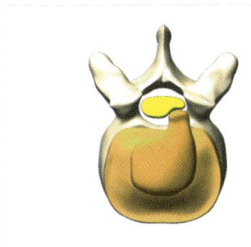

Der Bandscheibenvorfall drückt nach hinten auf den Spiralnerv.

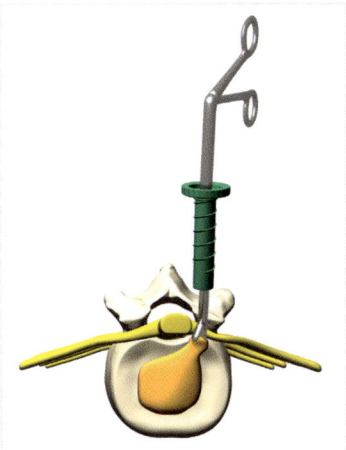

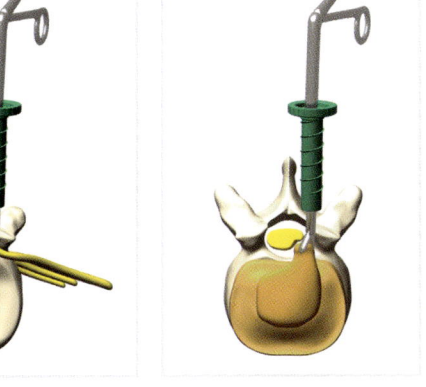

Mit einer feinen Faserzange entfernt der Neurochirurg den verlagerten Bandscheibenvorfall.

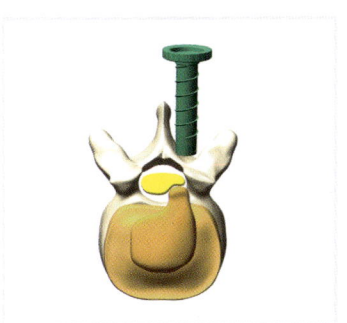

Der Mikro-Trokar (grün) wird direkt über dem Bandscheibenvorfall platziert.

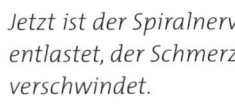

Jetzt ist der Spiralnerv entlastet, der Schmerz verschwindet.

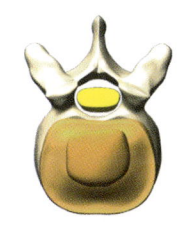

Dass die neuen Methoden viel schonender sind, macht bereits dieser Vergleich sichtbar: Bei einer mikroskopischen Entfernung von Bandscheibenvorfällen, einer sogenannten mikroskopischen Laminotomie, ist unter Vollnarkose ein Schnitt über der Wirbelsäule von drei Zentimetern nötig. Bei einer perkutanen Operation über einen Mikro-Trokar reicht sogar ein nur wenige Millimeter kleiner Einstich durch die Haut aus, um ein kleines Röhrchen, den Trokar, einzusetzen. Durch dieses Instrument, das das früher übliche Endoskop ersetzt, kann der Arzt nun mit seinen feinen Instrumenten und unter direkter Sicht über ein 3-D-Mikroskop auch versteckt im Nervenwurzelkanal liegende Bandscheibenvorfälle entfernen.

Liegt der Bandscheibenvorfall ungünstig, sodass der Mikro-Trokar nicht direkt bis zum Bandscheibengewebe eingeführt werden kann, ist es möglich, den Wirbelkanal mit Hilfe schmaler Spezialinstrumente zu erweitern, sodass der Zugang möglich wird. Eingeklemmte Spinalnerven können durch solch einen Eingriff entlastet werden. Größere Bandscheibenvorfälle sowie knöcherne Verengungen des Wirbelkanals sind die Haupteinsatzbereiche der Mikrotherapie mit dem Mikro-Trokar.

*ERKLÄRUNG **Mikroskopische Laminotomie***
Die mikroskopische Laminotomie ist eine schonende Operationsmethode, die wir bei größeren Bandscheibenvorfällen im Bereich der Lendenwirbelsäule dann anwenden, wenn zusätzlich noch ausgeprägte knöcherne Verengungen (Stenosen) mit Einklemmung von Rückenmarksnerven (Spinalnerven) vorliegen. Mikroskopisch ist die Laminotomie deshalb, weil wir den offenen Zugang zur Schonung von Muskulatur und Stützgewebe so klein wie möglich halten, um die Gefahr schmerzhafter Narbenbildungen und operationsbedingter Instabilitäten (Wirbelgleiten) der Lendenwirbelsäule zu verringern, und deshalb zur besseren Sicht ein Mikroskop einsetzen müssen.

Was passiert bei der mikroskopischen Laminotomie? In Vollnarkose wird ein 2,5 bis 3 Zentimeter langer Hautschnitt über der Wirbelsäule angelegt und in diesem Bereich wird die Muskulatur vorsichtig vom Wirbelknochen abgelöst. Unter mikroskopischer Sicht öffnet der Chirurg den Wirbelkanal und sucht den Bandscheibenvorfall sowie den eingeklemmten Spinalnerv

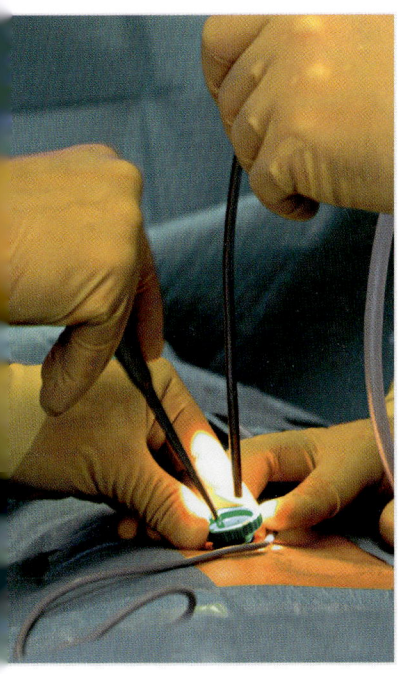
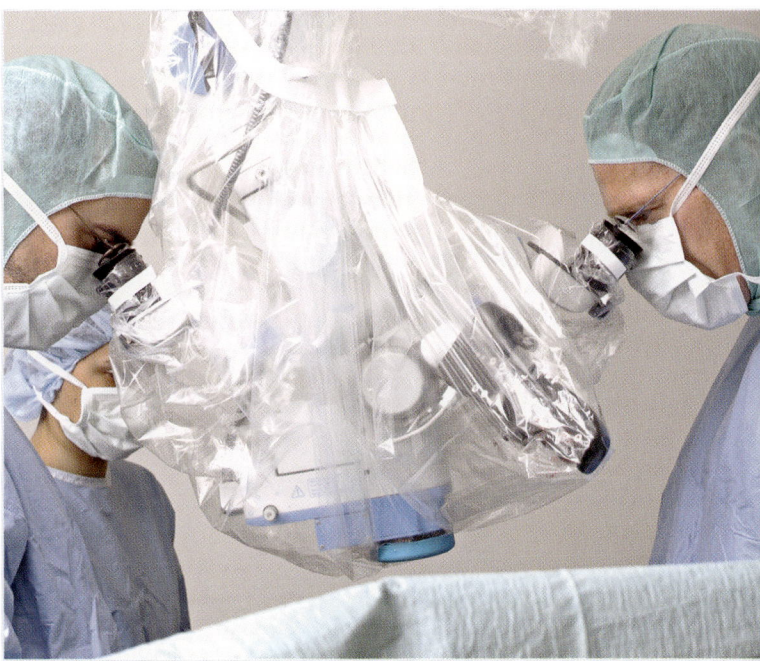

Die mikroskopische Laminotomie ermöglicht eine Entlastung des eingeklemmten Spiralnervs durch Entfernung des Bandscheibenvorfalls und die zusätzliche Beseitigung von knöchernen Einengungen des Wirbelkanals. Der Zugang wird zur Schonung der Muskulatur und des Stützgewebes so klein wie möglich gehalten.

auf. Mit feinen mikroskopischen Instrumenten entfernt er den Bandscheibenvorfall und beseitigt die knöchernen Einengungen im Verlauf des Spinalnervs. Bei Bedarf können zusätzlich abgenutzte Anteile des Bandscheibenkerns ausgeräumt werden.

Vorteil der Laminotomie: Da dies ein relativ schonendes Operationsverfahren ist, besteht eine nur sehr geringe Gefahr operationsbedingter Instabilitäten und der stationäre Aufenthalt ist nur sehr kurz. Außerdem wird der eingeklemmte Spinalnerv durch die mechanische Entfernung des Bandscheibenvorfalls und die zusätzliche Beseitigung von knöchernen Einengungen des Wirbelkanals sofort entlastet und daher Schmerzen und Lähmungen schnellstmöglich zurückgebildet. Da dieses Verfahren die Stabilität der Wirbelsäule erhält, sind meist keine zusätzlichen Versteifungen erforderlich, doch sollte der Patient im Zuge der Nachbehandlung drei bis vier Wochen lang ein speziell angepasstes komfortables Kunststoffkorsett tragen und zwei Wochen nach dem Eingriff eine abgestimmte Physiotherapie mit Schwerpunkt isometrischer Muskelaufbau beginnen.

Der Mikro-Trokar hat den großen Vorteil, dass beim Einführen durch die empfindliche Rückenmuskulatur hindurch genau diese Muskeln maximal geschont werden und ausgeprägte Narbenbildungen im Bereich der Rückenmuskeln ausbleiben. Schon zwei Stunden nach dem Eingriff kann der Patient in der Regel wieder aufstehen. Nach ein bis zwei Wochen kann er Bürotätigkeiten und leichte körperliche Arbeiten aufnehmen, nach drei Wochen bestimmten Sportarten nachgehen. Weil das Gewebe derart geschont wird, eignet sich die mikrotherapeutische Wirbelsäulen- und Bandscheibenoperation auch für ältere Patienten und Patienten mit zusätzlichen Begleiterkrankungen, Patienten also, denen die meisten Ärzte auf ein schmerzfreies Leben wenig Hoffnung machen.

Lassen Sie sich von mir versichern: Aussichtslose Fälle gibt es nicht. Und es ist fast schon eine medizinische Schande, dass jeder dritte Erwachsene in Deutschland noch heute unter Rückenschmerzen leidet, dass bei drei Millionen Bundesbürgern dieser Zustand bereits chronisch ist, und dass pro Jahr noch immer rund 100 000 Bandscheibenoperationen durchgeführt werden, von denen nach Expertenmeinung bei über 30 Prozent der Patienten dort gar keine ursächlichen Probleme vorlagen.

Also noch einmal die zwei wichtigsten Kernaussagen: Aussichtslose Fälle gibt es nicht! Und: Legen Sie sich nicht sofort unters Messer! Denn durch eine offene Bandscheibenoperation werden Sinn und Zweck einer Schmerztherapie oft auf den Kopf gestellt. Durch die Vielfalt und Qualität moderner Behandlungsmethoden gelingt es immer wieder, selbst hartnäckige Schmerzen zu besiegen bei denen andere Therapien keinen Erfolg hatten. Selbst bei Patienten, die schon einmal operiert wurden und danach noch immer unter Schmerzen litten, beobachten wir messbare Erfolge.

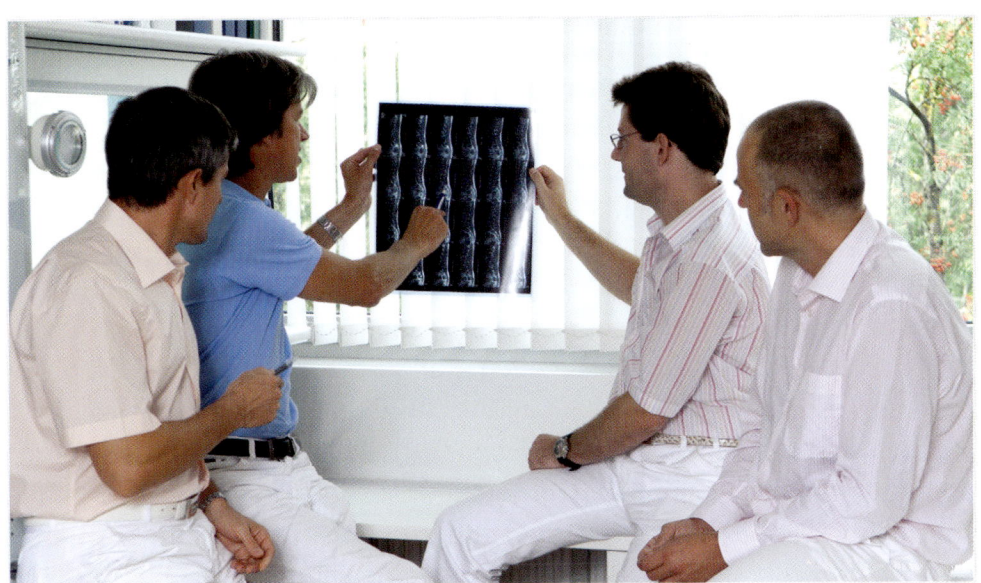

In der Praxisklinik Dr. Schneiderhan erörtern Experten verschiedener Fachrichtungen jeden einzelnen Fall.

Moderne Wirbelsäulenspezialisten beginnen da, wo andere aufhören. Das Expertenteam unserer Praxisklinik in München hat sich 1996 zusammengetan, um eine optimale Behandlung von Rückenschmerzen zu erreichen. Dies setzt eine absolute Spezialisierung sowie die Entwicklung eines individuellen, interdisziplinären Therapiekonzeptes voraus. So bilden zum Beispiel in unserer Praxisklinik Orthopäden, Neurochirurgen, Fachärzte für Physikalische und Rehabilitative Therapie, Anästhesisten und Neurologen das Kernteam und kooperieren mit Psychologen und Physiotherapeuten.

Und: Auf der Suche nach neuen medizinischen Lösungen kooperieren wir über modernste Kommunikationsmittel mit spezialisierten Schmerzzentren auf der ganzen Welt. Ob gerade eine neue Therapieform in den USA, Israel oder Spanien entwickelt wurde, wir sind dabei und tauschen uns aus. Ich bin überzeugt, dass ein Patient davon maximal profitiert. Erst hierdurch wird eine umfassende Beurteilung des Krankheitsbildes und eine umfassende

Behandlung möglich. Kein Patient sollte sich abschreiben oder gar einschüchtern lassen. Denn für eine Heilung ist etwas anderes gefragt: Zeit! Zeit für intensive Zuwendung, für intensive Untersuchung, für intensive Befragung, für intensive Behandlung.

Die minimalinvasive epidurale Wirbelsäulenkathetertechnik nach Dr. Schneiderhan ist eine Weiterentwicklung der Wirbelsäulenkatheter-Methode nach Prof. Racz. Der wesentliche Unterschied zwischen beiden minimalinvasiven Verfahren liegt darin, dass mit meiner Weiterentwicklung der Methode eine noch intensivere Behandlung der betroffenen Strukturen möglich wird. Ich gehörte mit meiner Praxisklinik 1997 zu den ersten europäischen Zentren, die nach dieser ursprünglich aus den USA stammenden Technik operierten. Nach mittlerweile mehreren tausend Eingriffen konnte ich die Wir-

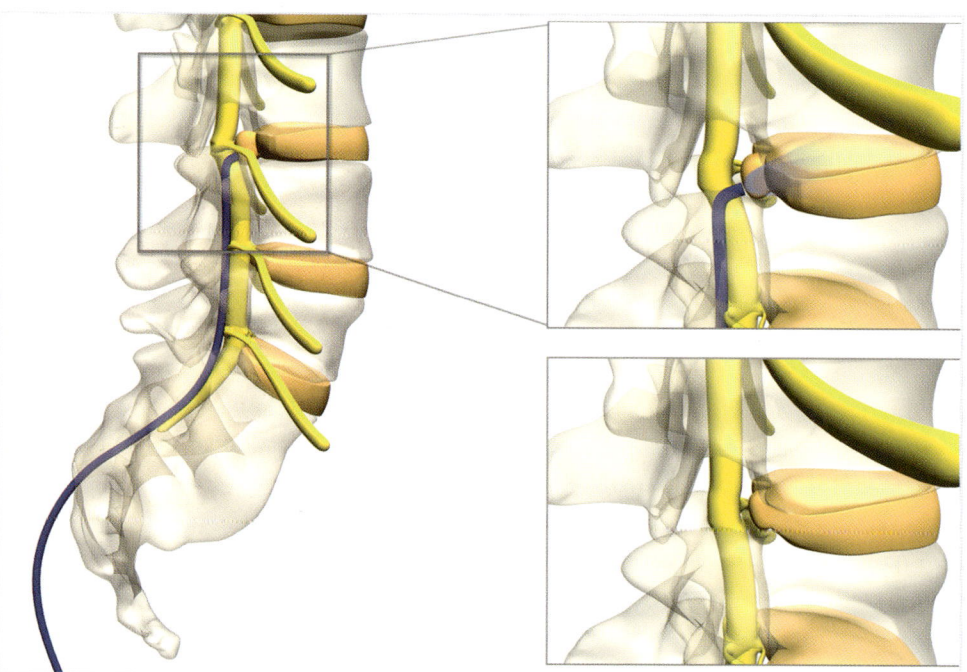

Minimalinvasive Kathetertechnik: Mit unvergleichlicher Präzision wird der Wirbelsäulenkatheter (blau) in den Bereich neben dem Rückenmark (gelb) eingeführt (Bild links und oben rechts). Danach gelangt die Medikamentenlösung durch den Katheter an die schmerzende Stelle. Nach der Behandlung bildet sich der Bandscheibenvorfall zurück (rechts unten).

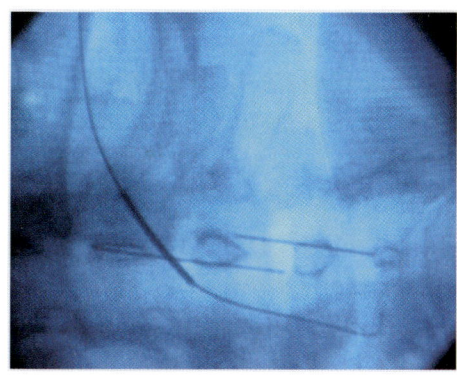

Der Röntgenbildwandler zeigt exakt die Lage des Katheters.

belsäulenkathetertechnik deutlich optimieren und erziele damit hervorragende Ergebnisse. In unserem Zentrum werden europaweit die meisten Eingriffe dieser Art durchgeführt.

Doch was genau passiert bei dieser Wirbelsäulenkathetertechnik?

*ERKLÄRUNG **Wirbelsäulenkathetertechnik***
Unter örtlicher Betäubung und in Analgosedierung wird eine Spezialkanüle in den Epiduralraum der Wirbelsäule eingeführt (bei Lenden- und Brustwirbelsäulenbeschwerden im Steißbeinbereich, bei Halswirbelsäulenbeschwerden im oberen Brustwirbelsäulenbereich). Die speziell entwickelte Sonde wird unter Bildwandlerkontrolle und Kontrastmittelgabe zielgenau (Bild oben) im rückenmarksnahen Bereich der Wirbelsäule platziert. Dann werden durch den Katheter verschiedene Medikamente, unter anderem schmerz- und entzündungshemmende Mittel injiziert (Bild rechts unten). Ziel dabei ist die Abschwellung und Entwässerung des störenden Gewebes, wodurch die Nervenwurzel entlastet wird. Entzündungen bilden sich zurück. Der Schmerz wird exakt bekämpft. Die zusätzliche Einspritzung einer speziellen Enzymlösung löst rückenmarksnahe Vernarbungen und Verklebungen.

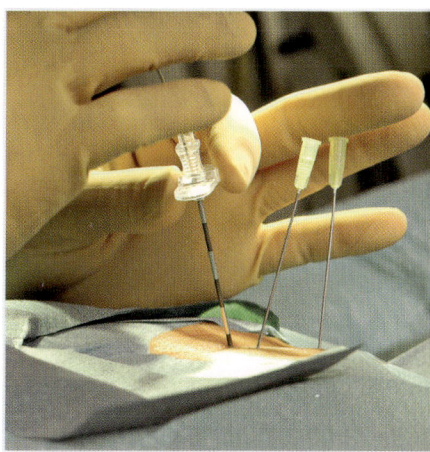

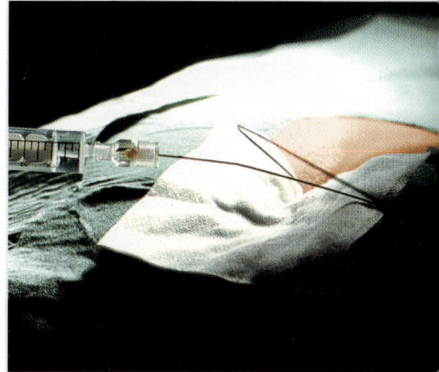

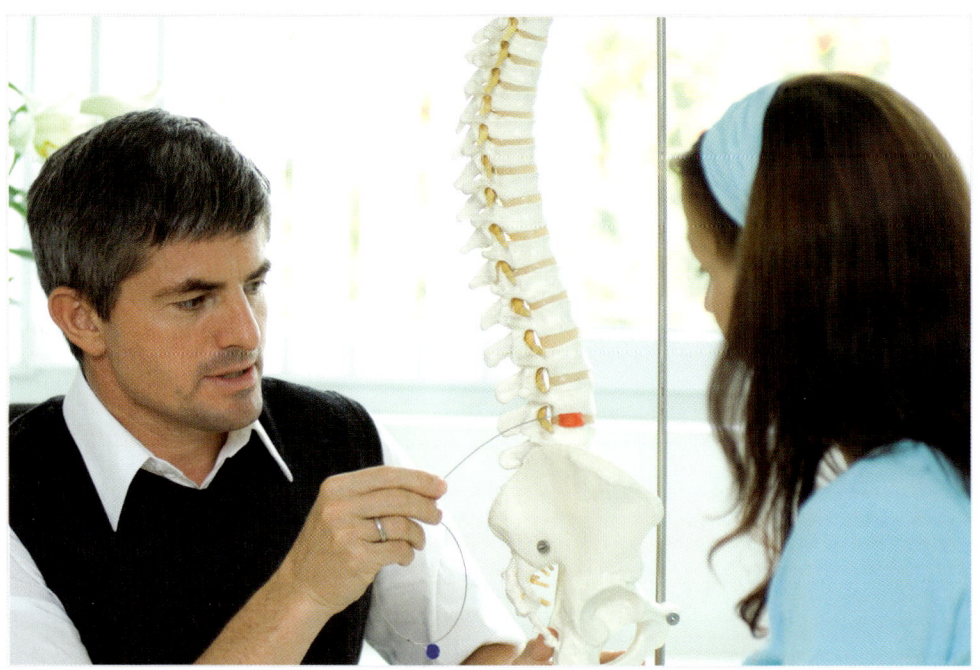

Dr. Schneiderhan erklärt einer Patientin das Wirkprinzip der Katheterbehandlung.

Der gesamte Eingriff dauert 40 bis 60 Minuten. Schon eine Stunde nach der Behandlung kann der Patient in der Regel wieder umhergehen. Der stationäre Aufenthalt dauert drei bis vier Tage. In dieser Zeit werden über den Katheter noch weitere Injektionen mit Schmerzmitteln, Kochsalzlösung und Enzymen gespritzt.

Bei welchen Patienten ist diese Behandlungsmethode zu empfehlen? Bei einem Großteil der Patienten mit Bandscheibenvorfall und -vorwölbung kann durch diese Methode eine offene Operation vermieden werden. Auch kann das Einsetzen eines solchen Wirbelsäulenkatheters chronische starke Schmerzen, Schmerzen nach Bandscheibenoperationen und Nervenwurzelreizungen lindern bzw. ganz beseitigen. Geeignet ist dieses Verfahren auch bei Wurzelirritationen durch ein hypertrophes Ligamentum flavum, d.h. ein verdicktes Wirbelsäulenband, oder bei hypertrophen Wirbelgelenken. Auch bei Patienten mit postoperativen Vernarbungen ist diese Methode sehr zu empfehlen. Denn ausgedehnte Vernarbungen können durch den Einsatz der Zwei-Katheter-Technik mittels eines zweiten zusätzlichen Zugangs überwunden und die Medikamentenkombination noch exakter platziert werden.

Die Vorteile der Behandlung sind vielfältig. Erstens wird der Eingriff statt mit einer Vollnarkose in Lokalanästhesie und Dämmerschlafnarkose (Analgosedierung) durchgeführt, wodurch sich der Wirbelsäulenkatheter auch für ältere Menschen mit internistischen Erkrankungen (zum Beispiel Herz, Lunge) eignet. Des Weiteren gibt es so gut wie keine Verletzungsgefahr, da der speziell entwickelte Katheter an seinem Ende mit einer flexiblen Edelstahlspiralfeder versehen ist und so ein schonendes Platzieren möglich macht. Außerdem schrumpft bei dieser Methode gegenüber einem herkömmlichen operativen Eingriff nur das Weichgewebe. Die Bandscheibe und das benachbarte Gewebe selbst werden nicht verletzt. Ganz wichtig jedoch: Der Eingriff sollte nur von erfahrenen und speziell qualifizierten Fachärzten durchgeführt werden. Die Erfolgsquote dieses Eingriffs wird in der internationalen Literatur übrigens mit über 85 Prozent angegeben.

Zur Entlassung aus der Klinik erhalten die Patienten teilweise ein speziell angefertigtes und komfortables Mieder, das die Wirbelsäule für vier bis sechs Wochen entlastet. Es sollte tagsüber bei längerem Sitzen oder Stehen getragen werden. Zwei Wochen nach dem Eingriff sollte der Patient eine abgestimmte Physiotherapie mit isometrischem Muskelaufbau sowie Haltungs- und Bewegungstraining beginnen. Wie bereits erwähnt: Selbst wenn minimalinvasive Wirbelsäuleneingriffe wie Katheter- oder Laserbehandlung nicht oder nicht mehr in Frage kommen, klappt bei uns nicht automatisch das Messer auf. Mit dem Trokar lässt sich vieles viel schonender und besser lösen.

Giorgio Amato, unser Fußballer aus Italien, hat sich unter das Messer gelegt. Möglicherweise vorschnell. Mit der Folge schwerer Narbenbildung. Diese Narben bereiten ihm jetzt die meisten Schmerzen. Doch die Katheterbehandlung kann Giorgio helfen. Ich führte diese Behandlung bei dem

Athleten kurzstationär durch. Giorgio Amato beginnt bereits zwei Wochen nach dem Eingriff mit einer speziell abgestimmten Krankengymnastik. Nach weiteren zwei Wochen kann er mit den ersten Trainingseinheiten im Verein beginnen. Giorgio Amato spielt, und nachdem er den Trainingsrückstand wieder wettgemacht hat, äußerst erfolgreich Fußball. Giorgio Amato ist ein Beweis dafür, dass eine Operation nicht die beste und auf jeden Fall nie die einzige Lösung für ein Rückenproblem ist.

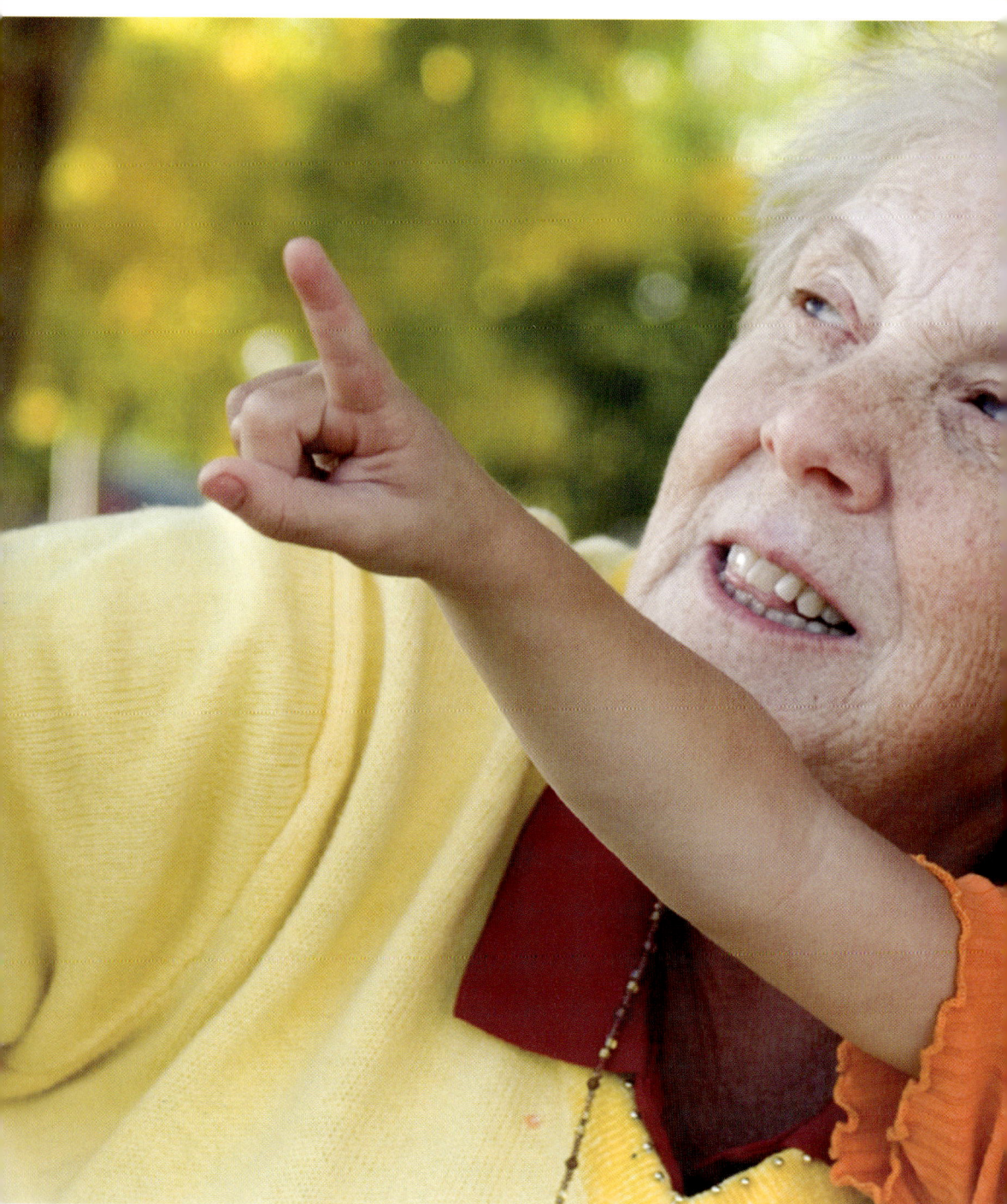

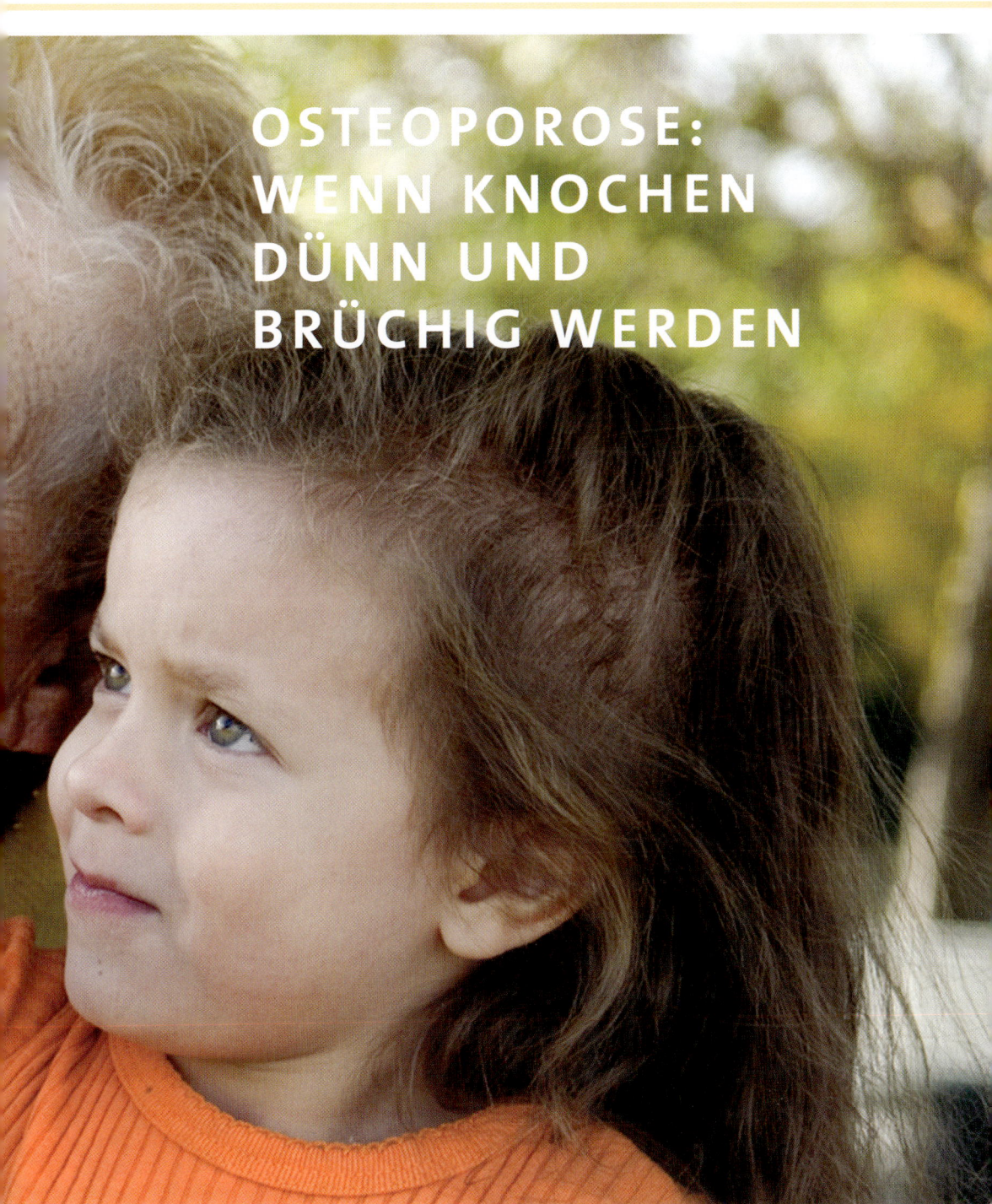

OSTEOPOROSE: WENN KNOCHEN DÜNN UND BRÜCHIG WERDEN

Mary Hail (72) aus Florida, USA

Nahezu die Hälfte aller Frauen über 70 Jahren leiden an diesem gefürchteten Knochenschwund. Verursacht wird Osteoporose vor allem durch Östrogen-Mangel, das Steroidhormon ist für den Erhalt einer gesunden Knochenmasse unerlässlich. Bis zu ihrem 68. Lebensjahr war Mary Hail weitgehend beschwerdefrei. Doch dann die ärztliche Diagnose: Osteoporose – ein Schatten fiel auf Marys sonst so heiteres Leben. Übers Internet suchte sie selbst nach einem Spezialisten, der ihr helfen könnte. Mit einem bereits deutlich ausgeprägten Hohl- und Rundrücken fand sie schließlich den Weg in Dr. Schneiderhans Praxis. »Ein Glück, ein kleines Therapiewunder«, sagt sie heute.

Mary Hail lebt seit ihrer Pensionierung im Sunshine State Florida. Doch seit vier Jahren scheint die Sonne Floridas für die 72-Jährige nicht mehr so strahlend wie zuvor.

»Damals wurde bei mir Osteoporose diagnostiziert«, berichtet mir die Amerikanerin. Aus den USA war Mary Hail hier nach München gekommen, um Verwandte zu treffen und um in meiner Praxis vorzusprechen. »Mein ganzes Leben dreht sich nur noch um diese Krankheit. Wegen ihr habe ich meine schönen alten Gewohnheiten umgestellt, wegen ihr bin ich auch zum Profi in Sachen Internet geworden, suche dort nach den neuesten Behandlungsmaßnahmen meiner Krankheit. Dabei bin ich auf ihre Internetseite gestoßen, und jetzt sitze ich hier und erwarte von Ihnen ein kleines Therapiewunder«, meint sie lächelnd.

Mrs. Hail zeigt sich als körperlich sehr fit. Unübersehbar jedoch hat sie eine deutliche Ausbildung eines Hohl-/ Rundrückens.

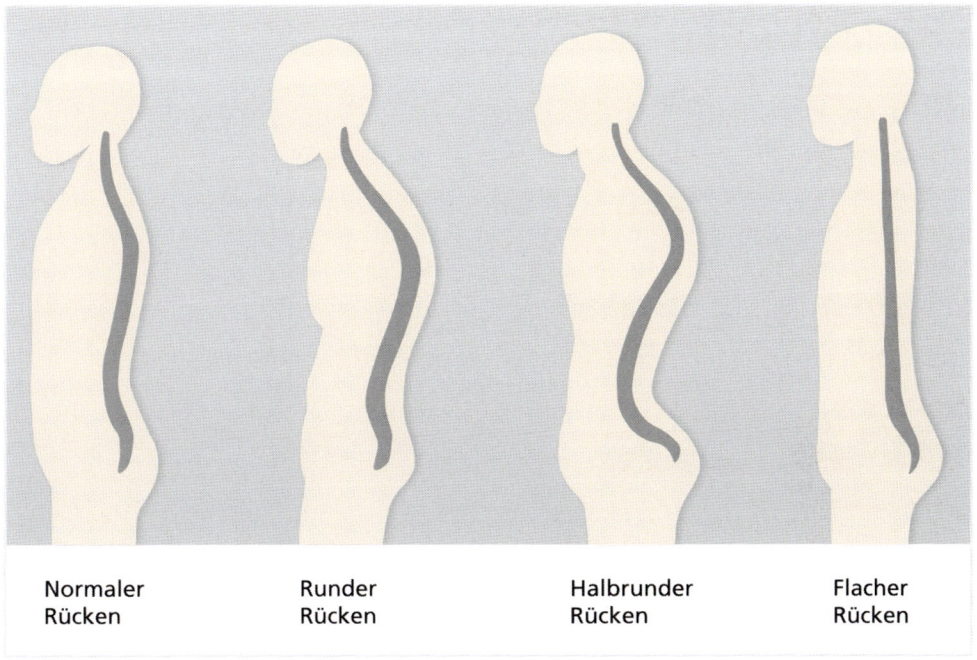

| Normaler Rücken | Runder Rücken | Halbrunder Rücken | Flacher Rücken |

Anatomie Hohl-/Rundrücken

Beim Hohl-/Rundrücken besteht neben der verstärkten Brustkyphose (was soviel wie eine Rundung der Wirbelsäule nach hinten und ein Kippen des Oberkörpers nach vorne bedeutet) gleichzeitig eine gesteigerte Lenden- lordose, wobei die Lendenwirbelsäule nach vorne geschwungen ist und da- mit ein Hohlkreuz entsteht. Dabei sind auch Einflüsse, die primär nichts mit der Wirbelsäule zu tun haben, von Bedeutung, wie beispielsweise eine an- geborene Hüftgelenksverrenkung oder eine Schwäche der Gesäßmuskeln. Bei dieser Form der Haltung kommt es oft zu einer verfrühten Arthrose der Wirbelgelenke der unteren Lendenwirbelsäule.

Mary Hail zeigt über der Brust- und Lendenwirbelsäule Klopfempfind- lichkeiten. Sie zieht aus der Handtasche noch Röntgenaufnahmen von den bisherigen Ärzten ihres Vertrauens. Sie zeigen das osteoporosetypische Bild eines Fischwirbels sowie vereinzelte Keilwirbelbildungen. Bei zwei Wirbel- körpern ist es bereits zu einem Einbruch der Deckplatten gekommen. Die hintere Begrenzung der Wirbelkörper zeigt sich jedoch stabil.

Die 72-Jährige leidet unter osteoporosebedingter Verformung der Brust-wirbelsäule sowie der Lendenwirbelsäule mit den daraus resultierenden Schmerzen. Offensichtlich hat sie diese Erkrankung von ihrer Mutter ge-erbt, auch ihre Schwester ist an Osteoporose erkrankt.

Doch mit diesem Erbleiden will sich die agile Amerikanerin nicht abfin-den. Die regelmäßigen medizinischen Kontrollen mittels Röntgenaufnah-men und Knochendichtemessung sind alles andere als zufriedenstellend. Statt einer Besserung konnte Mrs. Hails Orthopäde in den USA nur attestie-ren, dass sich die Erkrankung nicht noch schneller als bisher verschlechtert.

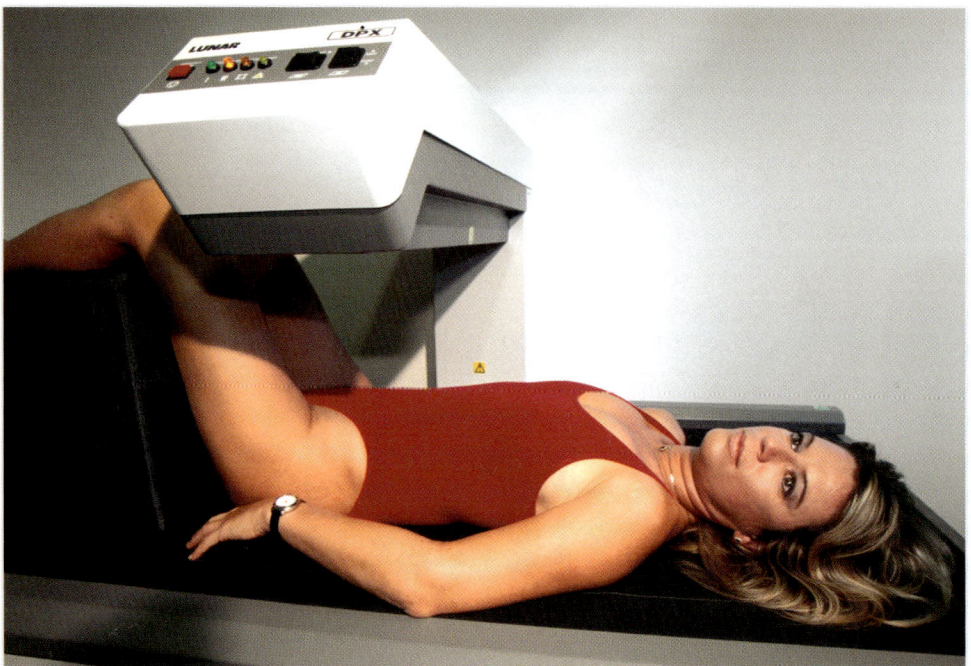

Die Knochendichtemessung

Bei einer Knochendichtemessung liegt der Patient auf einer Liege. Darüber befindet sich eine Röhre, die aber nur einen einzigen Röntgenstrahl nach unten abgibt und sich wie eine Brücke langsam über Wirbelsäule und Hüf-te bewegt. Dieser Ministrahl wird von einem Messinstrument unter der Lie-ge aufgefangen und ausgewertet. Je mehr Strahlung ankommt, desto geringer ist der Mineralgehalt, also auch die Dichte des Knochens. Von einer Osteoporose (einem Verlust der Knochenmasse) spricht man, wenn bei solch einer Messung die Knochenmasse deutlich niedriger ist als die gesunder Menschen.

Liegt eine Osteoporose vor, sollte deren Therapie alle ein bis zwei Jahre mit der Knochendichtemessung kontrolliert werden. Die Strahlenbelastung beträgt dabei nur ein Siebzigstel einer normalen Röntgenaufnahme. Daher ist die Knochendichtemessung völlig ungefährlich.

Zusätzlich zur Knochendichtemessung führen wir bei der Amerikanerin noch eine Muskeluntersuchung mittels EMG durch.

> **MERKE**
> *Die Knochendichtemessung sollte bei Frauen ab dem 50sten, bei Männern ab dem 60sten Lebensjahr zur Standardvorsorgeuntersuchung gehören.*

EMG ist die Abkürzung für Elektromyographie. Bei einer EMG-Untersuchung werden über angelegte Elektroden Stromimpulse an Muskeln abgegeben. Mit einer EMG-Messung ist eine genaue Beurteilung der Spannung beziehungsweise der bioelektrischen Aktivität einzelner Muskelbereiche möglich. Der Arzt kann dabei erkennen, ob Muskeln abgeschwächt oder verspannt sind und welche Therapie am geeignetsten erscheint. Außerdem kann mit Hilfe einer EMG der Behandlungserfolg kontrolliert werden.

Die EMG zeigt bei Mary Hail eine beidseitige ausgeprägte Muskelverspannung im Bereich der Brustwirbelsäulenmuskulatur. Die Knochendichtemessung ergibt, was zu erwarten war: Osteoporose.

> **ERKLÄRUNG Osteoporose**
> **Unter Osteoporose versteht man einen Verlust an Knochenmasse bei gleichzeitig verminderter Qualität der Mikroarchitektur. Sie entsteht entweder durch gesteigerten Knochenabbau und/oder verminderten Knochenaufbau.**

Den Begriff Osteoporose setzen die meisten Menschen mit altersabhängigem Knochenschwund gleich. In der Tat ist ein Knochenabbau etwa ab der Mitte des 4. Lebensjahrzehnts bei jedem Menschen normal. Dies wird dann als Osteopenie, als eine Abnahme an Knochengewebe, bezeichnet. Der osteoporotische Knochenschwund ist jedoch eine echte Krankheit und kann frühzeitig festgestellt und behandelt werden.

Osteoporose ist eine der größten Volkskrankheiten und weltweit ein wirtschaftliches Problem. Etwa jede dritte Frau und jeder fünfte Mann sind in Europa von einem verfrühten Knochenschwund betroffen. In Deutschland ereignet sich alle eineinhalb Minuten ein osteoporosebedingter Knochenbruch.

Die Diagnose Osteoporose kann jedoch vermieden werden, wenn man bereits in den ersten drei Lebensjahrzehnten für ein möglichst stabiles Skelett sorgt.

Wunderwerk Knochen

Anatomisch sind wir dann erwachsen, wenn unser Skelett nicht mehr wächst. Trotzdem verändert es sich weiter, um den Ansprüchen des Lebens gerecht zu werden. Ähnlich wie ein Muskel wird es bei vermehrter Belastung verstärkt und bei längerer Entlastung abgebaut. Der ständige Umbau verleiht dem Knochen eine unerreichte Belastbarkeit und Elastizität und damit optimale Vorausset-

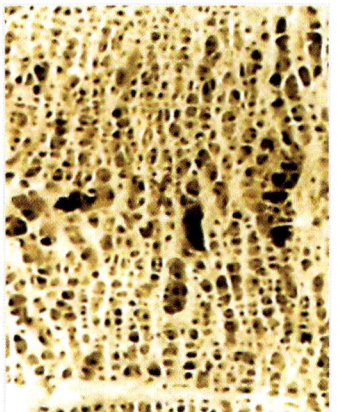 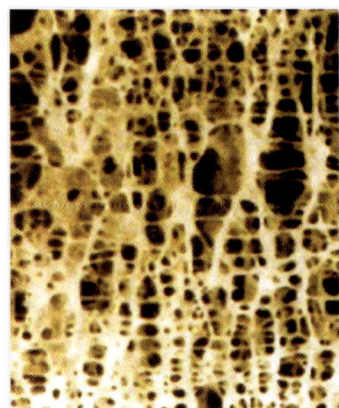 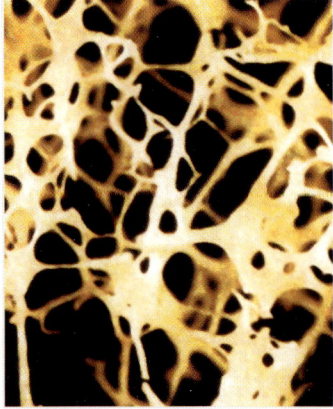

Bei der Osteoporose nimmt die Knochensubstanz, also die Knochendichte ab – und die Bruchgefahr steigt.

zungen, sich auf äußere Einflüsse einzustellen und den Aufgaben der Stütz- und Bewegungsfunktion, aber auch seiner Schutzfunktion gerecht zu werden.

Ermöglicht wird dies durch die bemerkenswerte Architektur der Knochen. Ein massiver Knochen wäre stabil, aber schwer und wenig elastisch. Viel sinnvoller ist die Bauweise, bei der eine harte äußere Knochenhülle eine schwammartige Knochenbälkchenstruktur umgibt. Je nach Belastungszone am Skelett ist die stabilere Knochenwand dünner oder dicker. So ist beispielsweise der Oberschenkelknochen eine stabile Röhre mit nur wenig innenliegenden Knochenbälkchen, ein Wirbelkörper dagegen wie eine Bienenwabe aus Knochenbälkchen mit nur wenig kompaktem Knochenüberzug.

Bei zunehmender Osteoporose werden die zugrundeliegenden Knochenbälkchen sowohl weniger als auch dünner und der Knochen daher insgesamt fragiler. Was aber löst Osteoporose aus?

Abgenutzte oder überbelastete Knochenanteile ersetzt der Körper ununterbrochen durch neues Gewebe. Dabei gibt es sogenannte Knochenabbauzellen, die Osteoklasten, und Knochenaufbauzellen, die Osteoblasten. Ungefähr 10 Prozent des Skelettes werden im Jahr umgebaut. Genau hier setzt die Gefahr eines Knochenschwundes ein. Überwiegt nämlich die Tätigkeit der abbauenden Osteoklasten über längere Zeit oder sinkt die Aufbaurate durch die Osteoblasten, so tritt Knochenschwund ein.

Der Abbau geht generell viel rascher vonstatten als der Wiederaufbau, der sich über einen Zeitraum von mehreren Wochen erstreckt. So wird alter, schwacher Knochen innerhalb weniger Tage abgebaut. Verbunden ist der schleichende Knochenabbau mit einem erhöhten Knochenbruchrisiko. Bei einer Abnahme von nur 10 bis 15 Prozent der Knochendichte wird das Risiko eines Knochenbruchs verdoppelt. Besonders gefährdet sind der Oberschenkelhals, die Wirbelkörper, das Kreuz- und Sitzbein sowie Rippen und der schulternahe Oberarm.

> **MERKE**
> *Ein Verlust von nur 10 bis 15 Prozent der Knochendichte führt bereits zu einer Verdoppelung des Knochenbruchrisikos.*

Was beeinflusst den Auf- sowie Abbau der Knochen?

Die Bauarbeiter des Skeletts werden durch Hormone gesteuert, unter anderem durch Schilddrüsen-, Wachstums- und Sexualhormone sowie Insulin. Vor allem die Östrogene, weibliche Sexualhormone, regulieren den Knochenabbau über die Aktivität der Osteoklasten. Des Weiteren spielt Kalzium als Grundbestandteil des Knochengewebes eine wichtige Rolle beim Umbau des Skeletts. Für dessen Bereitstellung ist vorwiegend Parathormon und Vitamin D zuständig. All diese unterschiedlichen Faktoren bewirken, dass ein Knochendichteverlust meist schleichend verläuft. So unbemerkt, dass Osteoporose manchmal auch als stiller Knochendieb bezeichnet wird.

Auslöser all dessen ist oftmals, wie auch bei Mary Hail, eine familiäre Vorbelastung. Die maximale Knochendichte und die spätere Knochenverlustrate sind genetisch angelegt. Dazu steigt mit dem Alter die Wahrscheinlichkeit einer Osteoporoseerkrankung. Frauen haben nach den Wechseljahren durch den Abfall des Östrogenspiegels ein höheres Osteoporoserisiko als Männer.

Gefahr besteht auch bei jenen Menschen, die bereits Knochenbrüche – vor allem an der Wirbelsäule – hatten. Wenn beispielsweise ein Wirbelkörper eingebrochen ist, besteht ein etwa fünffach erhöhtes Risiko, einen weiteren Wirbelkörperbruch zu erleiden. Auch während der Schwangerschaft und Stillzeit besteht wegen des veränderten Kalziumhaushaltes ein vorübergehend erhöhtes Osteoporoserisiko. Üblicherweise werden heutzutage während dieser Periode Kalzium und Vitamin D verabreicht.

Vorbeugung von Osteoporose

Vorbeugung ist auch bei Osteoporose besser als Behandlung. An erster Stelle steht deshalb Bewegung. Wird der Knochen und auch die Muskulatur des Bewegungsapparates nicht gefordert, so wird Masse abgebaut. Tätigkeiten, die die Schwerkraft aussetzen, wie Schwimmen oder Radfahren, bringen hier nichts. Sportliche Höchstleistungen muss man da nicht erbringen. Schon Spazieren- oder Einkaufengehen, Tanzen und Wandern oder Treppensteigen statt Liftfahren helfen, den Knochen stabil zu halten

Vor allem im Wachstumsalter – die maximale Knochendichte wird mit etwa 30 Jahren erreicht, danach setzt ein Verlust von etwa einem Prozent pro Jahr ein – ist körperliche Aktivität wichtig, da so in Sachen Knochenbelastbarkeit für eine möglichst stabile Ausgangssituation gesorgt wird. Und auch in späteren Jahren kann durch eine hohe Belastung des Knochens – also körperliche Aktivität - die Knochenverlustrate möglichst gering gehalten werden.

MERKE
Tun Sie Ihren Knochen etwas Gutes und bewegen Sie sich ausreichend oft an der frischen Luft.

Da eine manifeste Osteoporose zumeist als erstes die Wirbelstabilität beeinträchtigt, ist ein rückenschonendes Verhalten im täglichen Leben wichtig, um Einbrüchen vorzubeugen. Vermeiden Sie langes Sitzen und verharren Sie nicht zu lange in gebückter Haltung. Das Anheben von schweren Lasten aus den Knien heraus ist zu empfehlen.

Wichtig für stabile Knochen ist auch ausreichende Sonnenlichteinstrahlung. Dadurch wird in der Haut Vitamin D gebildet. Vitamin D ist das wichtigste Vitamin zur Förderung der Aufnahme von Kalzium und Phosphat aus dem Darm. Sinkt die Sonnenlichtexposition auf weniger als 15 Minuten täglich, wird zu wenig Vitamin D gebildet. Von einem Vitamin-D-Mangel betroffen sind deshalb oft auch kranke, bettlägerige oder depressive Menschen, die wenig in die Sonne gehen können oder möchten. In Ländern, in denen sich die Menschen und gerade die Frauen durch politische oder religiöse Modevorgaben wenig dem Sonnenlicht aussetzen, ist ein hoher Anteil an Patienten mit Osteoporose bekannt. Bei Vitamin-D-Mangel hilft meist nur die Einnahme von Tabletten. Die meisten Hersteller kombinieren dies bereits mit Kalzium sowie den Vitaminen C, A, K, B12 und Folsäure, welche für gesunde Knochen wichtig sind.

Einen wichtigen Einfluss auf den Kalziumhaushalt hat auch die Ernährung. Wird zu wenig Kalzium aufgenommen, beispielsweise bei Diäten, kann ein Mangel an Kalzium entstehen. Kalzium enthalten vor allem Milch und Milchprodukte. Dabei ist beispielsweise Hartkäse und Mozzarella besonders kalziumreich. Frisches Gemüse, Getreideprodukte und Obst sind ebenfalls Kalziumlieferanten. Auch Mineralwasser und Fruchtsäfte sind heutzutage oft mit Kalzium angereicht.

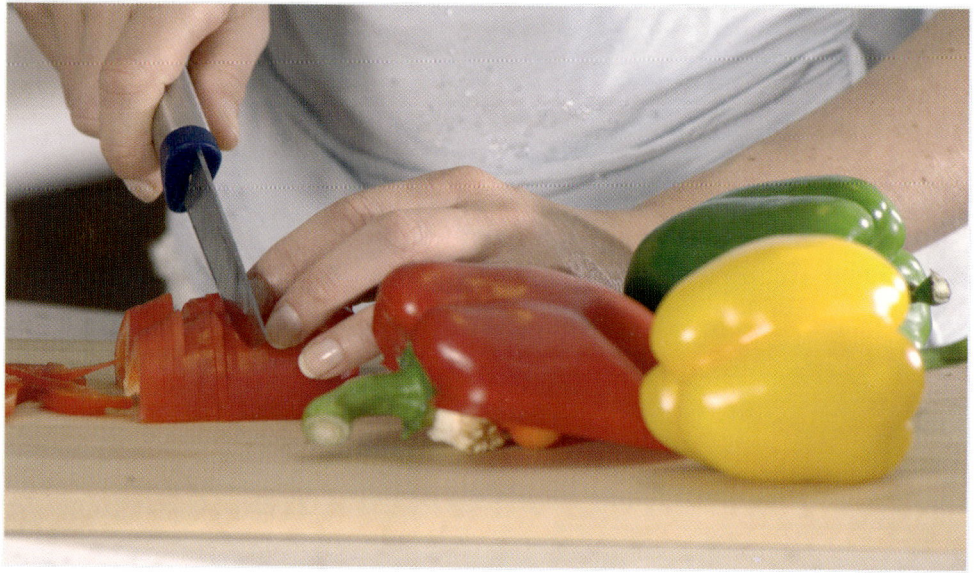

Auf der anderen Seite behindern manche Nahrungsbestandteile die Aufnahme von Kalzium oder fördern dessen Ausscheidung. Dazu zählen Koffein (also Kaffee, Cola, etc.), Oxalsäure, die in verschiedenen Gemüsesorten vorkommt und hohe Anteile von Fett, Eiweiß, Phosphat, Salz und Zucker. Und nicht vergessen: Einen erhöhten Kalziumbedarf haben Kinder und Jugendliche, weil ihre Körper noch wachsen, werdende und stillende Mütter sowie Frauen nach den Wechseljahren und Menschen im höheren Alter. Eine zusätzliche ergänzende Kalziumzufuhr mittels Tabletten sollte jedoch zuvor mit dem Arzt besprochen werden.

Übermäßiger Alkoholkonsum kann das Entstehen einer Osteoporose begünstigen, da auch er langfristig die Kalziumaufnahme vermindert. Allerdings gibt es Studien, die belegen, dass ein geringer Alkoholkonsum den Östrogenspiegel erhöht und damit einer Osteoporose eher entgegenwirkt. Grundsätzlich sollte Alkohol daher nicht verboten werden – die Menge macht's!

Rauchen wirkt sich negativ aus. In manchen Statistiken wird von einer Verdoppelung (!) des Osteoporoserisikos bei starken Rauchern gesprochen. Studien belegen, dass Frauen mit einem Zigarettenkonsum von täglich einer Schachtel nach den Wechseljahren 10 Prozent weniger Knochenmasse haben als Nichtraucherinnen. Der Grund: Die giftigen Substanzen im Zigarettenrauch schädigen die Knochen und zudem vermindert Rauchen die Produktion von Östrogenen bei der Frau und Testosteron bei Männern.

Auch Medikamente können sich negativ auf die Kalziumbilanz auswirken. Beispielsweise eine lang andauernde, hoch dosierte Kortisonbehandlung ohne Verordnung eines Ausgleichspräparats.

Verschiedene Erkrankungen, die zu einer Unterversorgung mit Knochenbaustoffen, Mangelernährung oder aber direkt knochenschädigend wirken, sollten erkannt und behandelt werden. Dabei ist an vorderster Stelle die chronische Polyarthritis zu nennen, die sehr verbreitet ist. Weiterhin sind chronische Lungenerkrankungen, ein schwaches Herz sowie die Zuckerkrankheit, der Diabetes mellitus, zu erwähnen. Auch Krankheiten oder entzündliche Veränderungen, die das Verdauungssystem betreffen, sollten möglichst früh erkannt und behandelt werden.

Interdisziplinäre Sprechstunde

Die Kollegen in den USA haben bei Mrs. Hail bislang die Osteoporose mit Medikamenten behandelt. Gleichzeitig wurden regelmäßig die Laborwerte überprüft sowie Knochendichtemessungen durchgeführt. Physiotherapie sowie Muskelkräftigungsmaßnahmen kann die Patientin aufgrund der starken Schmerzen nur wenig machen, das physiotherapeutische Programm muss die Pensionistin wiederholt abbrechen, obwohl sie mit stärksten Schmerzmitteln und zuletzt sogar mit Morphiumpflastern versorgt wird.

Was kann ein Arzt für Mary Hail tun? Im Rahmen unserer interdisziplinären Sprechstunde wird Mrs. Hails Leiden mit unserem Facharzt für physikalische Therapie sowie unserem Facharzt für Neurochirurgie besprochen. Aufgrund der ausgeprägten Veränderungen sowie des chronifizierten Schmerzsyndroms entschließen wir uns zur Durchführung einer Vertebroplastie, bei einigen Wirbelkörpern zur Durchführung einer Ballon-Kyphoplastie.

Injektion von Knochenzement bei Osteoporose

Aufgrund der verminderten Tragfähigkeit des Knochengerüstes können bei Osteoporose sehr schmerzhafte Wirbelkörpereinbrüche (Kompressionsfrakturen) im Bereich der Brust- und Lendenwirbelsäule auftreten. Mary Hail

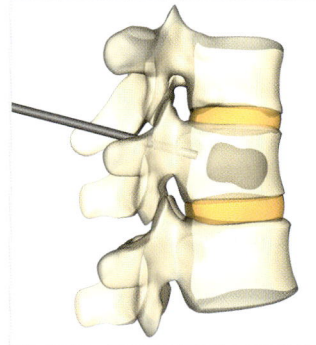 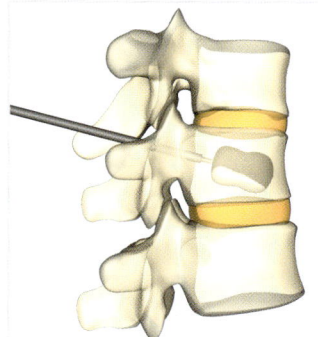 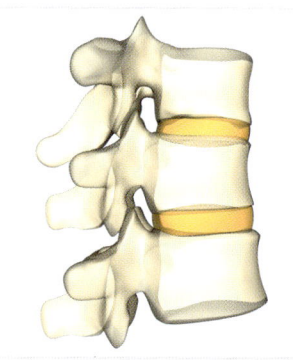

Bei der Vertebroplastie wird eine dünne Punktionsnadel unter Röntgenkontrolle zum Wirbelkörper geführt – die Nadel kann dann gefahrlos in den Knochen eindringen.

Nun wird flüssiger Knochenzement eingespritzt.

Nach dem Aushärten wird der Wirbelkörper stabilisiert.

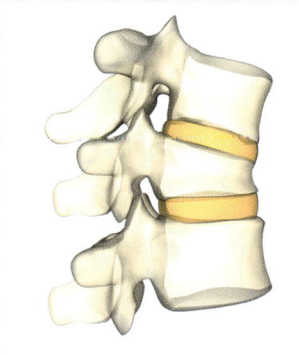 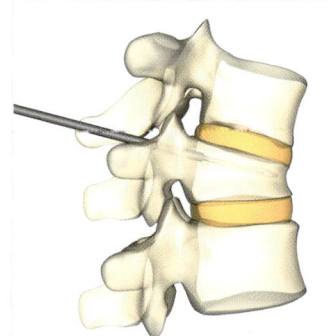 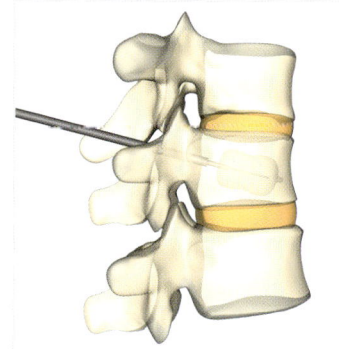

Bei der Ballon-Kyphoplastie wird vor der Zementeinspritzung eine Aufrichtung des eingebrochenen Wirbelkörpers durchgeführt (Bild Mitte und rechts).

hatte in diesem Bereich beim Klopftest überempfindlich reagiert. Dies sowie die Röntgenaufnahmen bestätigten auch bei ihr eine stark ausgeprägte Verformung der Wirbelkörper sowie Wirbelkörpereinbrüche. Dank eines neuen Verfahrens, eines minimalinvasiven Punktionsverfahrens, können in solchen Fällen offene, sehr belastende Operationen vermieden werden. Der Zugang durch die Haut, perkutan, mit Hilfe einer Punktionsnadel schont die Muskulatur und das Stützgewebe im Bereich der Wirbelsäule, sodass schmerzhafte Narbenbildungen und Instabilitäten vermieden werden.

Was genau passiert bei dieser neuen Technik?

ERKLÄRUNG **Vertebroplastie**
Es wird eine dünne Punktionsnadel unter Röntgenkontrolle zum Wirbelkörper geführt. An einem bestimmten Punkt des Wirbelkörpers, dem sogenannten Pedikel, kann man gefahrlos mit der Nadel in den Knochen eindringen. Über die Punktionsnadel spritzt der Arzt flüssigen Knochenzement in den Wirbelkörper ein, der diesen nach dem Aushärten stabilisiert.

Ist der Wirbelkörper stark deformiert, wählt man anstelle der Vertebroplastie die Ballon-Kyphoplastie. Dabei wird der Wirbelkörper vor der Zementeinspritzung mit Hilfe eines Ballons, der durch die Punktionsnadel vorgeschoben und mit Flüssigkeit unter Druck aufgebläht wird, aufgerichtet. Nach erfolgter Aufrichtung wird der Ballon wieder entfernt und der entstandene Hohlraum mit Knochenzement gefüllt.

Mit diesem minimalinvasiven Verfahren können selbst ausgeprägte osteoporosebedingte Verformungen der Wirbelkörper schonend und mit geringer Gefahr von Nebenwirkungen behandelt werden. Angenehm ist dieses schonende Verfahren auch für den Patienten: Für den Eingriff selbst ist nur ein kurzer stationärer Aufenthalt erforderlich. Alle Alltagstätigkeiten sind sofort nach der Entlassung wieder möglich. Lediglich das Heben schwerer Lasten sollte für etwa sechs Wochen vermieden werden. Radfahren mit möglichst aufrechter Oberkörperhaltung und Schwimmen sind nach zwei Wochen wieder möglich. Andere Sportarten sollten je nach Belastung erst nach sechs Wochen langsam wieder begonnen werden. Das beste aber an dieser Technik: In der Regel wird eine sofortige und deutliche Besserung der Schmerzen erreicht.

So auch bei der 72-jährigen Amerikanerin. Postoperativ zeigt sich bei ihr eine rasche, nahezu bereits 80-prozentige Beschwerdebesserung. Deshalb kann gleich im Anschluss an ihre Behandlung in meiner Praxis eine Umstellung der Schmerzmedikation vom Morphiumpflaster auf wesentlich schwächere Schmerzmittel erfolgen.

Mittlerweile macht Mrs. Hail in einer amerikanischen Spezialeinrichtung ein Rückenkräftigungsprogramm. Wir hatten hier in München einige Wochen nach dem Eingriff noch eine Osteopathiebehandlung vorgenommen und Mary Hail damit zu einer weiteren wesentlichen Besserung der Beweglichkeit verholfen (Osteopathie – siehe bitte »Sanfte Methoden«).

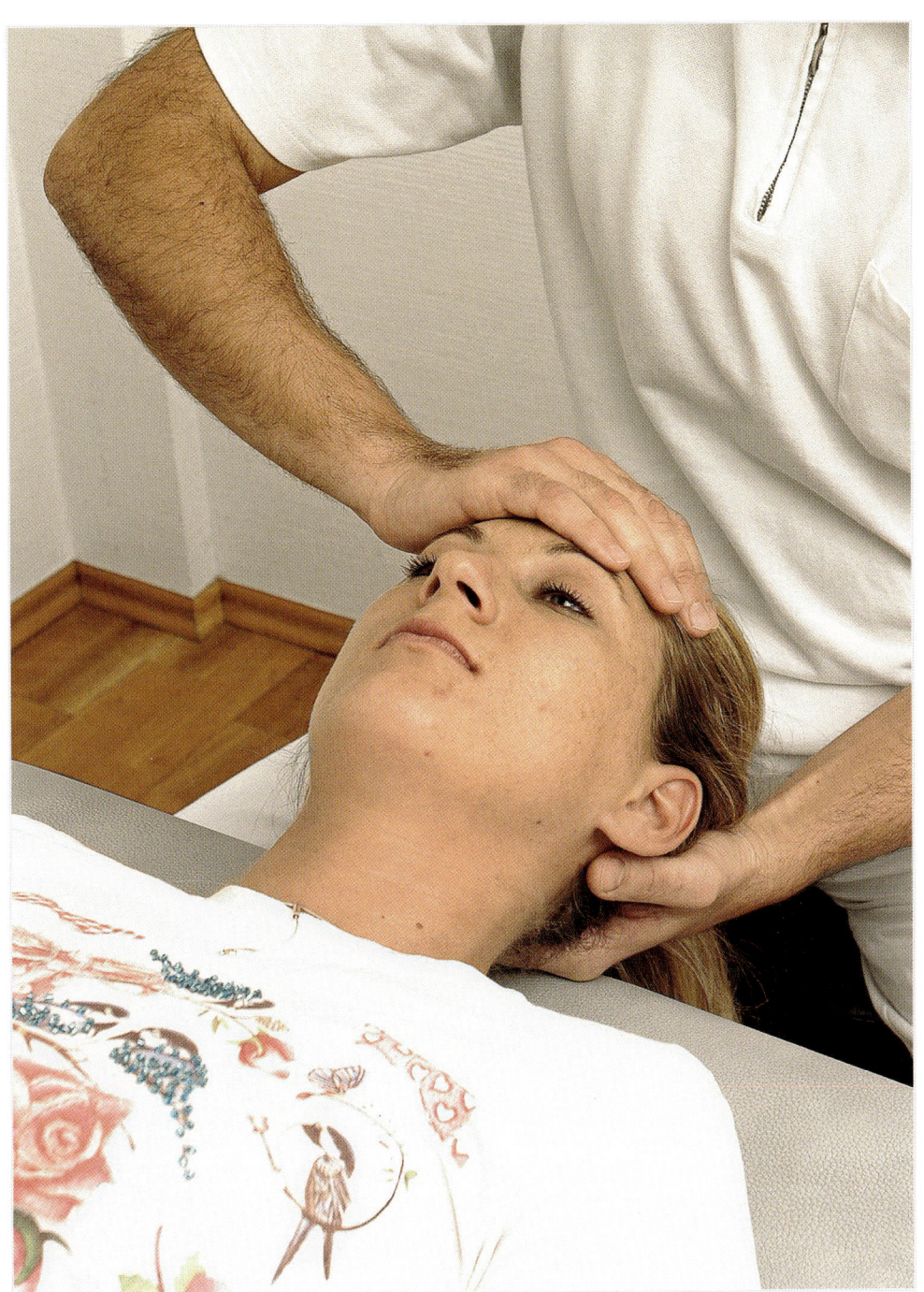

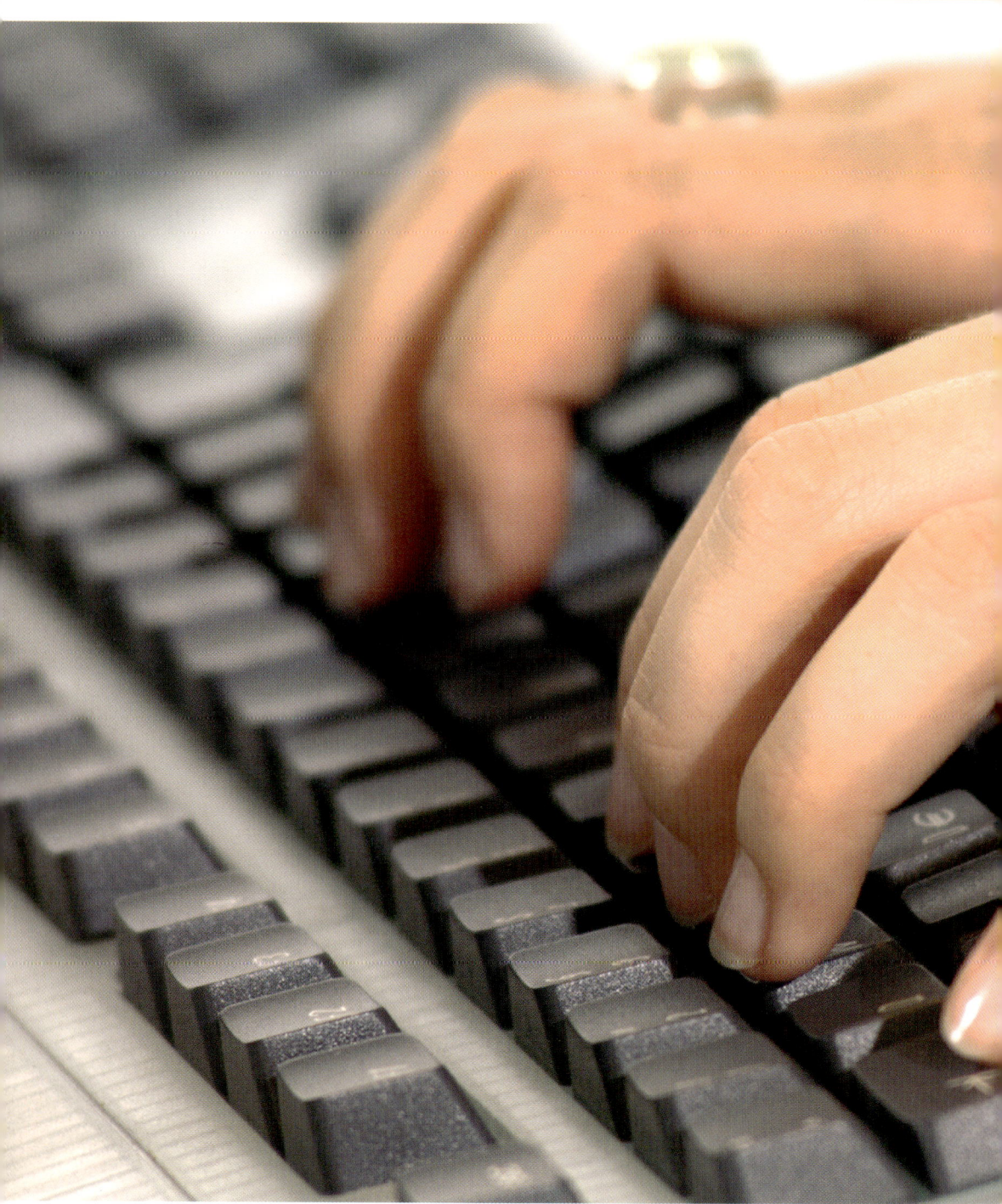

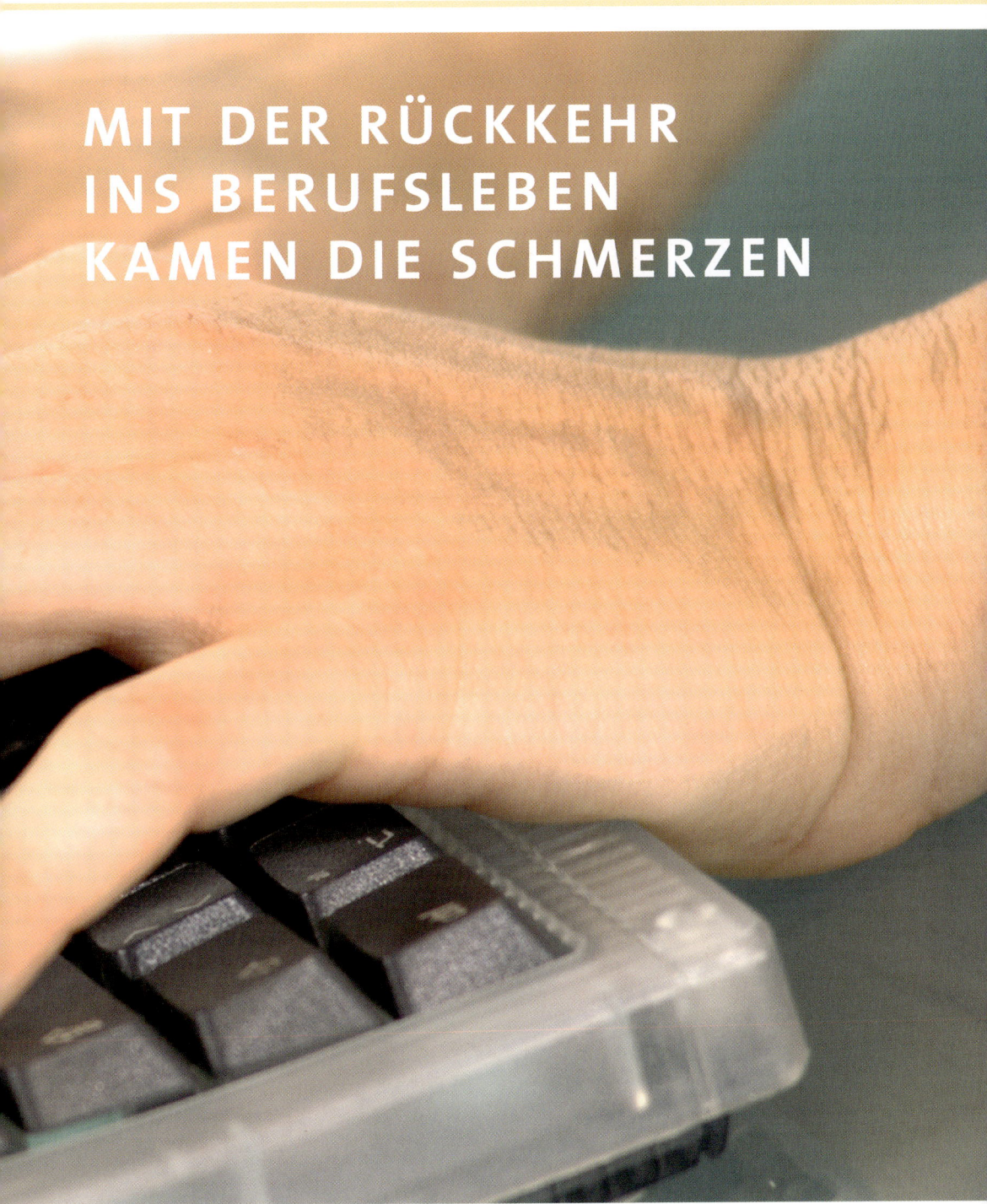

MIT DER RÜCKKEHR
INS BERUFSLEBEN
KAMEN DIE SCHMERZEN

EDV-Angestellte Steffi König (42), Mutter von Vanessa (14):

Probleme mit dem Rücken kannte Steffi König nicht. Doch mit Vanessas Pubertät kamen Spannungen in den Zwei-Frauen-Haushalt – eigentlich ganz normale Problemchen, wie sie häufig zwischen Mutter und heranwachsender Tochter auftreten. Steffi kehrte in den Beruf zurück, genau genommen an den Schreibtisch in einem EDV-Unternehmen. Erst war's nur ein Acht-Stunden-Job, doch bald wurde ein täglicher 14-Stunden-Marathon daraus.
Bald ging es Steffi König so wie vielen Frauen im Berufsleben: Nach ersten Verspannungen im Bereich von Hals- und Lendenwirbelsäule meldeten sich Beschwerden und Schmerzen, die bald unerträglich wurden.

»Karriere ist nie mein großes Ziel gewesen, aber meinen Arbeitsplatz würde ich gerne behalten.« Mit diesen Worten beginnt Steffi König (42) die Schilderung ihres Leidens.

Frau König arbeitet als EDV-Fachangestellte in einem mittelständischen Unternehmen in München. Vor vier Jahren fand sie dort, erst in Teilzeit, dann wieder voll ins Berufsleben zurück. Davor war sie alleinerziehende Mutter aus Leidenschaft, hatte liebevoll ihre Tochter Vanessa (heute 14) großgezogen. Vanessa kam in die Pubertät und wollte Mamas Rundum-Service nicht mehr. Geh doch wieder arbeiten, hatte ihre Tochter ihr vorgeschlagen, schließlich bräuchte Vanessa auch ein bisschen Zeit am Nachmittag für sich. So erzählt es mir Steffi König mit einem Augenzwinkern.

»Seither werden zwar die Hausaufgaben nicht mehr so gründlich erledigt, dafür hat Vanessa sogar so weit kochen gelernt, dass abends was Warmes auf dem Tisch steht, wenn ich von der Arbeit nach Hause komme.«

Der Zwei-Frauen-Haushalt funktioniert also blendend. Weniger optimal dagegen verläuft Frau Königs Arbeitsalltag. Seit einigen Jahren läuft der Computerbetrieb nicht mehr so rosig. Den Tiefpunkt erreicht Steffi Königs Brötchengeber vor einem halben Jahr. »Aufgrund einer Konzernumstellung muss ich seither enorm viel Mehrarbeit auf mich nehmen«, sagt die EDV-Expertin. Von einer geregelten Arbeitszeit kann keine Rede mehr sein. Der Durchschnittsjob hat sich in einen 14-Stunden-Marathon gewandelt. »Pro Tag schaffe ich höchstens zweimal eine dreißigminütige Pause.« Doch um nicht – wie viele andere ihrer Kollegen – wegrationalisiert zu werden, malocht Steffi König ohne Klagen.

Unter dem stressigen Alltag leidet zunehmend Frau Königs Gesundheit. Seit zwei Jahren plagen die Patientin Verspannungen in den Bereichen der Hals- sowie der Lendenwirbelsäule. Anfangs waren die Beschwerden noch erträglich, heute – vor allem im Bereich der Halswirbelsäule – sind sie so stark, dass Frau Königs Konzentration während der Arbeit darunter leidet. Der Hausorthopäde der 42-Jährigen verordnet ihr Rolfing und Meditation (siehe Kapitel »Sanfte Methoden«). Doch trotz Rolfing, trotz der ganzkörperlichen Entspannung durch Meditation – Steffi König scheint plötzlich anfällig für alle möglichen Leiden zu sein. Eine entzündliche Darmerkrankung (Colitis ulcerosa) brachte sie aus dem Gleichgewicht. Zwar ist Frau König in Behandlung eines Internisten, doch gesellten sich zu den Darmbeschwerden jetzt ständige Blockierungen im Bereich der Kreuzdarmbeingelenke. Ihr behandelnder Physiotherapeut vermutet, dass die Blockaden von dieser entzündlichen Darmerkrankung herrühren. »Herr Doktor, so was ist doch gar nicht möglich, oder?« fragt mich die Patientin.

Rückenschmerzen als Folge einer Infektion

Leider doch. In der Folge einer allgemeinen Infektion, beispielsweise einer Infektion der Darmschleimhaut, kann es als reaktive Arthritis zu solchen Erkrankungen kommen. Möglich ist eine reaktive Arthritis auch aufgrund einer Borellieninfektion nach einem Zeckenstich (Lyme-Borelliose). Prinzipiell können verschiedenste Bakterien, Parasiten und Pilze Entzündungen auslösen, die als Spondylitis bezeichnet werden, wenn nur der Wirbel betroffen ist, oder als Spondylodiszitis, wenn auch die Bandscheibe in Mitleidenschaft gezogen wird. Auch bei einer Tuberkuloseform, die jedoch sehr selten ist, kann in Einzelfällen eine schwere Verformung der Wirbelsäule entstehen.

Dennoch: Steffi Königs Beschwerden im Bereich der Kreuzdarmbeingelenke könnten auch andere Ursachen haben. So schildert sie mir, dass ihr behandelnder Orthopäde sie nach einer Röntgenaufnahme mit der Diagnose konfrontiert habe, sie hätte nur vier Lendenwirbel.

7 Halswirbel

12 Brustwirbel

5 Lendenwirbel

Kreuzbein und Steißbein

Die menschliche Wirbelsäule setzt sich aus 7 Halswirbeln, 12 Brustwirbeln und 5 Lendenwirbeln zusammen. Den untersten Teil der Lendenwirbelsäule schließen Kreuzbein und Steißbein ab.

Anatomische Sonderfälle

Üblicherweise besteht die Wirbelsäule aus insgesamt 33 Wirbeln. Diese setzen sich zusammen aus 7 Halswirbeln, 12 Brustwirbeln, 5 Lendenwirbeln, 5 Kreuzwirbeln, welche zum Kreuzbein, und 4 Steißwirbeln, welche zum Steißbein verschmolzen sind. Es gibt jedoch Abweichungen von dieser Norm. Die anatomischen Lehrbücher sprechen von im Schnitt nur etwa 40 Prozent der Menschen, die genau diesen Aufbau haben. Vor allem im Kreuz- und Steißbeinbereich findet man oft eine unterschiedliche Anzahl an verschmolzenen Wirbeln. Auch die Wirbelsäule über dem Kreuz- und Steißbeinbereich ist in der typischen Form nur bei etwa 90 Prozent der Menschen vorhanden. Das bedeutet, dass man oft einen sechsten Lendenwirbel oder einen zusätzlichen Kreuzwirbel und dafür nur vier Lendenwirbel findet.

Oft treten hierbei Übergangswirbel auf. Das sind Wirbel, die sich offensichtlich nicht für einen Wirbeltyp entscheiden konnten. So kann ein Lendenwirbel etwa auch halb oder völlig mit dem Kreuzbein verschmolzen sein. Oder aber ein unterer Halswirbel ist schon halb Brustwirbel und trägt eine Halsrippe. Anatomische Sonderfälle bei den Lendenwirbeln sind häufig. Lendenwirbel haben einen ausgeprägten Querfortsatz, welcher einer rudimentären Rippe entspricht. Dieser kann in Einzelfällen wie zu einer kleinen Rippe verlängert sein. All diese möglichen Varianten müssen nicht zwingend zu Schmerzen oder Krankheiten führen. Allerdings kann sich durch eine anatomische Anomalie die Statik verändern und es kann so zu wiederkehrenden Muskelverspannungen kommen.

Durch meinen anatomischen Exkurs konnte ich die EDV-Fachangestellte jedoch nicht beruhigen. Je länger wir sprachen, desto mehr Beschwerden listete Steffi König auf. So pfeift es seit etwa vier Monaten unaufhörlich in ihrem linken Ohr. Viel hat sie zunächst nicht darauf gegeben, aber wenn sie zur Ruhe gekommen sei, dann hätte sie der Pfeifton schon genervt. Mehr als das Ohrgeräusch jedoch beängstigt die 42-Jährige ein sporadisch auftretender Schwindel. Sie war schon beim Neurologen, der aber habe diesen Schwindel als harmlos eingestuft. Er sei nicht durch eine Schädigung des Gleichgewichtsorgans des Innenohrs bedingt.

Die Alleinerziehende wirkt angespannt und müde, als sie mir gegenüber in meinem Sprechzimmer sitzt. Bei der weiteren Befragung gesteht sie, dass sie Einschlaf- und auch Durchschlafstörungen hat. Morgens würde sie wie gerädert zu ihrer sowieso stressigen Arbeit fahren. Und auch daheim gäbe es Ärger. »Meine Tochter Vanessa bringt immer schlechtere Noten nach Hause. Da ich ihr bei dem gegenwärtigen Unterrichtsstoff nicht mehr weiterhelfen kann, habe ich ihr einen Nachhilfelehrer organisiert.«

Nach dieser umfangreichen Befragung fülle ich gemeinsam mit Steffi König den Schmerzfragebogen aus. Hierbei zeigt sich bei der Patientin eine zu den körperlichen Beschwerden hinzukommende depressive Symptomatik. Weiter stellt sich heraus, dass die Patientin unterschiedliche Medikamente mit zum Teil gleichen Wirkspektren, aber sich gegenseitig verstärkenden Nebenwirkungen eingenommen hatte. Daneben lindert Steffi König ihre starken Schmerzen im Bereich der Halswirbelsäule durch Salben.

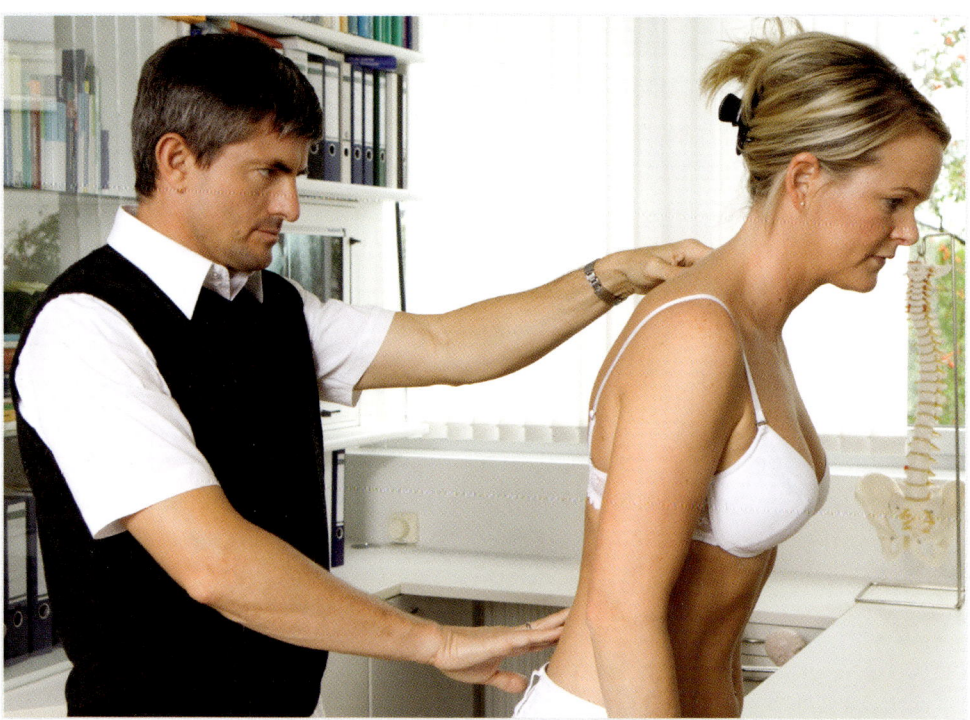

Konzentriert untersucht Dr. Schneiderhan die Rückenpartie einer Patientin.

Salben zur Schmerzlinderung

Sind die Schmerzen und Verspannungen nicht so stark, kann man diese gut mit Kälte, Wärme, gymnastischen Übungen und eben auch mit Salben, Cremes oder Gelen behandeln. In Salben sind leichte Schmerzmittel vom Typ der nichtsteroidalen Antirheumatika, wie etwa in Voltaren, enthalten. Neben ihrer leicht schmerzlindernden Wirkung ist auch der Wärmeeffekt bei Salben nicht zu unterschätzen. Vor allem von älteren Menschen werden Salben den Pillen vorgezogen.

Was muss man bei der Anwendung von Salben beachten? Bei akuten Schmerzen, die durch entzündliche Veränderungen ausgelöst wurden, sollten auf keinen Fall Wärmesalben (etwa Latschenkiefernöl) eingesetzt werden. Diese können den Schmerz noch verstärken. Bei akuten Schmerzen rate ich zu kühlenden Gelen mit entzündungshemmenden Inhaltsstoffen.

Der Chronifizierungsfragebogen

Nach dem Schmerzfragebogen der DGS fülle ich mit Steffi König noch den Mainzer Chronifizierungsfragebogen aus. Die Auswertung ergibt für die Patientin einen Chronifizierungsgrad II.

Der Mainzer Chronifizierungsfragebogen ist ein bewährtes Schema, Schmerzen bezüglich ihrer Dauer und Art genauer einzuordnen. Dabei werden die zeitlichen Schmerzwahrnehmungen, das heißt, wie oft und wie lange tritt Schmerz auf, erfasst, sowie auch die räumlichen Aspekte der Schmerzwahrnehmung, das heißt, ob Schmerzen nur an einer, an zwei oder aber an mehreren Stellen auftreten. Weiterhin werden auch Medikamenteneinnahmen und Klinikaufenthalte berücksichtigt sowie Operationen und Reha-Maßnahmen. Aufgrund dieser Informationen können die Beschwerden dann einem Chronifizierungsgrad I bis III, also gering bis hoch, zugeordnet werden. Mit dieser Einteilung kann der Behandlungserfolg überprüft werden. Auch für den Betroffenen selbst ist es oft sehr hilfreich, sich besser einschätzen und seine Schmerzen analysieren zu können.

Die umfangreiche körperliche Untersuchung von Steffi König ergibt eine ausgeprägte Verhärtung der Muskulatur des Nackens und der Halswirbelsäule. Beim Betasten der Hautoberfläche stelle ich erhebliche Druckempfindlichkeit im Bereich der Triggerpunkte der Hals-, Schulter- und Nackenmuskulatur fest. Auch die Beweglichkeit der Patientin ist deutlich eingeschränkt. Insbesondere beim Zurückneigen des Kopfes sowie beim Drehen des Kopfes zur Seite hat sie Schmerzen. Erfreulicherweise liegen keine neurologischen Ausfallerscheinungen vor.

Nach der körperlichen Untersuchung lasse ich Steffi König röntgen. Dabei werden Aufnahmen der Halswirbelsäule in zwei Ebenen sowie Bewegungsaufnahmen angefertigt. Diese zeigen eine ausgeprägte Steilstellung der Halswirbelsäule im mittleren Halswirbelsäulendrittel und deuten auf eine Funktionsstörung hin. Außerdem sehen wir auf den Aufnahmen einen Blockwirbel zwischen dem 5. und 6. Halswirbel.

Angeborene Entwicklungsstörungen

Blockwirbel, eine Verschmelzung zweier oder mehrerer Wirbelkörper, zählen zu den häufigsten, meist angeborenen Entwicklungsstörungen der Wirbelsäule. Bereits im Säuglings- oder Kleinkindesalter können diese zum Teil schwerwiegenden Aufbaustörungen auftreten und teilweise groteske Verformungen der Wirbelsäule nach sich ziehen, so extrem, dass sie eine Aufrichtung des Rumpfes unmöglich machen. Oft treten solche Veränderungen zusammen mit verschiedenen Krankheitszeichen auf; sie werden dann Syndrome genannt und sollten von Spezialisten behandelt werden.

Zum Ausschluss einer ernsthaften Veränderung veranlassen wir bei Steffi König die Durchführung einer normalen Kernspintomographie (MRT) sowie eine 3-D-MRT der Halswirbelsäule.

3-D-Kernspintomographie

Bei einer 3-D-MRT handelt es sich, ähnlich der erwähnten dreidimensionalen Computertomographie, um eine dreidimensionale errechnete Kernspintomographie. Die erzeugten Bilder sind sehr anschaulich, auch da sich die verschiedenen Strukturen einfärben lassen.

Steffi Königs Kernspinaufnahmen ergeben neben leichten Bandscheibenvorwölbungen im Bereich der benachbarten Zwischenwirbelscheiben zu der oben bereits beschriebenen Blockwirbelbildung nichts Neues. Dennoch forschen wir weiter.

Ich nehme den Hinweis der entzündlichen Darmerkrankung wieder auf und veranlasse eine Laborwertebestimmung durch einen Internisten.

Auch für viele orthopädische Erkrankungen sind Laboruntersuchungen wichtig. Blutbild und Entzündungswerte können Hinweise auf entzündliche Prozesse erhärten oder entkräften. Bei Verdacht auf eine Erkrankung aus dem rheumatologischen Formenkreis gibt es spezifische Suchprogramme mit der Bestimmung des Rheumafaktors, des Antistreptolysintiters, antinukleärer Antikörper und verschiedenes mehr. Diese Parameter können von fast allen Labors bestimmt werden. Allerdings wird das nicht routinemäßig, sondern nur auf spezielle Anfrage durchgeführt. Weiterhin gibt es Erkrankungen, bei denen sehr häufig bestimmte Marker erhöht sind und daher ein Zusammenhang angenommen wird. So ist beispielsweise beim Morbus Bechterew sehr häufig das HLA-B27 positiv.

3-Dimensionale Wirbelsäulenvermessung

Die bei der klinischen Untersuchung festgestellte geringe Krümmung der Brustwirbelsäule zur linken Seite hin mit Gegenschwung im Bereich der Lendenwirbelsäule überprüfen wir zusätzlich mittels einer 3-D-Wirbelsäulenvermessung.

Die dreidimensionale Wirbelsäulenvermessung ist ein neues Untersuchungsverfahren, das ohne Röntgenbelastung zur Erstdiagnostik und für Verlaufskontrollen bei Wirbelsäulenproblemen eingesetzt wird. In 0,04 Sekunden erfasst dieses optische Messverfahren – bei dem das Knochengerüst mit einem Lichtraster vermessen wird – millimetergenau Lage und Form der Wirbelsäule und ist eine Kombination aus moderner Videotechnik und Datenverarbeitung. Dabei werden eine Waage, ein Projektor, eine Videokamera und ein Computer zu einem Gerät kombiniert. Der Projektor zeichnet ein paralleles Linienraster auf den Rücken des Patienten und zeigt die vorhandenen Verwerfungen. Die Waage registriert die Belastungsdifferenz. Noch während der Vermessung kann der Arzt – etwa bei Fehlhaltungen oder Wirbelsäulenverkrümmungen – einen exakten Beinausgleich vornehmen.

Die optimale Korrektur wird auf einer beweglichen Platte unter den Füßen eingestellt. Hier können Abweichungen vom Lot, Verformung der Wirbelsäule und Drehungen der einzelnen Wirbelkörper zueinander eindeutig festgelegt werden. Das Resultat ist ein 3-D-Bild, das von einer Kamera aufgenommen und sofort in den Computer eingespeist und dort ausgewertet wird.

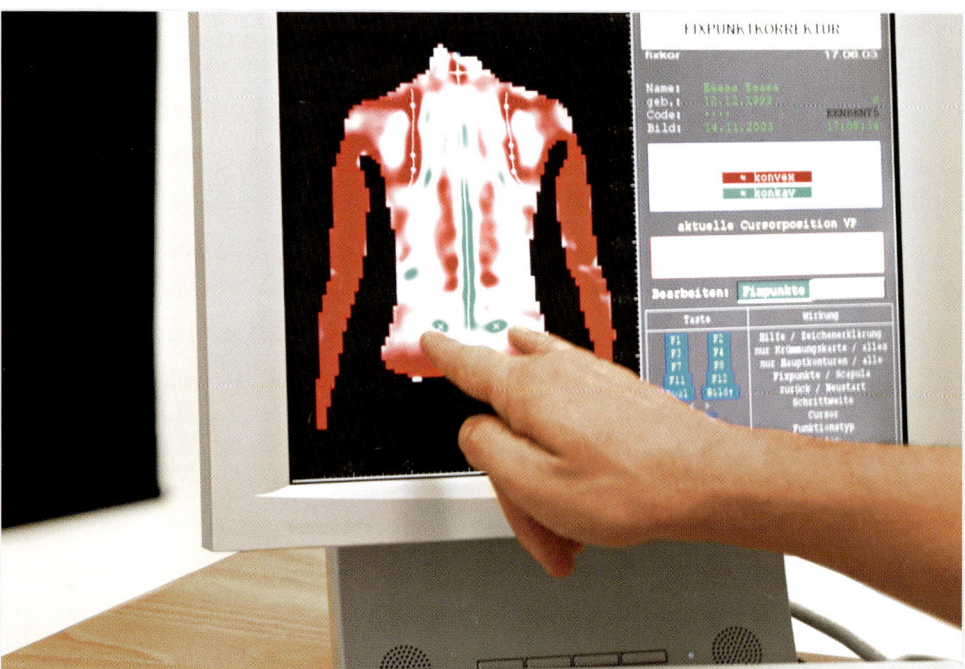

Alte und neue Untersuchungsergebnisse kann der Arzt unmittelbar vergleichen.

Die Behandlung hat keine Nebenwirkungen. Röntgenaufnahmen werden dadurch in vielen Fällen überflüssig. Außerdem ist hierdurch eine exakte Verlaufsbeobachtung zur differenzierten Therapieplanung möglich.

Bei Steffi König bringt die 3-D-Wirbelsäulenvermessung eine linksseitige Beinverkürzung von knapp einem Zentimeter zutage. Noch während der Untersuchung machen wir einen provisorischen Beinlängenausgleich. Mit einem sehr guten Ergebnis. Nur ein halber Zentimeter ergibt eine deutlich bessere Stellung und eine Aufrichtung der Lenden- und Brustwirbelsäule, sodass ich der Patientin eine Ferseneinlage verschreibe. Bei einer Kontrolluntersuchung nach drei Monaten zeigt sich bereits eine ausgeglichene Wirbelsäule. Jetzt leiteten wir eine Abänderung der Schuhe durch den Orthopädietechniker mit einem entsprechendem Schuhhöhenausgleich ein. Doch Frau Königs Gesundheitszustand ist noch nicht optimal. Aufgrund der deutlich tastbaren Muskelverspannung führten wir bei ihr eine EMG-Untersuchung (Elektromyographie) durch. Das Ergebnis: Bei der Patientin liegt in der rechten Nacken- und Halsmuskulatur eine deutlich vermehrte Verspannung vor, die bei Anspannung zu einer beidseitigen, erhöhten Muskelaktivität führt.

Doch es gibt auch Untersuchungen, die bei Steffi König erfreulicherweise ohne Ergebnis ausfallen: Der wegen des Ohrengeräuschs konsultierte HNO-Arzt kann keine organischen Schäden des Ohres und des Innenohres feststellen. Und auch der Neurologe findet bezüglich des immer wieder auftretenden Schwindels keine organischen Ursachen im Bereich des Gehirns. Die Ursache können wir demnach im Wesentlichen den Veränderungen der Wirbelsäule, insbesondere der Halswirbelsäule zuordnen.

Behandlung

Gemeinsam mit unserer Neurologin stellen wir die Medikation der Patientin vollständig um. Zunächst setzen wir Ibuprofen sowie ein Muskelrelaxanz ein, beides in Tablettenform. Unsere Neurologin verordnet Frau König ein leichtes Antidepressivum, welches bei der 42-Jährigen zu einem deutlich besseren Schlaf führt, sodass sich die Patientin in kurzer Zeit deutlich erholt.

Um die ausgeprägte Muskelverspannung gezielt lindern zu können, setzen wir auf eine Injektionsbehandlung, in diesem Fall eine Neuraltherapie und Triggerpunktinfiltrationen. Zum Ausschluss eines durch die Wirbelgelenke verursachten Schmerzsyndroms (pseudoradikuläres Schmerzsyndrom) führe ich noch eine gezielte Wirbelgelenksblockade durch.

Diagnostische Injektionen

Trotz zahlreicher Untersuchungen ist oft die Frage nicht endgültig geklärt, von welcher der Strukturveränderungen, etwa Veränderungen an Bandscheibengelenken, Wirbeln und Bändern, der Schmerz hauptsächlich ausgeht. Daher greift der Arzt oft auf diagnostische Tests zurück, um die Schmerz auslösende Struktur zu identifizieren, da er ja die Ursache der Beschwerden behandeln will und nicht sämtliche Veränderungen, die oft harmlos sind. Bewährt haben sich hierfür gezielte Infiltrationen und Injektionen, welche unter Röntgen- oder CT-Kontrolle durchgeführt werden. Das Computertomogramm liefert genauere Bilder der Feinstruktur, das Röntgen hat jedoch den Vorteil, dass unter der Durchleuchtung Bewegungen ausgeführt werden können.

Eine der möglichen diagnostischen Injektionen ist die Facetteninfiltration, das Infiltrieren der kleinen Wirbelgelenke. Zur genauen Auswertung des diagnostischen Ergebnisses setze ich einen speziellen, von mir ausgearbeiteten Fragebogen ein. Hierbei wird vom Patienten das subjektive Schmerzgefühl auf einer Skala von 1 bis 10 (visuelle Analog-Skala, VAS-Skala) eingetragen. Nach der durchgeführten diagnostischen Einspritzung wird dann in Stundenabständen wiederum vom Patienten die Veränderung des subjektiven Schmerzempfindens angegeben. Erhält man durch diese Auswertung einen deutlichen Rückgang auf der VAS-Skala, kann davon ausgegangen werden, dass die untersuchte Struktur wesentlich an dem Schmerzgeschehen beteiligt ist.

Schmerz - Skala

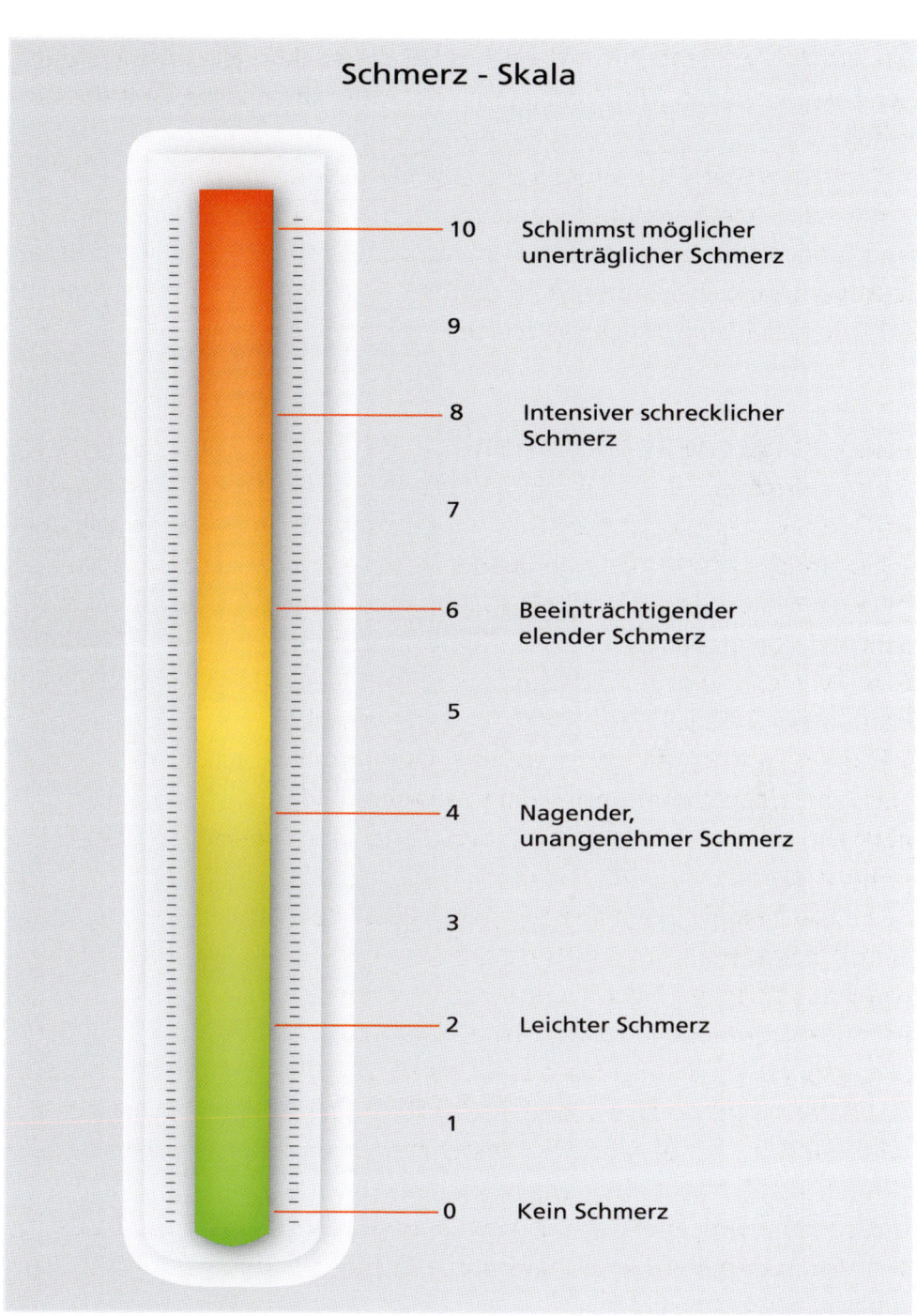

10	Schlimmst möglicher unerträglicher Schmerz
9	
8	Intensiver schrecklicher Schmerz
7	
6	Beeinträchtigender elender Schmerz
5	
4	Nagender, unangenehmer Schmerz
3	
2	Leichter Schmerz
1	
0	Kein Schmerz

Bei Steffi König können wir durch die gezielte Injektion ausschließen, dass die Wirbelgelenke der Halswirbelsäule die wesentliche Ursache ihrer Beschwerden sind. Also muss die Hauptursache für ihre Schmerzen in der Muskulatur liegen.

Wir entschließen uns bei der ausgeprägten Verspannung zur Durchführung einer Botulinum-Toxin-Behandlung der Muskulatur der Halswirbelsäule einschließlich der Nackenmuskulatur.

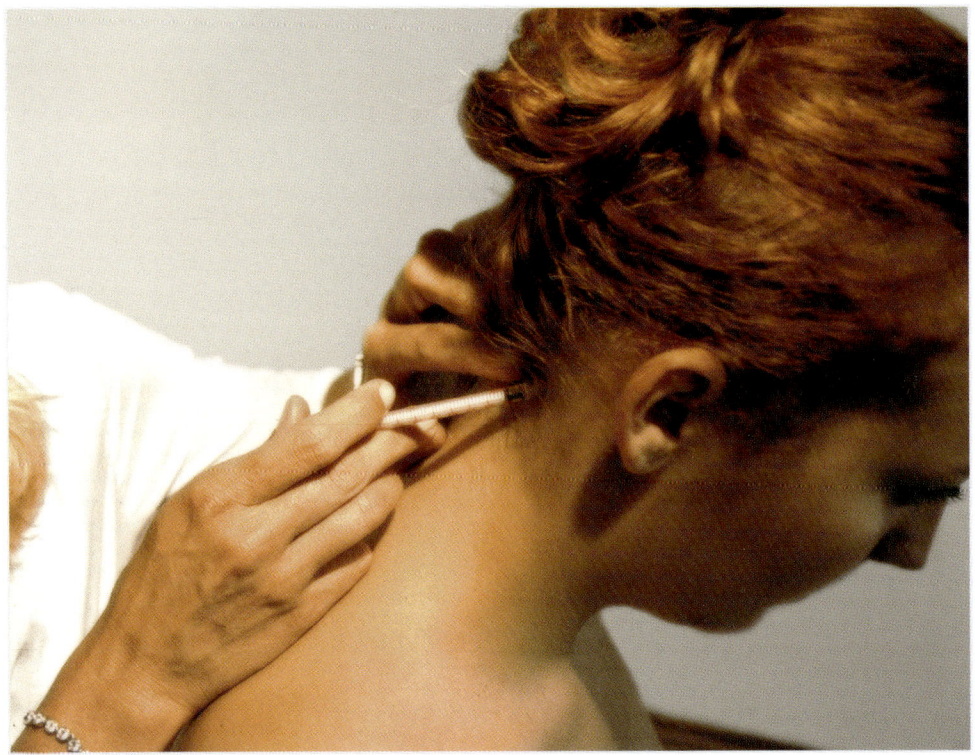

Botulinum-Toxin in der Schmerztherapie

Botulinum-Toxin ist eine neue Therapie gegen spannungsbedingte Kopf-, Nacken- und Rückenschmerzen, bei der kleinste Mengen dieses Wirkstoffes in die schmerzhaften Muskelverhärtungen (Triggerpunkte) injiziert werden (Bild oben) und damit den Teufelskreis aus Verspannung und Schmerzen durchbrechen.

Seit mehr als zwanzig Jahren wird Botulinum-Toxin in der Neurologie gegen Muskelverspannung, seit sieben Jahren in den USA mit großem Erfolg zur Behandlung chronischer Schmerzen eingesetzt.

Das Gute an Botulinum-Toxin: Es wirkt langfristig. Eine erste spürbare Wirkung tritt zwei bis zehn Tage nach der Injektion ein. Sie hält drei bis sechs Monate an und kann anschließend wiederholt werden. Nach weiteren Injektionen wirkt der Stoff sogar bis zu einem Jahr. Außerdem schmerzt die Behandlung nicht, da mit extrem dünnen Kanülen gespritzt wird. Botulinum-Toxin ist frei von möglichen Nebenwirkungen anderer muskelentspannender Medikamente, wie zum Beispiel Abhängigkeit, Müdigkeit oder Gewichtszunahme.

Die EDV-Fachfrau ist wieder beschwerdefrei. Bis hierher musste sie viele, viele Untersuchungen und Therapieansätze über sich ergehen lassen. Letztendlich hat es sich gelohnt. Nicht nur Steffi Königs Muskelgruppen, sondern auch ihr Alltag ist jetzt entspannt, was sie auch an ihrem Verhältnis zu ihrer Tochter Vanessa merkt. Denn Frau König arbeitet weniger, dafür effektiver. Geholfen haben ihr dabei auch unsere Tipps für Rücken schonendes Arbeiten (lesen Sie darüber bitte mehr im nachfolgenden Ratgeberteil).

MERKE
Die Behandlung von chronischen Muskelverspannungen und anderen Schmerzursachen mit Botulinum-Toxin wirkt drei bis sechs Monate. Bei Wiederholung der Behandlung kann es zu einer Wirkverlängerung kommen.

Endlich schmerzfrei: vorbeugen und heilen

DEIN RÜCKEN

Die wichtigsten Tipps für eine gesunde Wirbelsäule

Immer mehr Menschen leiden – zeitweise oder auch ständig – an Rückenschmerzen. Selbst Kinder und Heranwachsende sind immer häufiger betroffen. Doch dies muss nicht sein. Ursache ist häufig ein Mangel an Bewegung, eine geschwächte Rückenmuskulatur, falsche Sitzhaltung, z.B. am Arbeitsplatz oder im Auto, oder auch das nicht körpergerechte Heben schwerer Gegenstände.

Lesen Sie auf den folgenden Seiten, welche Risiken Sie meiden sollten und wie Sie Ihre Wirbelsäule mit ganz einfachen Übungen kräftigen können. Dabei genügen oft wenige Minuten am Tag, um Bandscheibenproblemen vorzubeugen, die Körperhaltung zu verbessern, sich von Schmerzen zu befreien – und letztlich, ein völlig neues, positives Lebensgefühl zu entwickeln.

In zwölf Schritten täglich zu einem gesunden und starken Rücken

Viele Menschen machen sich was vor. Sie trainieren ein, zwei Wochen regelmäßig, viel und gut – und dann ist's wieder vorbei. Trotzdem sagen sie: Besser ein bisschen den Körper bewegen, als gar nicht.

Das stimmt schon. Aber mit dem körperlichen Training ist es wie mit der Gewichtsreduzierung. Auch hier gibt es einen Yo-Yo-Effekt, das heißt: Ihre Muskeln werden kurzfristig ein klein wenig leistungsbereiter, allerdings nimmt dieser Effekt in der Trainingspause sehr schnell wieder ab, und Sie sind da, wo sie angefangen haben – bei null.

Deshalb mein Tipp: Machen Sie täglich meine 12 Übungen. Es sind 12 Übungen, mit denen ich seit Jahren nur die besten Erfolge bei Schmerzpatienten mache. Wichtig: Achten Sie während den Übungen auf Ihre Atmung: Atmen Sie ruhig und regelmäßig. Machen Sie 10 bis 15 Wiederholungen bei jeder Übung. Beispiel Übung 9: Kopf, Schulter und Arme anheben, insgesamt 10 oder 15 Mal. Bei den Dehnungs-Übungen sollten Sie mindestens 30 Sekunden die Dehnung halten und auf jeder Seite 2 bis 3 Mal wiederholen.

Sie brauchen für meine 12 Übungen täglich nicht mehr als zehn Minuten. Sie werden sehen. Nach kürzester Zeit fühlen Sie sich besser. Vorausgesetzt: Sie üben jeden Tag.

BAUCH

ung 1

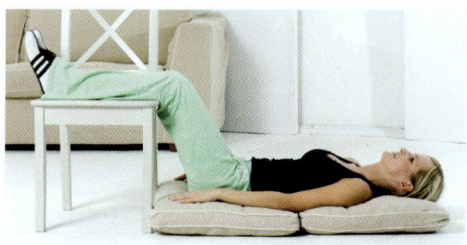 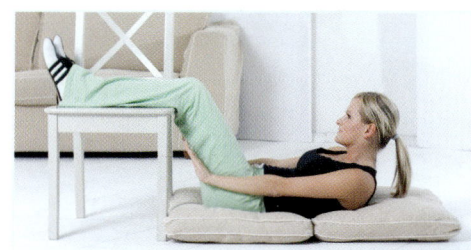

- Rückenlage, Beine auf einem Stuhl ablegen.
- Kopf und Schultern vom Boden abheben, Arme seitlich vom Körper anheben, Handrücken zeigt zum Körper.

- In der Vorwärtsbewegung bei gestreckten Armen die Hände an den Beinen vorbeischieben.

ung 2

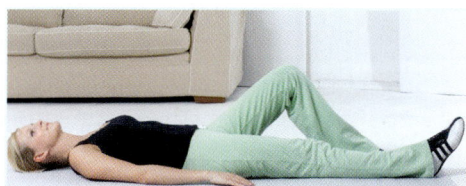 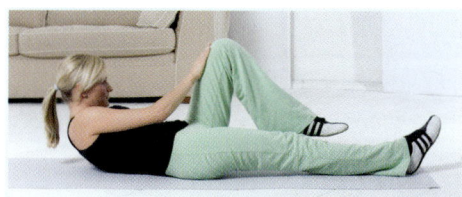

- Rückenlage, das linke Bein leicht angewinkelt.

- Kopf anheben und mit der rechten Hand gegen das linke Knie drücken, Ellenbogen leicht gebeugt halten.

ung 3

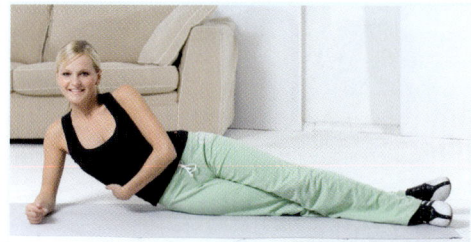 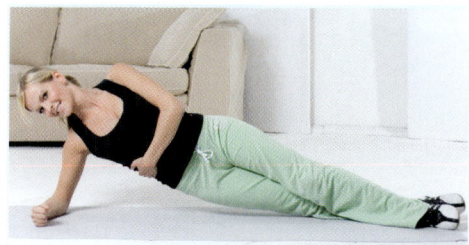

- Seitenlage Beine gestreckt, Oberkörper mit Unterarm abstützen.

- Hüfte anheben bis der Körper eine gerade Linie bildet.

Leichte Variante: Knie bleiben auf dem Boden.

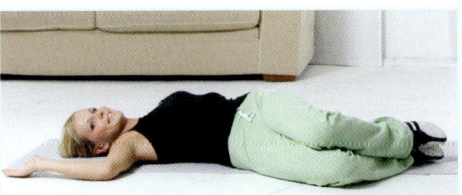 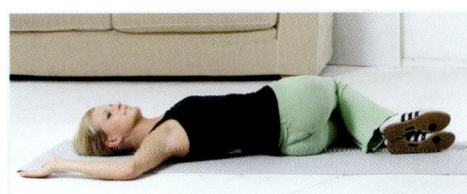

- Rückenlage, Beine angewinkelt, Hände rechtwinklig nach
oben ablegen.
- Beine nach rechts ablegen,
Kopf und Schultern bleiben
am Boden.

- Nach 30 Sekunden Beine
über die Mitte nach links
ablegen.

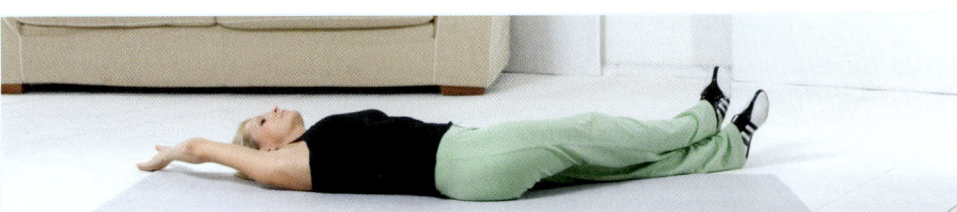

- Rückenlage, die rechte Hand hinter den Kopf legen.
- Erst das linke Bein, dann das rechte Bein nach links führen.
- Den rechten Arm mitsamt dem Oberkörper soweit wie möglich
nach links schieben.

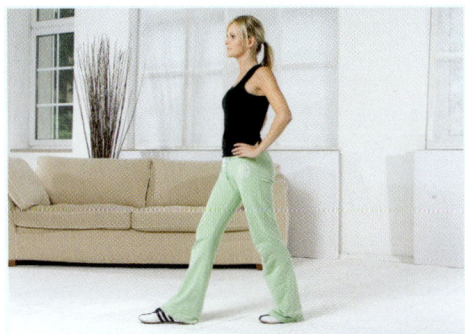 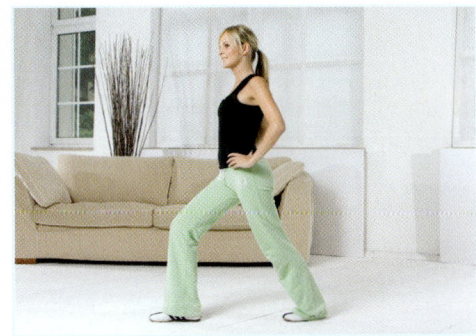

- Schrittstellung, rechtes Bein
weit nach vorne stellen und
etwas beugen, beide Hände
auf der Hüfte abstützen.

- Hüfte nach vorne schieben
bis ein Dehnen in der Leiste
spürbar ist.

RÜCKEN

ung 7

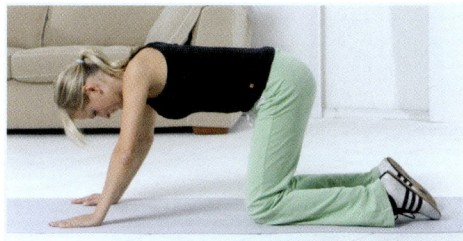

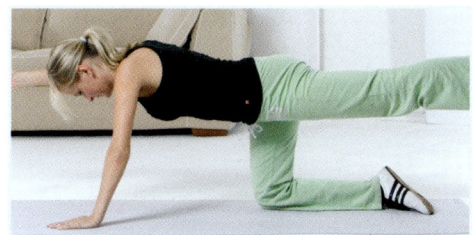

– Vierfüßlerstand, Ellenbogen leicht gebeugt, Kopf gerade halten.

– Linkes Bein und rechten Arm anheben und in Längsrichtung möglichst gerade ausstrecken, Daumen zeigt nach oben.

RÜCKEN, NACKEN & SCHULTER

ung 8

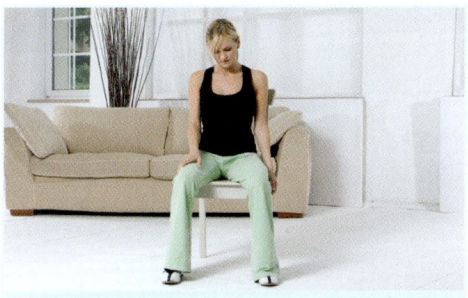

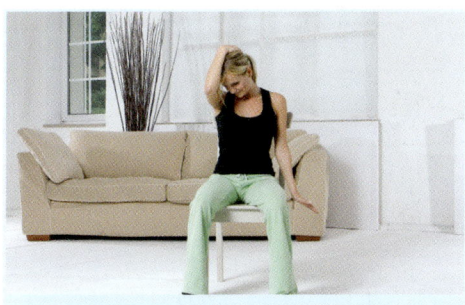

– Aufrecht sitzen oder stehen, Rücken gerade, Beine hüftbreit, Kopf nach vorne beugen.

– Mit einem Arm den Kopf sanft zur Seite neigen, mit dem anderen Arm die Schulter zum Boden ziehen.

ung 9

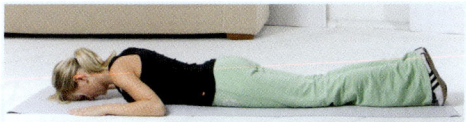

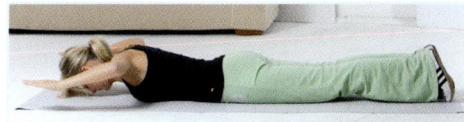

– Bauchlage, Zehen aufstellen, Gesäß und Bauch anspannen, Stirn ablegen, ebenso die gebeugten Arme.

– Kopf, Schulter und Arme anheben, der Nacken bleibt gestreckt, dabei die Schulterblätter näher zusammenbringen und in Richtung Gesäß ziehen.

RÜCKEN UND PO

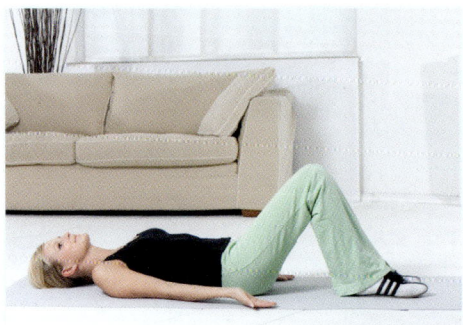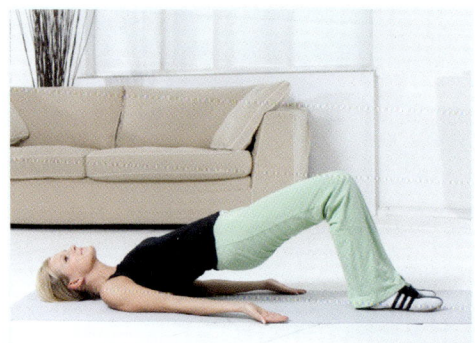

Übung

– Rückenlage, Beine angewinkelt, Füße aufgestellt, Arme ausgestreckt neben dem Körper, Handflächen zeigen nach oben.

– Gesäß anspannen und ohne Hohlkreuz anheben bis der Körper eine nicht durchhängende Brücke bildet.

RÜCKEN UND BEINE

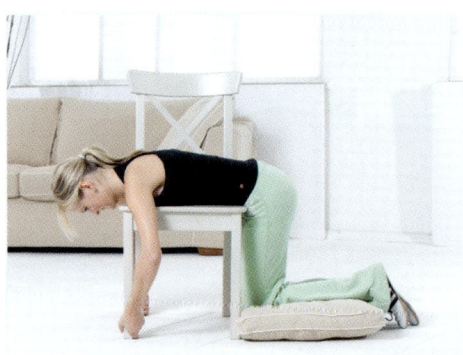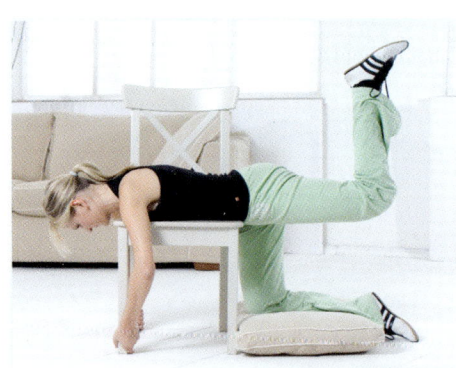

Übung

– Bauch auf einem Stuhl ablegen, mit den Händen festhalten, Rücken und Nacken gerade, Gesicht schaut zum Boden.

– Beine abwechselnd nach oben ausstrecken.

RÜCKEN

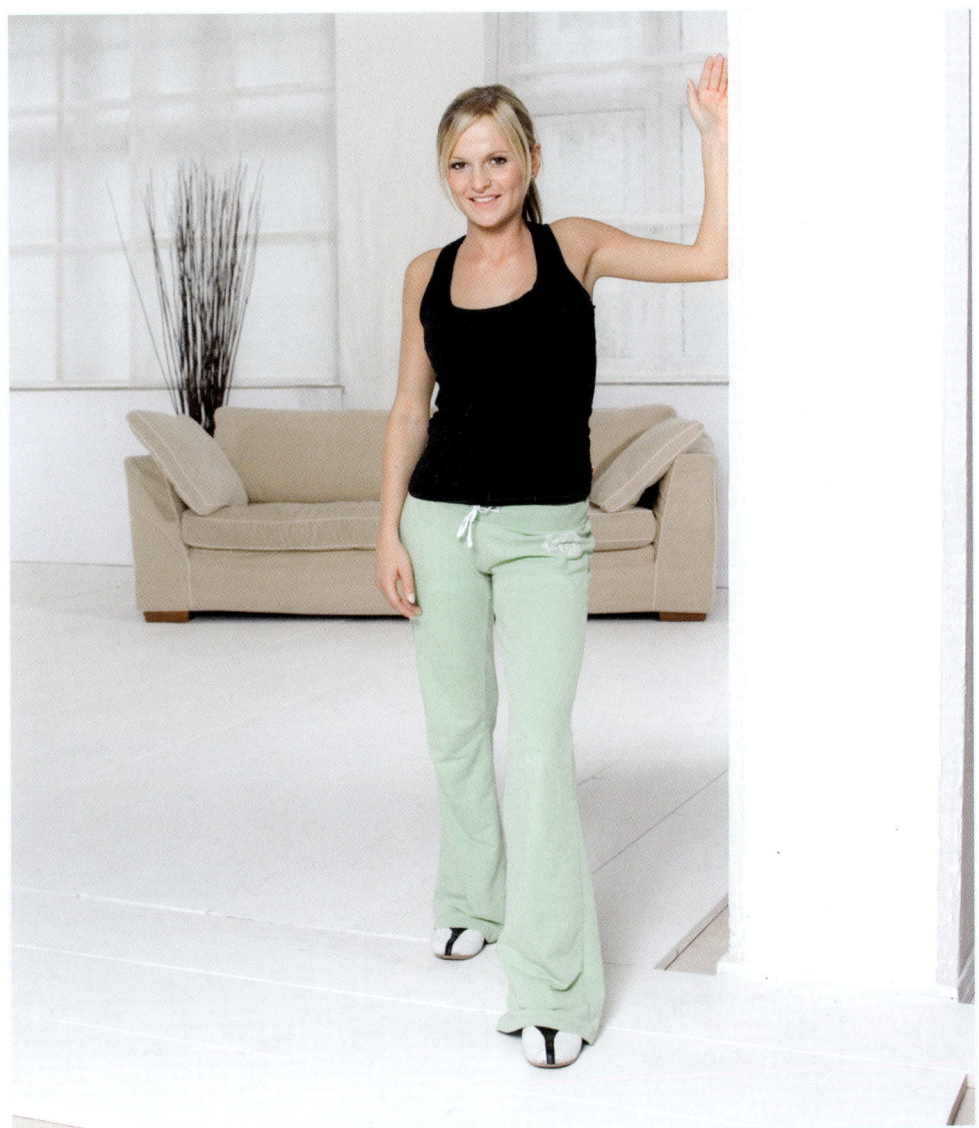

- Schrittstellung im Türrahmen, linkes Bein vorn, linken Arm rechtwinklig am Türrahmen auflegen.
- Dem gesamten Oberkörper nach vorne beugen bis ein Dehnungs-
  gefühl im Brustmuskel eintritt.

So bleiben Sie schmerzfrei

Unser Kreuz hat viel zu tragen. Deshalb sollten wir unseren Rücken schonen, wo es nur geht. Ich habe Ihnen hier ein paar Situationen aufgeschrieben, in denen das falsche Verhalten Ihrem Rücken richtig Ärger bereiten kann. Selbstverständlich erzähle ich Ihnen auch, wie Sie am besten das Falsche vermeiden und wieder richtig Freude bekommen.

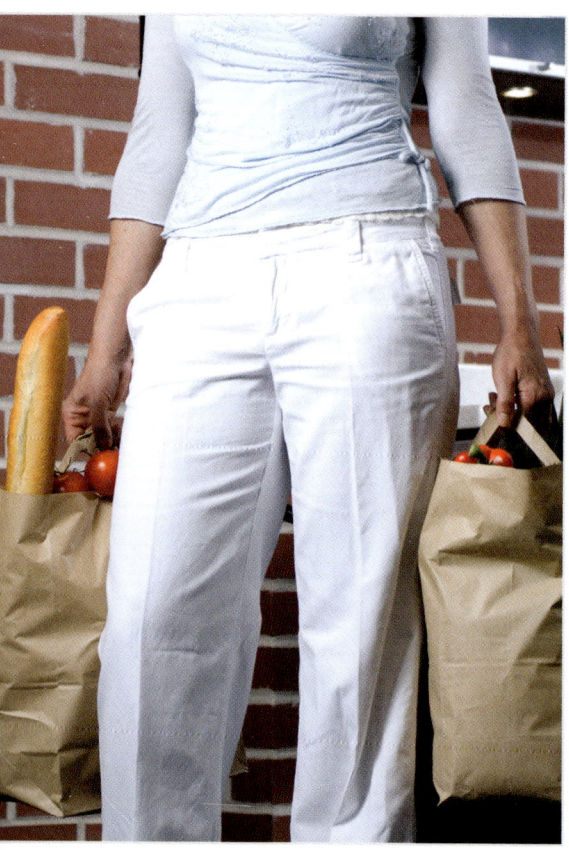

Optimal heben und tragen

Das Heben von Lasten kann Ihrem Rücken erhebliche Probleme bereiten. Wichtig ist deshalb die optimale Technik. Allgemein gilt: Gehen Sie mit geradem Rücken in die Hocke. Ziehen Sie den Gegenstand so nah wie möglich an den Körper. Stehen Sie jetzt auf. So vermeiden Sie große Belastungen für Ihre Wirbelsäule.

Doch auch wenn Sie nur einen Bleistift aufheben oder Ihre Schuhe binden, sollten Sie dies richtig tun: Machen Sie einen kleinen Schritt nach vorne und gehen Sie mit geradem Rücken in die Hocke. So trägt vorwiegend die Beinmuskulatur die Belastung.

Noch etwas dazu: Einseitiges Tragen von Einkaufstüten oder schweren Handtaschen kann zu starken Nacken- und Schulterschmerzen führen. Deshalb verteilen Sie eine schwere Last möglichst gleichmäßig auf beide

Seiten. Dazu ist es auch ökonomischer, eine leichtere Einkaufstüten links und eine rechts zu tragen als eine schwere Tüte mit einer Hand auf einer Seite.

Optimal sitzen

Biologisch betrachtet ist der Mensch nicht für das Sitzen geschaffen. Modernste Untersuchungen haben ergeben, dass Stehen für unseren Rücken besser ist als langes Sitzen. Lehnt man sich beim Sitzen auch noch weit nach vorne, so wird die Belastung für den Rücken um ein Vielfaches höher.

Deshalb achten Sie beim Sitzen auf Folgendes:

- Setzen Sie sich auf die ganze Sitzfläche des Stuhles, so dass Sie den Druck auf Gesäß und Oberschenkel verteilen.
- Sitzen Sie aufrecht und kippen Sie das Becken etwas nach vorne (beim Gesundheitsstuhl oder mit einem Keilkissen).
- Ziehen Sie die Schultern etwas nach hinten. Achtung! Schultern nach hinten, nicht nach oben ziehen!
- Halten Sie den Kopf gerade, schieben Sie ihn nicht nach vorne.
- Wählen Sie Ihre Sitzhöhe so, dass die Knie etwas tiefer als die Oberschenkel liegen.
- Stellen Sie Ihre Füße hüftbreit und entspannt auf dem Boden. Benutzen Sie gegebenenfalls einen Hocker.
- Hände und Unterarme bequem auf der Tischoberfläche auflegen. Dabei ist ein rechter Winkel zwischen Ober- und Unterarm optimal.

Doch erst das dynamische, aktive Sitzen entlastet und trainiert gleichzeitig unseren Rücken. Durch einen regelmäßigen Wechsel wird die Gewichtsbelastung auf die gesamten Bandscheibenflächen verteilt und fördert somit deren Versorgung mit Nährstoffen.

Ändern Sie deshalb in regelmäßigen Abständen Ihre Sitzhaltung:

- Auf der Vorderkante Ihres Stuhls sitzen.
- Locker nach vorne beugen und mit den Ellenbogen auf der Tischplatte abstützen.
- Häufig in eine weit zurückgelehnte Sitzhaltung wechseln und mittels Verstellung der Rückenlehne den Wechsel zwischen dynamischem und unterstütztem bzw. entspanntem Sitzen ermöglichen.
- Längere Sitzphasen unbedingt durch ein paar Minuten Bewegung unterbrechen. Idealerweise teilen Sie ihren Tag so ein: 50 % sitzen, 25 % stehen, 25 % gehen.
- Wenn möglich, integrieren Sie ein Stehpult in Ihren Arbeitsalltag. So können Sie vom Sitzen in den Stand wechseln und Ihren Rücken deutlich entlasten.

Optimal Auto fahren

Stellen Sie Ihren Sitz optimal ein und vergessen Sie dabei auch nicht die Kopfstütze. Sie sollten bequem und entspannt sitzen. Wichtig für den Rücken ist eine gute Abstützung im Lendenbereich. Falls das in Ihrem Auto durch das Verstellen des Sitzes nicht möglich ist, empfehle ich ein Lordosekissen, das Sie auf Höhe der Lendenwirbelsäule platzieren. So erreichen Sie eine bessere Sitzhaltung und entlasten damit Ihre Bandscheiben.

Anderseits nützt der beste Sitz wenig, wenn man zu lange Etappen fährt. Stundenlanges Sitzen im Auto macht die Glieder schwer und verlängert die Reaktionszeit. Also, stoppen Sie alle zwei Stunden und planen eine aktive Bewegungspause ein, in der Sie einige Übungen zur Entlastung Ihres Rückens und zur Anregung Ihres Kreislaufs durchführen.

So schlafen Sie sich gesund

Wenn Sie morgens mit schmerzendem Rücken und müden Beinen aufstehen, liegt das oft am falschen Bett. Genauer: An der falschen Matratze, am falschen Lattenrost, am falschen Kopfkissen. Diese drei Komponenten sollten den Anforderungen Ihrer Wirbelsäule entsprechen, denn jeder Rücken ist ein anatomisches Unikat und muss daher auch individuell betrachtet werden. Deshalb sollten Sie auf gute Beratung achten. Die Aktion Gesunder Rücken e.V. hilft Ihnen im Internet unter www.agr-ev.de, ein Geschäft mit Gütesiegel in Ihrer Nähe zu finden.

Die richtige Matratze

Grundsätzlich haben sich Matratzen mit unterschiedlichen Härtezonen als rückenschonend erwiesen. Solche Matratzen sind im Schulter- und Hüftbereich etwas weicher und bieten so eine perfekte Entlastung der Wirbelsäule.

Neu auf dem Markt und geradezu revolutionär in der Wirkung sind Traktionsmatratzen. Dank schräg gestellter Lamellen bewirkt dieser Typ Matratze eine zusätzliche Streckung der Wirbelsäule und somit eine sanfte Entlastung im Liegen. Traktionsmatratzen sind deshalb nicht nur zur Vorbeugung zu sehen, sondern sind auch bei chronischen Rückenschmerzen geradezu ideal.

Der richtige Lattenrost

Die beste Matratze nutzt wenig, wenn der Lattenrost starr ist und sich der Köperform nicht anpasst. Schlecht sind auch durchgehende Lattenroste, wenn Sie sich ein Bett mit jemandem teilen. Jeder sollte seinen eigenen Lattenrost und seine eigene Matratze haben. Nur so können sich Ihre Bandscheiben im Schlaf erholen, das heißt Flüssigkeit und Nährstoffe aufnehmen.

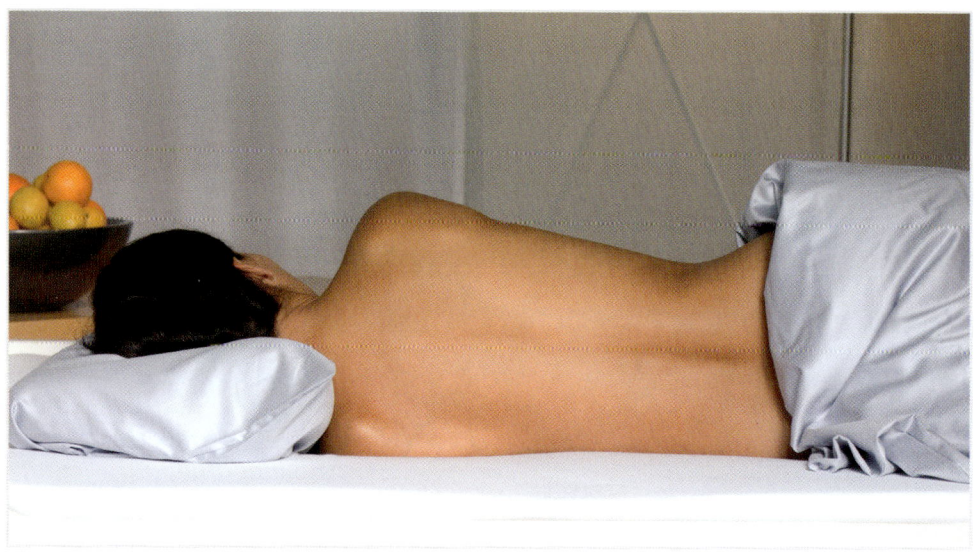

Das passende Kopfkissen

Viele knüllen Ihr Kopfkissen in der Nacht zusammen und schieben es sich so unter den Nacken, dass der Kopf viel zu hoch liegt. Andere klopfen es flach und schlafen zu tief. Ob zu hoch oder zu tief – wer seinen Kopf nicht optimal bettet, dessen Halswirbel- und Gelenkstrukturen werden einseitig belastet und die Hals- und Nackenmuskulatur verkrampft sich schmerzhaft.

Zunächst: Bauchschläfer verzichten besser ganz auf ein Kissen. Alle andern liegen am besten auf einem Nackenstützkissen mit unterschiedlichen Polsterzonen. Optimal ist so ein Nackenstützkissen, wenn Sie Ihren Kopf darauf legen, und es den Abstand zwischen Ohr und Schulter ausfüllt. Am besten lassen Sie Ihre Position vom Verkäufer überprüfen. Mit einem optimalen Kissen sollte Ihre Wirbelsäule in der Seitenlage komplett gerade sein.

Richtig aufstehen und hinlegen

Bereits beim morgendlichen Aufstehen kann es zu Fehlbelastungen der Wirbelsäule kommen. Die beste und entlastendste Methode ist nach wie vor, sich über die Seite aufzurichten. In der Rückenlage winkeln Sie zuerst beide Beine an und drehen sich dann in die Seitenlage. Drehen Sie dabei Schulter und Hüfte gleichzeitig. Mit Hilfe der Arme richten Sie sich nun in den Seitsitz auf. Beim Aufstehen aus dem Sitzen sollten Sie Ihre Hände und Ellenbogen zur Hilfe nehmen, um sich abzustützen. Beim Hinlegen beachten Sie die umgekehrte Reihenfolge.

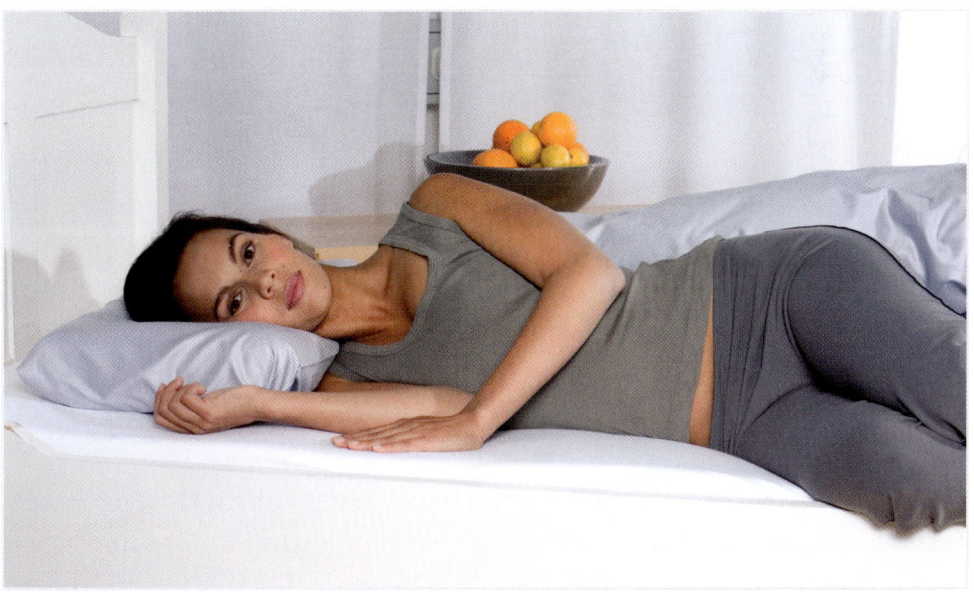

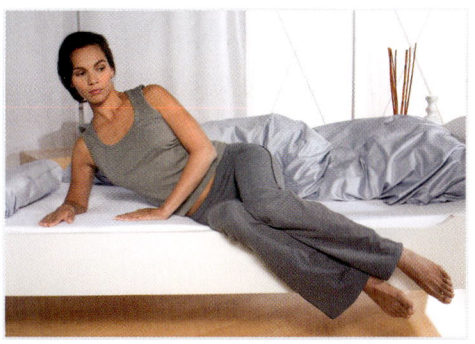

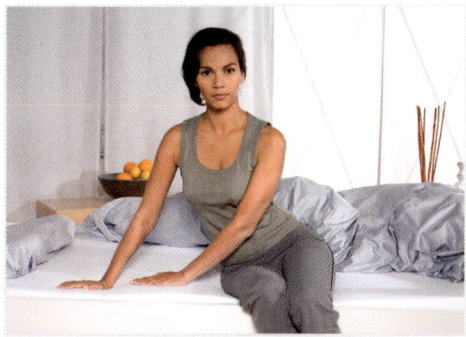

Rückenschonendes Verhalten am Arbeitsplatz

Wer nicht gut sitzt, kann nicht gut arbeiten

Ungünstige Körperhaltung mindert die persönliche Arbeitsleistung. Wirksame Abhilfe schaffen Sie durch dynamisches Sitzen und durch geeignete Arbeitsmöbel. Gerade an Bildschirmarbeitsplätzen kann so Beschwerden der Schulter- und Nackenregion vorgebeugt werden.

Wechseln Sie deshalb so oft wie möglich die Sitzposition. Sitzen Sie nicht den ganzen Tag gerade, sondern lümmeln Sie auch mal zur Abwechslung in Ihrem Bürostuhl. Eine ausgleichende Haltung hilft jedoch nur zu 50 Prozent. Die andere Hälfte ist ein ergonomischer Arbeitsplatz.

Die fünf Bürosünden

Fast 30 Prozent aller Arbeitsausfälle in Büros sind auf Rückenschmerzen zurückzuführen. Am häufigsten sind Nacken-, Schulter- und Rückenbeschwerden, Kribbeln, Brennen und Schmerzen in den Unterarmen, Händen und Fingern, Augenbrennen und Kopfschmerzen. Die Hauptursachen dafür: eine falsche Haltung und ein ungünstig eingerichteter Arbeitsplatz. Nachfolgend die fünf häufigsten Fehler und wie Sie diese vermeiden können.

Telefon-Klemme

Diese Arbeitshaltung ist Gift für Ihren Rücken! Sie telefonieren mit eingeklemmtem Hörer zwischen Kopf und Schulter, während Sie auf der Tastatur weitertippen. Dies führt unweigerlich zu Verspannungen in der Halswirbelsäule. Nackenprobleme sind die schmerzhafte Folge.

Die optimale Haltung:

Wer viel telefoniert, sollte besser eine Freisprechanlage oder ein Headset benutzen. So bleiben die Hände frei, und Ihre Schulter- und Nackenmuskulatur wird nicht einseitig belastet.

Beine überschlagen

Leider wird diese Position sehr häufig eingenommen, da sie im ersten Moment entspannend erscheint. Die Folgen werden aber unterschätzt.

Zum einen kann das Blut in den übereinandergeschlagenen Beinen nicht optimal zirkulieren, zum anderen werden Gewebestrukturen und Nerven gequetscht. Die Folgen sind Taubheitsgefühl in Beinen und Füßen, bis hin zur Schiefstellung des Beckens, die sich negativ auf den Rücken auswirkt.

Die optimale Haltung:
Beide Beine hüftbreit auf den Boden stellen und die Wirbelsäule lang strecken. Die Gesäßmitte und die Kniegelenke bilden ein Dreieck.

Schlechter Sitz

Schuld an vielen Rückenbeschwerden sind die falsch justierten oder unergonomischen Büromöbel, die uns in einen krummen Rücken zwingen. Wer seine Wirbelsäule »rundbuckelt«, darf sich über Kreuzschmerzen nicht wundern. Ein Rundrücken belastet die Bandscheiben und schränkt die Atmung ein.

Die optimale Haltung:
Die Rückenlehne sollte besonders im Bereich des oberen Beckens bzw. der Lendenwirbelsäule gut stützen. Die Vorderkante des Bürostuhles befindet sich auf Höhe der Kniekehle. Das Becken ist leicht nach vorn gekippt. So kommt die Lendenwirbelsäule in ihre physiologisch optimale Krümmung. Die Brustwirbelsäule hingegen ist aufgerichtet.

TIPP: Stehen Sie ab und zu mal auf, und arbeiten Sie auch mal im Stehen.

Schräger Monitor

Die richtige Ausrichtung Ihres Monitors ist sehr wichtig für körperliches Wohlbefinden am Arbeitsplatz. Stellen Sie ihn nie schräg zum Körper auf, denn so müssen Sie den gesamten Oberkörper und Hals verdrehen, um auf den Bildschirm zu sehen. Auch eine zu tiefe oder zu hohe Position des Monitors sollte vermieden werden.

Die optimale Haltung:

Blicken Sie so auf den Bildschirm, dass sich Ihr gesamter Oberkörper und der Kopf in neutraler Position befinden. Die Bildschirm-Augen-Distanz sollte 60 bis 90 cm betragen und die Oberkante des Bildes sollte mit Ihren Augen abschließen oder nur etwas darunterliegen.

Schlechte Armposition

Besonders Frauen leiden im Büro häufig unter Schmerzen im Schulter-Nacken-Bereich. Das liegt mitunter daran, dass die Computer-Tastatur falsch platziert ist und somit Handgelenke und Schultern belastet werden.

Die optimale Haltung:

Ihre Tastatur steht dann richtig vor dem Bildschirm, wenn Sie Ihre Handgelenke weder nach oben noch zur Seite hin abwinkeln müssen.

Vor der Tastatur sollten noch 15 bis 20 cm Platz für die Hände bleiben. Halten Sie Ihre Handgelenke immer gerade – beugen und drehen belastet. Handballen nicht auf der Tastatur abstützen, benutzen Sie eine Handablage (im Notfall tut es auch ein Telefonbuch). Aufgestützte Unterarme entlasten die Brustwirbelsäule.

Welche Kriterien muss ein ergonomischer Arbeitsplatz erfüllen?

Ihr Tisch hat die optimale Höhe, wenn Ihre Unterarme flach aufliegen und mit den Oberarmen einen rechten Winkel bilden. Am besten sind höhenverstellbare Schreibtische.

Ihre Arbeitsfläche hat idealerweise eine Breite von 160 cm, keine spiegelnde Oberfläche, steigt, von Ihnen aus gesehen, nach hinten leicht an und ist in der Höhe verstellbar. So verhindert sie eine dauerhaft verkrampfte Haltung.

Ihre Fußstütze ermöglicht Ihren Füßen festen Halt.

Die Beleuchtung Ihres Arbeitsplatzes ist ideal mit indirekter Beleuchtung sowie mit einem Blendschutz. Den Monitor immer in einem rechten Winkel zum Fenster aufstellen, um Blendeinflüsse von vornherein auszuschließen.

Welche Kriterien muss ein ergonomischer Arbeitsstuhl erfüllen?

Sitzfläche: Eine ausreichend große Sitzfläche mit abgerundeter Vorderkante, das Gesäß sollte weniger als die gesamte Sitzfläche einnehmen, ohne auf die Oberschenkel zu drücken. Achten Sie auf die Beweglichkeit der Sitzfläche nach vorne und hinten.

Rückenlehne: Die Rückenlehne muss leicht vorgewölbt sein, um die natürliche Lendenlordose zu unterstützen und die Schwingungen der Wirbelsäule abzustützen. Dabei muss die Rückenlehne hoch genug sein, um der Wirbelsäule beim Zurücklehnen Halt zu geben.

Sitzflächenfederung: Die Sitzflächenfederung bremst das Körpergewicht beim Hinsetzen sanft ab und verhindert somit eine Stauchung der Wirbelsäule.

Synchronverstellung: Diese ermöglicht eine automatische Anpassung der Sitzflächenneigung an die aktuelle Sitzposition sowie eine Anpassung der Rückenlehne beim Zurücklehnen.

Armlehne: Die Armlehnen müssen breit genug sein, damit Sie Ihre Arme im rechten Winkel entspannt ablegen können. Nur so entlasten Sie die Muskeln des Schultergürtels.

Fit am PC: die 10 besten Übungen am Arbeitsplatz

Im Büroalltag kann es passieren, dass Ihre Vorsätze, etwas für Ihren Rücken zu tun, wieder vergessen werden. Deshalb haben wir für Sie einige Übungen zusammengestellt, speziell für die im Büro beanspruchte Muskulatur. Sie sollten diese Übungen immer wieder mal in den Arbeitsalltag einstreuen. Sie werden erstaunt sein, wie viel leichter dann alles läuft.

Diese Übungen können Sie auch direkt von
http://www.wirbelsaeulenliga.de
auf Ihren PC herunterladen.

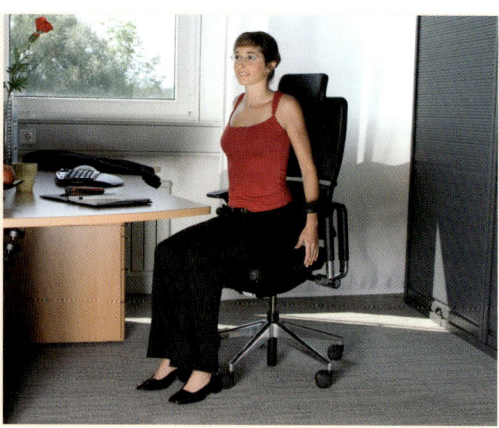

1. Schultern kreisen
– Aufrechte Haltung.
– Schultern hochziehen, dann nach hinten und fallen lassen.
– 3 Mal wiederholen.

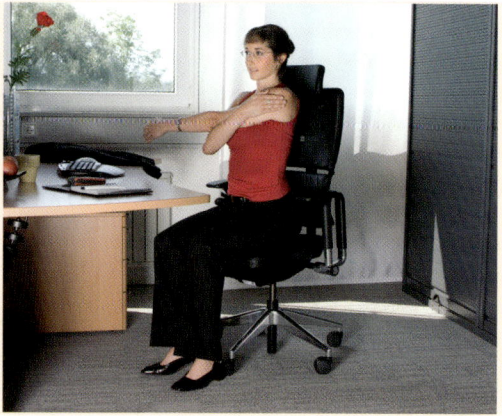

2. Schultern dehnen
– Aufrechte Haltung.
– Mit der linken Hand die rechte Schulter so weit wie möglich Richtung Körpermitte ziehen.
– Etwa 15 Sekunden halten. Seite wechseln.

3. Arme kreisen

- Aufrechte Haltung, beide
  Ellenbogen waagrecht zur Seite
  strecken, Hände locker auf die
  Schultern legen.
- Mit beiden Ellenbogen gleich-
  zeitig rückwärts kreisen.
- Nach 10 Sekunden vorwärts
  kreisen.

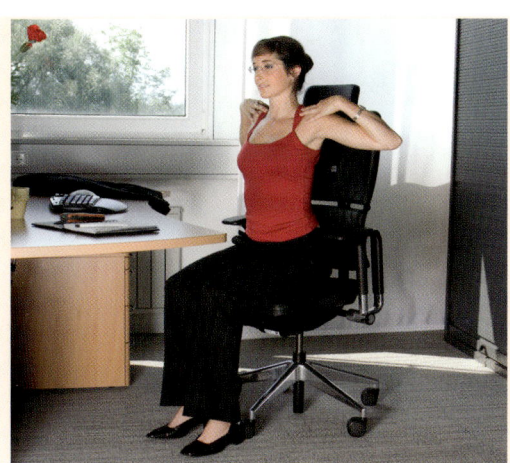

4. Halsmuskulatur dehnen

- Aufrechte Haltung, Kopf zur
  Seite neigen und den Gegenarm
  Richtung Boden schieben, bis
  ein Dehnen zu spüren ist. 15 bis
  30 Sekunden halten.
- Seitenwechsel.
- 3 Mal wiederholen.

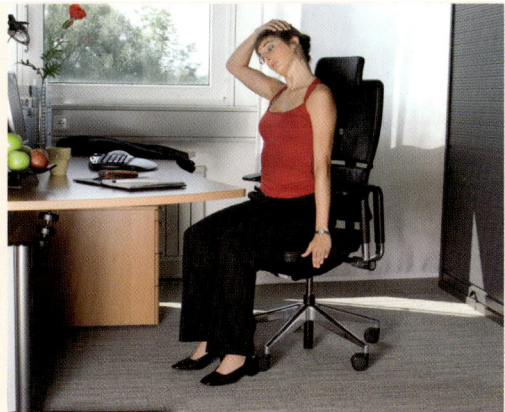

5. Rücken entspannen

- Oberkörper zwischen die
  gespreizten Beine nach vorne
  fallen lassen.
- Nach 10 Sekunden hochziehen
  und auf beiden Knien abstützen.
- 2 Mal wiederholen.

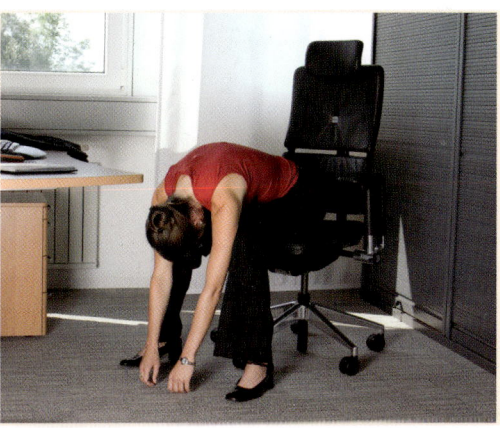

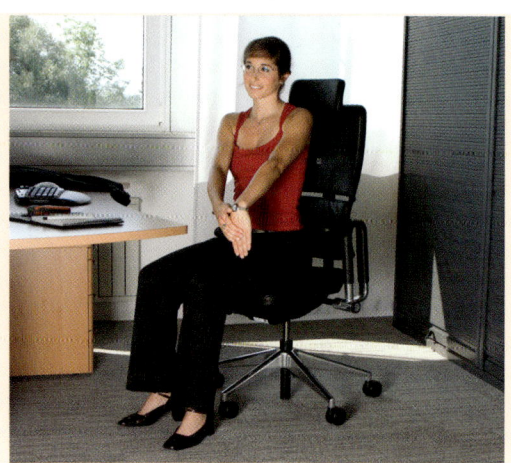

6. Unterarm Oberseite dehnen

- Den rechten Arm strecken und mit der linken Hand die rechte Handfläche nach unten drücken bis ein Dehnen auf der Vorderseite des Unterarms spürbar wird
- 30 Sekunden halten.
- Seitenwechsel

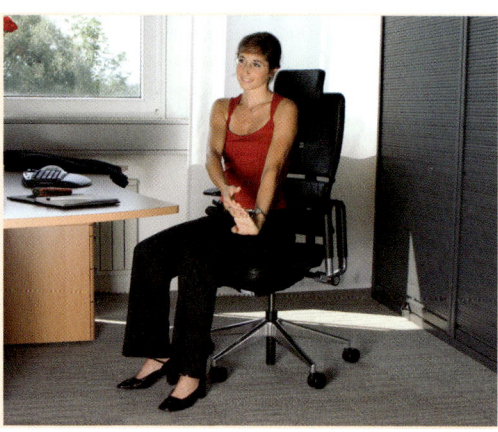

7. Unterarm Unterseite dehnen

- Den rechten Arm strecken und mit der linken Hand die rechten Finger nach oben drücken bis ein Dehnen auf der Unterseite des Unterarms spürbar wird.
- 30 Sekunden halten.
- Seitenwechsel

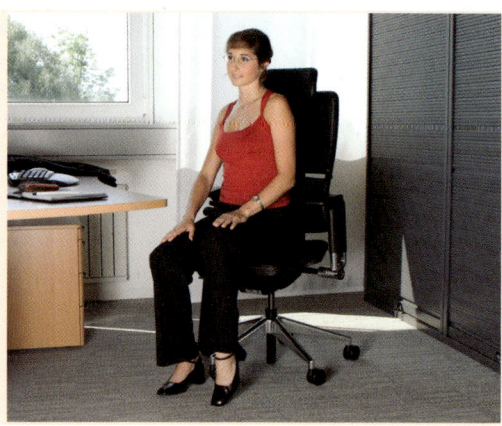

8. Wadenmuskulatur aktivieren

- Aufrechte Haltung, Füße stehen stabil auf dem Boden.
- Abwechselnd 15 Mal mit der Ferse nach oben gehen.

9. Aufstehen und strecken

– Aufrechter Stand, auf die
  Zehenballen stellen.
– Mit beiden Händen abwechselnd wie beim Äpfelpflücken
  an die Zimmerdecke greifen.

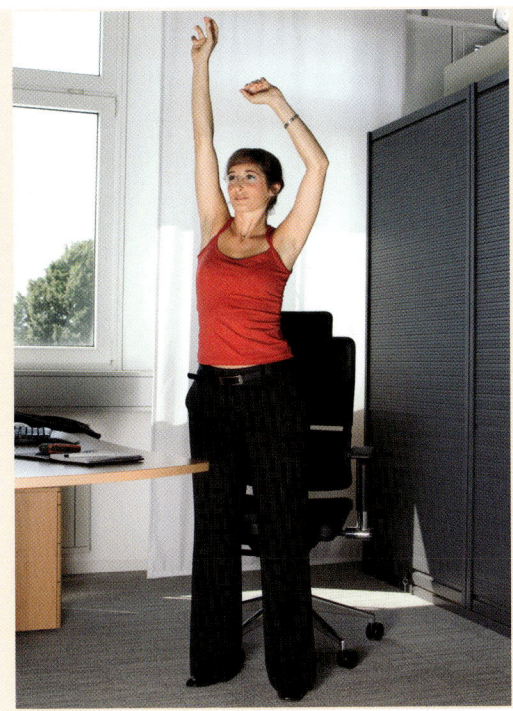

10. Wirbelsäule mobilisieren

– Aufrechte Haltung, Füße hüftbreit auseinander.
– Den Oberkörper so weit wie
  möglich nach links drehen,
  einen kurzen Moment halten.
– Seitenwechsel.

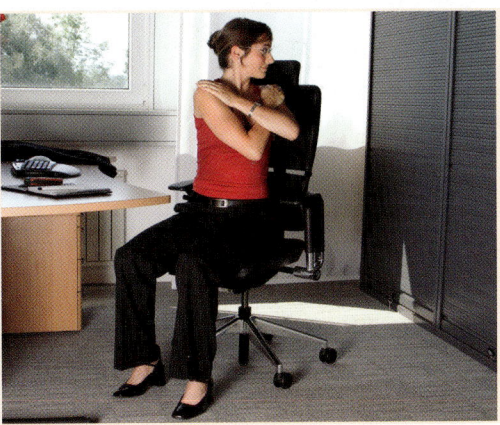

TIPP: Kleine Verhaltensänderung mit großer Wirkung
Gewöhnen Sie sich an, bestimmte Arbeiten wie Telefonieren, Diktieren
oder Besprechungen mit Ihren Kollegen im Stehen zu erledigen.

Rückentraining mit Spaß für unsere Jüngsten

Ich staune immer wieder, wie jung manche meiner Patienten sind. Der Grund ist: Die meisten Kinder bewegen sich einfach viel zu wenig. Nach aktuellen Erkenntnissen hat bereits jedes zweite Kind im Grundschulalter deutliche Haltungsschwächen. Ohne Muskelkräftigung entstehen ernste Schäden, die sich im Erwachsenenalter nur schwer beheben lassen. Dabei macht Bewegung so viel Spaß.

Fangen wir also gleich an. Zuerst bringen wir den Motor auf Betriebstemperatur und machen danach die jeweiligen Übungen, je nach Anforderungsziel für Ihr Kind.

Kreislauf in Schwung bringen (6 bis 8 Minuten)

1: Seilspringen
– Zwei Seile hüftbreit parallel auf den Boden legen, dazwischenstellen, Arme am Körper.
– Über die Seile springen, dabei die Beine spreizen wie ein Hampelmann.
– Vorsicht: Nur so weit auseinander hüpfen, wie sich das Gleichgewicht halten lässt.

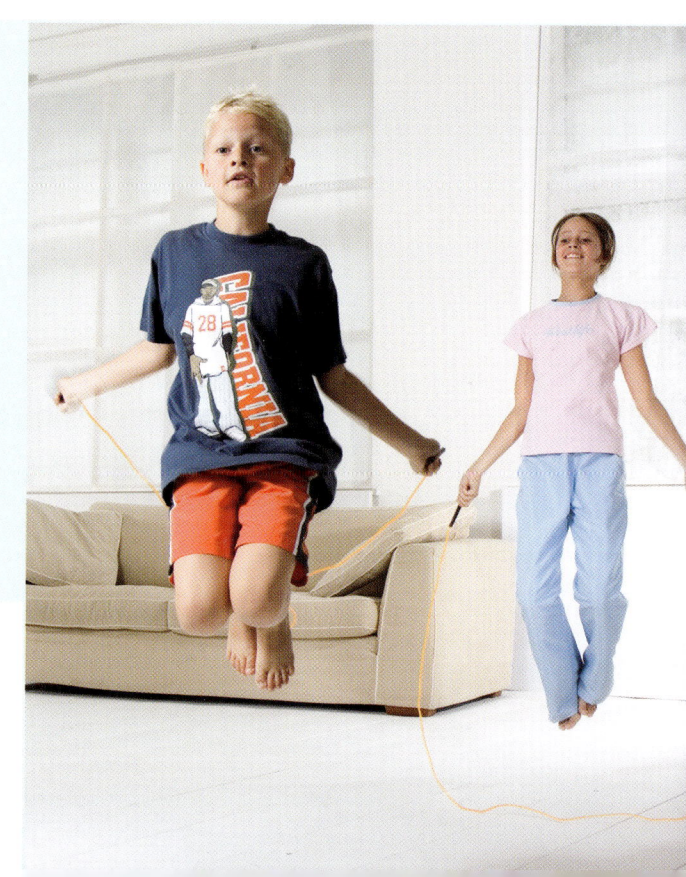

2: Trampolinspringen

- Auf und ab hüpfen.
- Mal kleine, schnelle, mal hohe, langsame Sprünge, mal die Knie ganz nach oben und mal mit Grätsche.

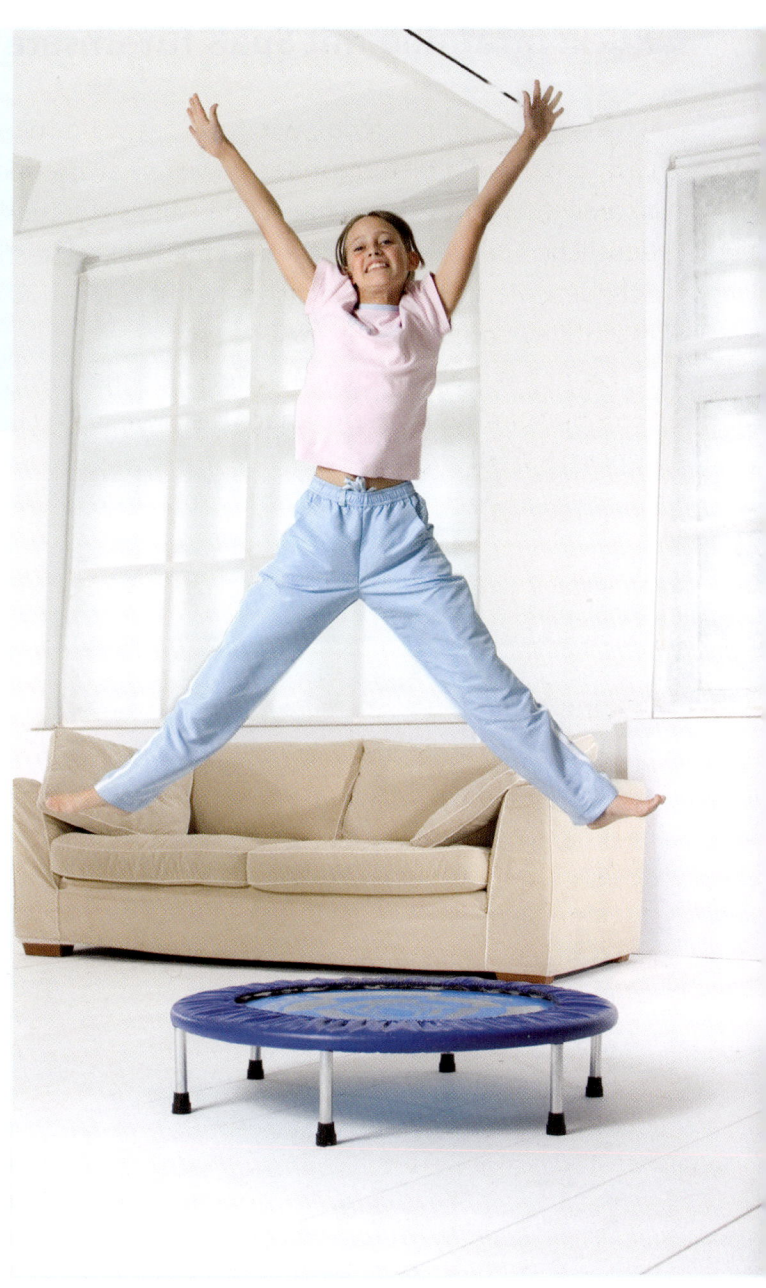

Haltung trainieren

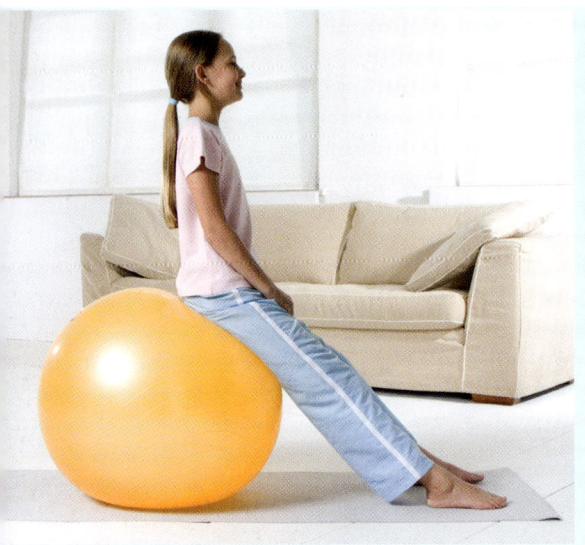

3: Mit dem Pezziball gesund sitzen
– Auf den Pezziball setzen, Beine
  leicht spreizen, Knie und Zehen-
  spitzen zeigen nach außen, beide
  Füße stehen fest am Boden.
– Becken leicht nach vorne kippen
  und so die Wirbelsäule aufrichten.
– Brustbein nach vorne schieben,
  Kopf weit nach oben strecken als
  ob man von einem Seil nach oben
  gezogen wird.
– Jetzt ist die Haltung perfekt!

4: Mit dem Pezziball Gleichgewicht und Koordination schulen
– Aufrecht auf dem Pezziball sitzen.
– Auf dem Ball auf- und abfedern, Po
  hebt immer leicht vom Ball ab.
  Wichtig: Der Rücken muss gerade
  bleiben!

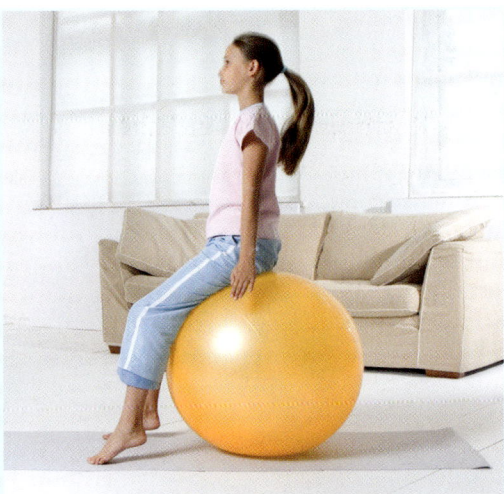

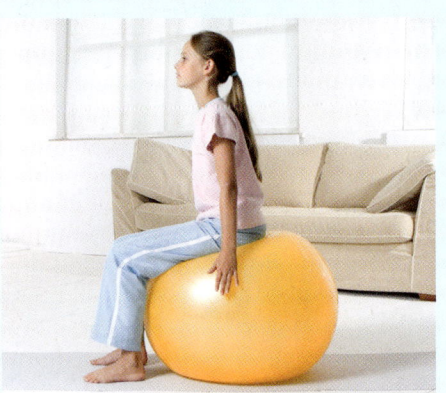

– Variante 1: Ein Bein heben.
– Variante 2: Den rechten Arm
  und gleichzeitig das linke Bein
  heben und abwechseln.

Kräftigung

5: Kräftigung der Bauchmuskulatur
– Rückenlage, Beine angewinkelt, Fersen
drücken auf den Boden, Ball mit beiden
Händen festhalten.

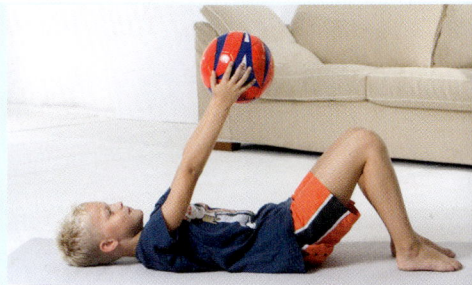

– Ball in Richtung der Knie schieben, Kopf
und Schulterblätter gehen mit.
– Hals lang, Ball darf die Beine nicht
berühren.

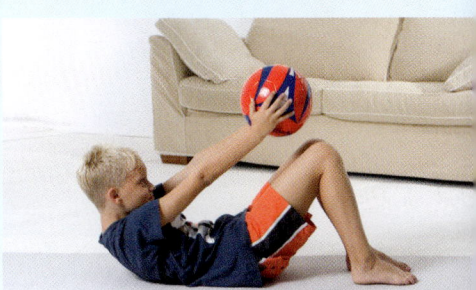

**6: Kräftigung der seitlichen
Rumpfmuskulatur**
– seitlich hinlegen, den Ball zwischen die Knöchel klemmen,
mit dem oberen Arm abstützen, den unteren Arm unter
den Kopf legen

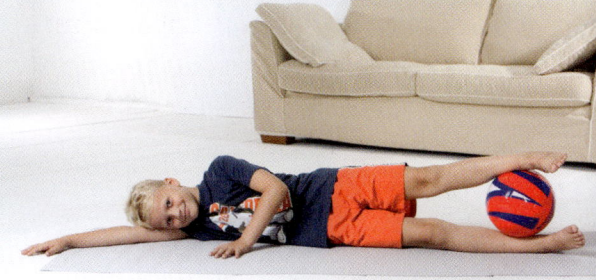

– beide Beine mit dem Ball vom
Boden abheben

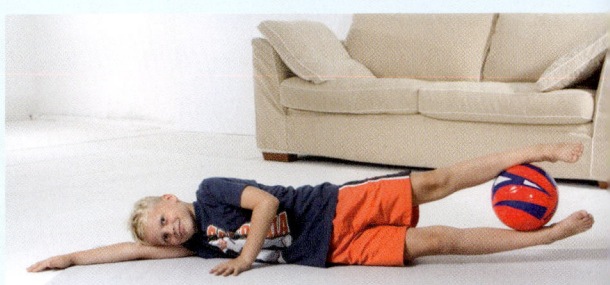

7: Kräftigung der Rückenmuskulatur (Übung für Könner)
– Mit dem Bauch auf den Pezziball legen.
– Nach vorn rollen, Hände auf den Boden.

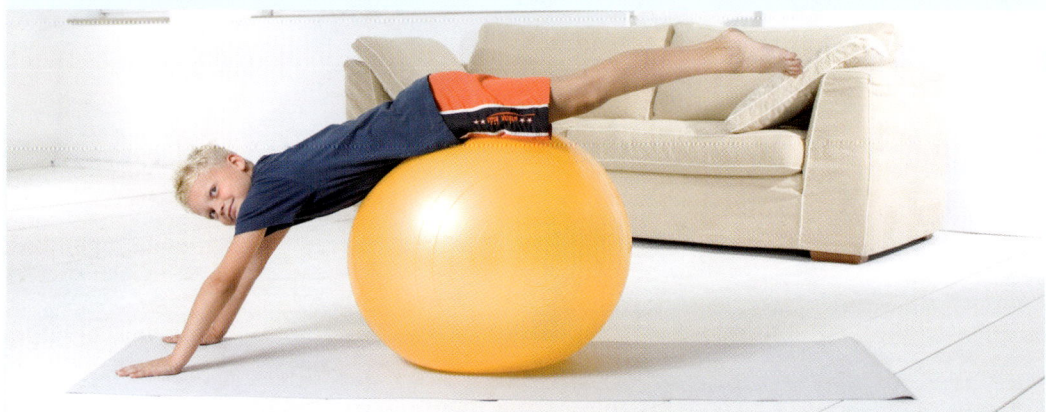

– Gesäß und Beine ganz fest anspannen, und Beine weit in den Himmel strecken, Kopf, Po und Beine sind so gerade wie ein Lineal.
– Kinder von 4 bis 6 Jahre: 6 bis 8 Sekunden halten, 3 bis 5 Wiederholungen.
– Kinder von 7 bis 12 Jahre: 8 bis 12 Sekunden halten. 3 bis 5 Wiederholungen.

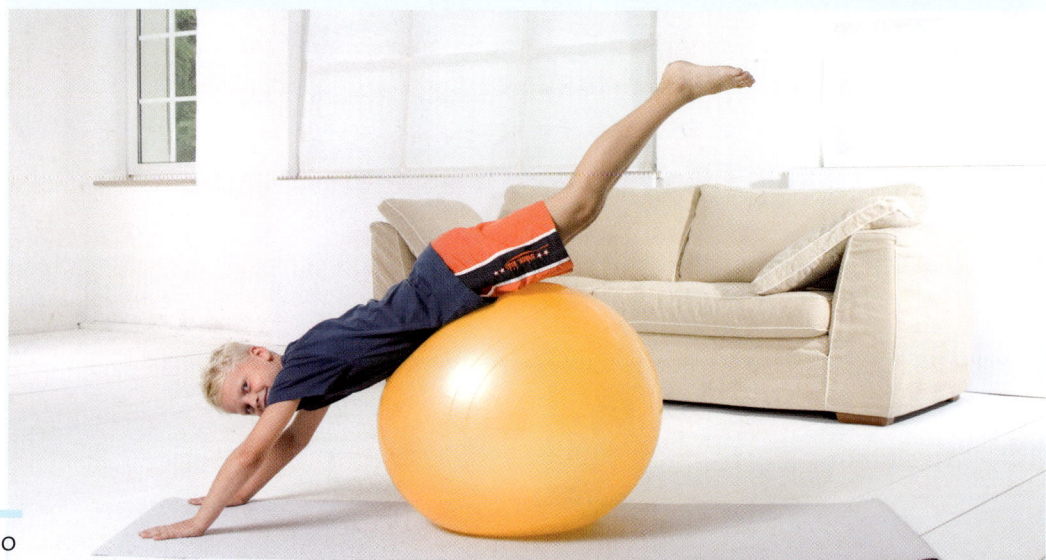

Dehnung

Die Endposition der Dehnung jeweils 30 Sekunden halten. Die Übungen 3 bis 4 Mal wiederholen.

8: Dehnung der Arm-, Brust- und Bauchmuskulatur
– Auf den Pezziball setzen.
– Mit dem Gesäß nach vorne rollen, dann Arme und Kopf nach hinten ablegen.

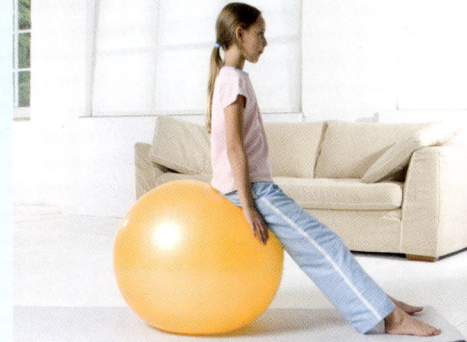

– Beide Füße stehen fest am Boden.
– Beide Knie langsam 3 bis 5 Mal strecken

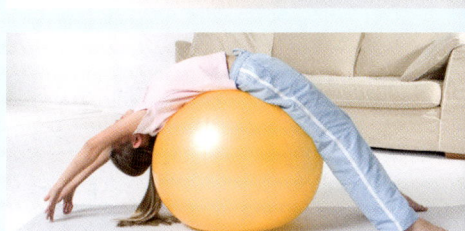

9: Dehnung der Schulter- und Brustmuskulatur
– Vor den Pezziball knien, Hände auf den Ball legen.
– Ball so weit wegschieben bis der Oberkörper durchgestreckt ist und ein Ziehen in Brust und Schulter spürbar wird.

10: Dehnung der Rückenmuskulatur

– Aus dem Kniestand heraus über den Pezziball legen, Arme und Beine entspannt herunterhängen lassen, tief ein- und ausatmen.

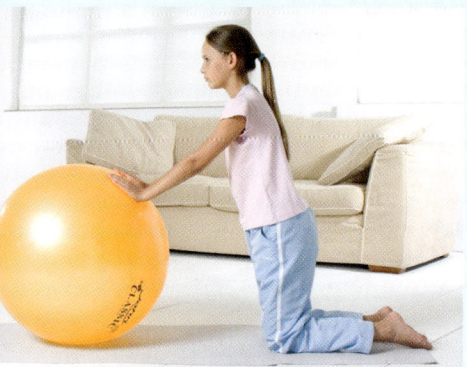
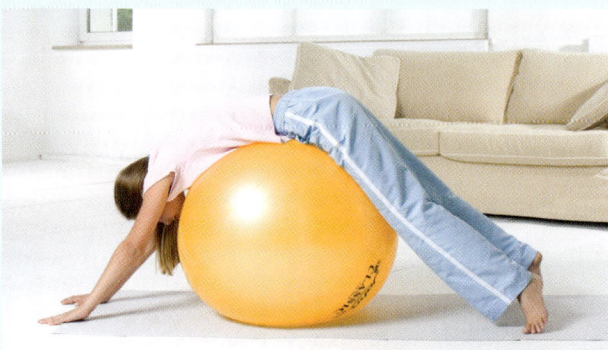

Schulranzen auf Reise

Um einseitiger Wirbelsäulenbelastung vorzubeugen, gehört der Schulranzen grundsätzlich auf den Rücken und nicht in die Hand. Leider gibt es immer wieder Schultage, an denen sich ein schwerer Schulranzen nicht vermeiden lässt. An solchen Tagen ist ein Gepäckroller praktisch, der bereits ab 15 Euro erhältlich ist. Der Schulranzen kann so locker hinterher gezogen werden. Das macht Spaß und schont den Rücken.

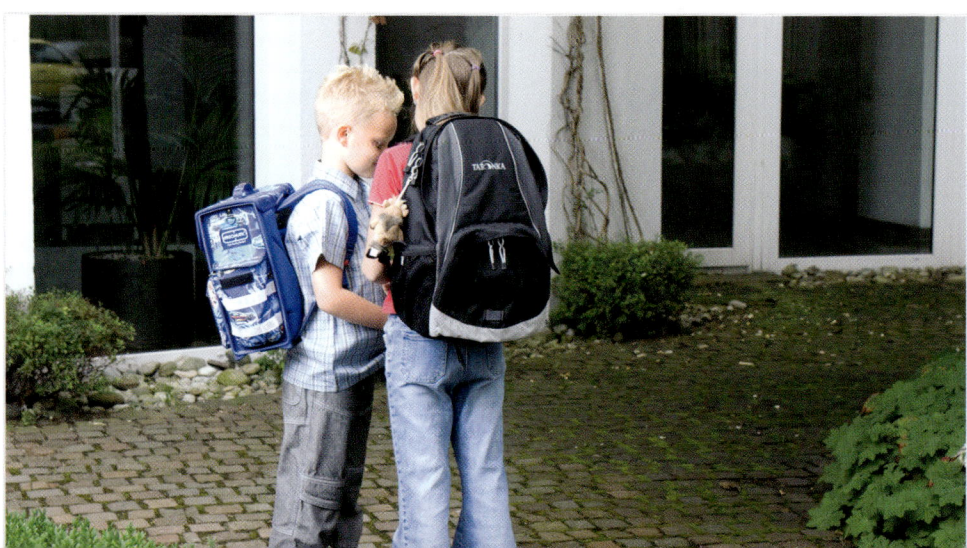

10 Übungen zum Fitbleiben

Alle Übungen fünfmal wiederholen. Bei den Übungen, die seitlich ausgeführt werden, pro Seite dreimal wiederholen. Dehnungen 30 Sekunden
halten.

1. NACKEN UND HALS

Lockern

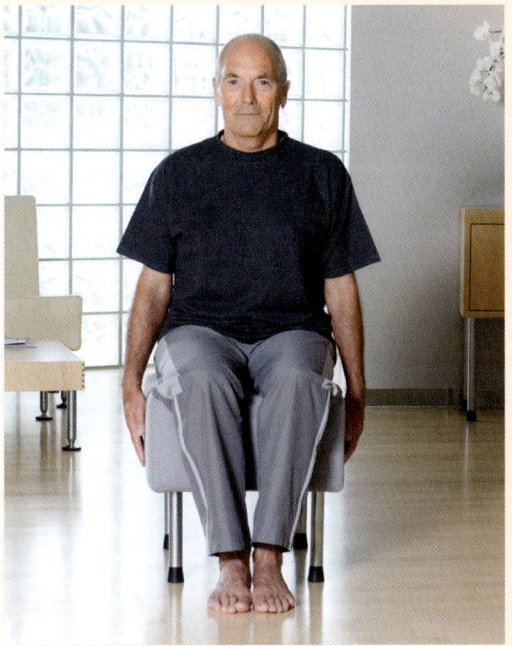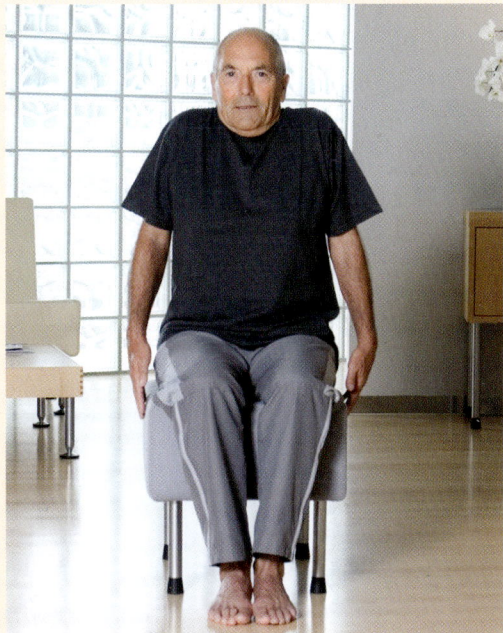

- Aufrecht, aber bequem auf einem Stuhl sitzen, Arme hängen seitlich
  neben dem Körper.
- Beim Einatmen beide Schultern nach oben ziehen.
- Beim Ausatmen wieder nach untern fallen lassen.
- Entspannen.

Dehnen

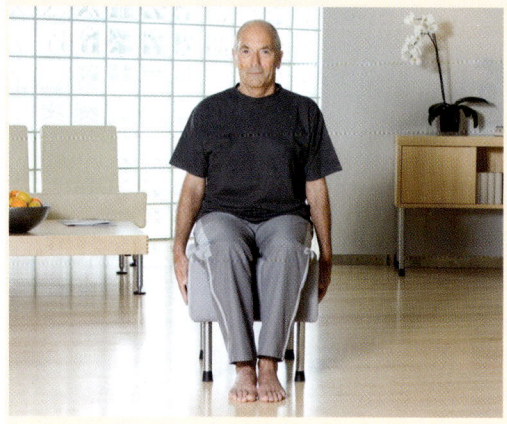 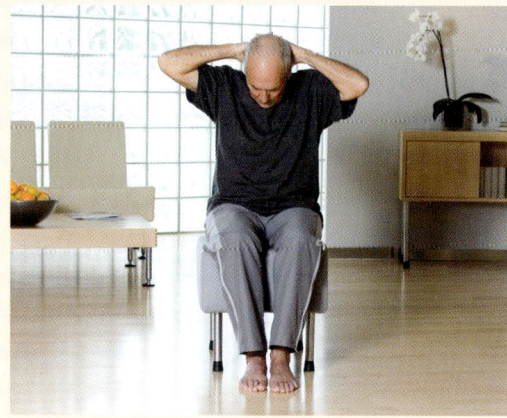

- Aufrecht und bequem auf einen Stuhl setzen.
- Hände hinterm Kopf verschränken und diesen so weit wie möglich nach vorne unten beugen bis ein leichtes Ziehen auf der Halsrückseite spürbar ist, Oberkörper bleibt dabei aufrecht.

Kräftigen

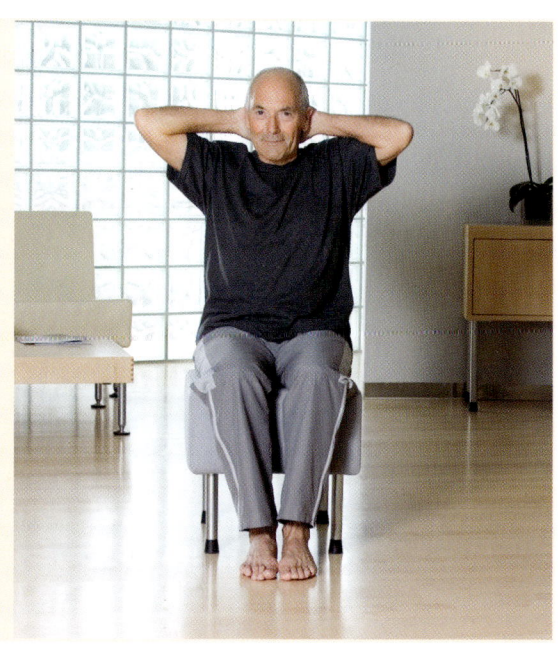

- Aufrecht, aber bequem auf einem Stuhl sitzen, Hände hinter dem Kopf verschränken.
- Langsam einatmen und dabei den Kopf gegen die Hände drücken, der Kopf darf sich dabei nicht bewegen.
- Spannung 3 Sekunden halten, lösen, ausatmen.

- Aufrecht, aber bequem auf einem
  Stuhl sitzen, Handinnenflächen auf
  die Stirn legen,
- Langsam einatmen und
  dabei den Kopf gegen den
  Widerstand der Hände
  nach vorn drücken, der
  Kopf darf sich dabei nicht
  bewegen.
- Spannung 3 Sekunden
  halten, lösen, ausatmen.

- Übung wie oben, jedoch zur
  Seite hin durchführen.

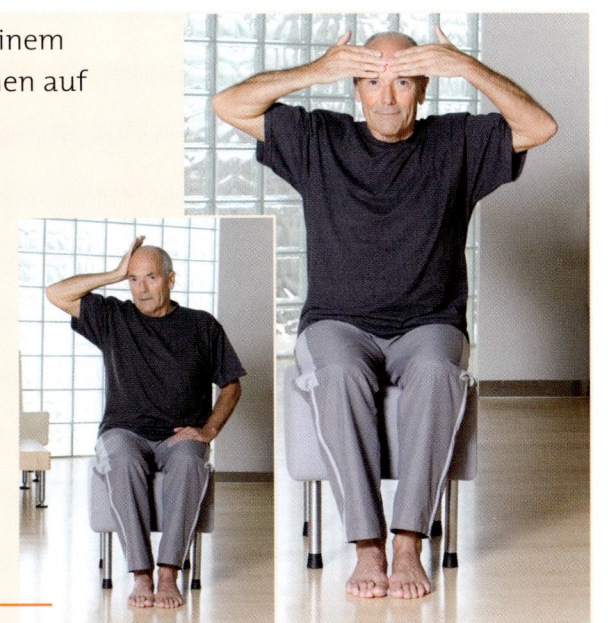

2. WIRBELSÄULE UND RÜCKEN

Lockern

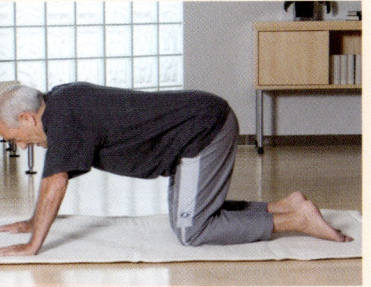 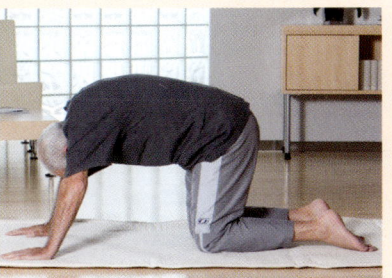 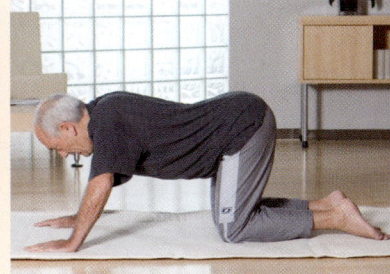

- Vierfüßlerstand.
- Beim Einatmen den Rücken weit nach oben drücken (Katzenbuckel),
  Spannung kurz halten.
- Beim Ausatmen den Rücken wieder absenken und durchhängen
  lassen, Kopf dabei nicht überstrecken.

Dehnen

– Rückenlage, Beine aufstellen,
  Arme angewinkelt seitlich
  neben dem Kopf ablegen.

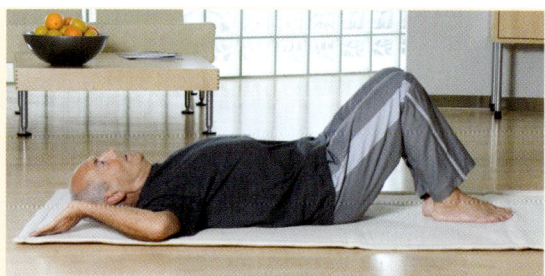

– Tief einatmen und dabei die
  angewinkelten Beine auf die
  linke Seite fallen lassen.
– 30 Sekunden in dieser Position
  halten, die Schultern dürfen
  dabei den Boden nicht verlassen.

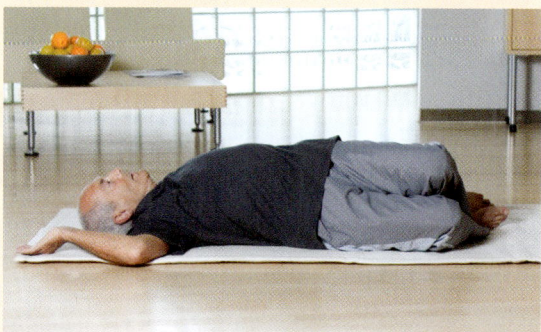

Kräftigen

– Bauchlage, Arme leicht
  gebeugt ablegen, Fuß-
  spitzen stehen am Boden
  auf.
– Langsam ein- und aus-
  atmen.

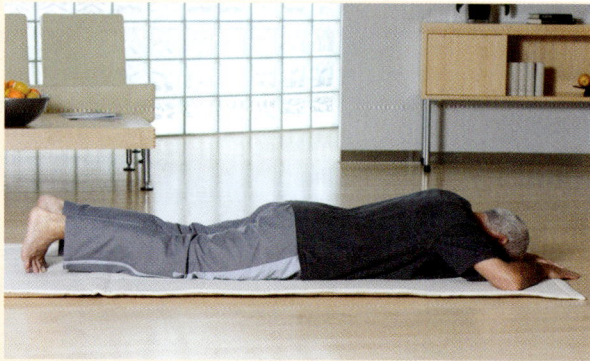

– Gesäß anspannen, Arme
  und Oberkörper leicht
  vom Boden abheben,
  einige Sekunden halten.
– Bauch und Becken bleiben
  die ganze Zeit am Boden.
– Entspannen.

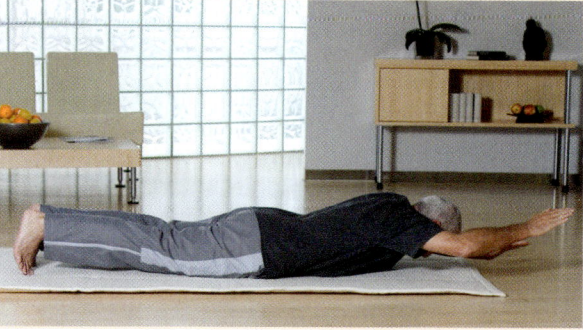

3. BAUCH UND BEINE

Lockern
- Rückenlage, Beine aufstellen.
- Langsam ein- und ausatmen.
- Die Hände unter die Lendenwirbelsäule legen und beim Ausatmen Druck auf die Hände ausüben.
- Auf die Bewegung im Becken konzentrieren.

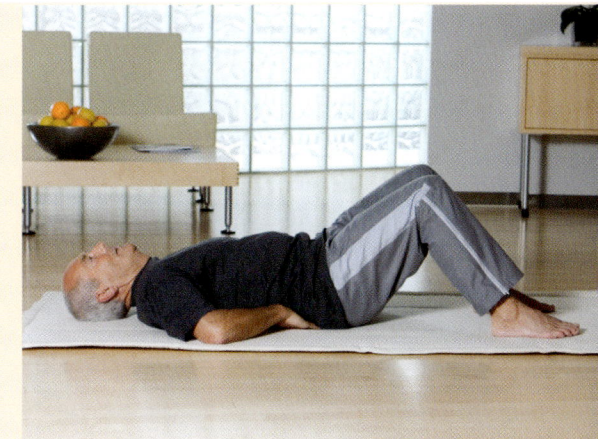

Dehnen
- Rückenlage, Beine geschlossen, Arme liegen am Körper an.
- Erst das linke Bein, dann das rechte Bein nach links führen.

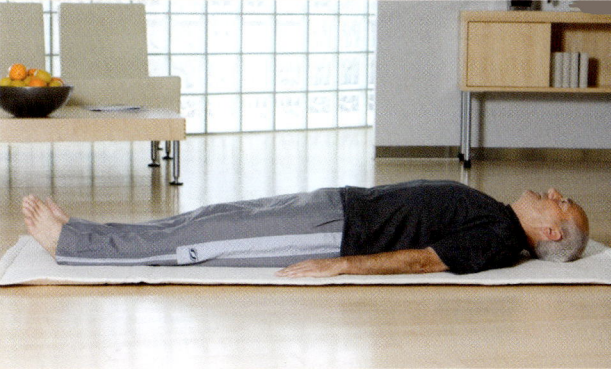

- Den rechten Arm mitsamt dem Oberkörper soweit wie möglich nach links schieben, Po bleibt am Boden.

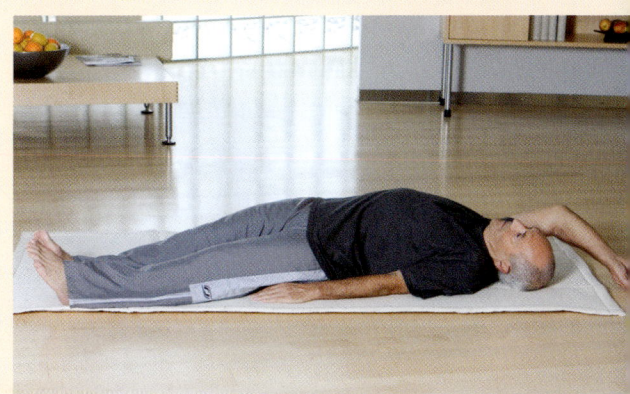

Kräftigen/Bauch

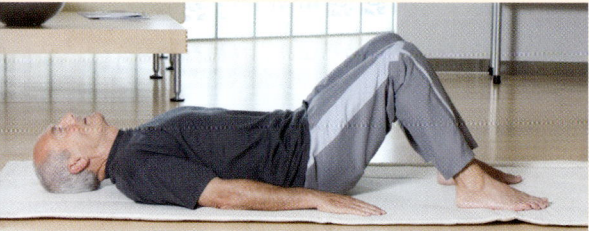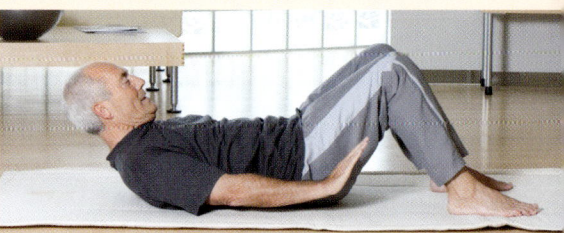

- Rückenlage, Beine aufstellen, Arme seitlich neben dem Körper ablegen.
- Tief einatmen, Bauchdecke anspannen, Lendenwirbelsäule auf den Boden drücken.

- Beide Arme und den Oberkörper vom Boden abheben, Hände drücken in Richtung Fußende.
- Langsam wieder ausatmen und Oberkörper Wirbel für Wirbel wieder zurückrollen.
- Durchatmen, entspannen.

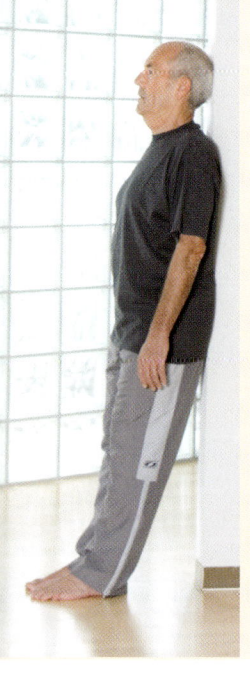

Kräftigen/Beine

- Mit dem Rücken an eine Wand lehnen, die Füße stehen ca. 30 cm von der Wand entfernt, Knie sind leicht gebeugt, Arme hängen locker nach unten.
- Locker ausatmen und dabei das Kreuz an die Wand drücken.

- Beim nächsten Einatmen langsam die Wand so weit wie möglich hinunterrutschen, Fersen dürfen nicht vom Boden abheben.
- Spannung etwas halten und den Oberkörper mit dem nächsten Ausatmen nur mit der Oberschenkelmuskulatur wieder nach oben schieben.
- Oberschenkel lockern.

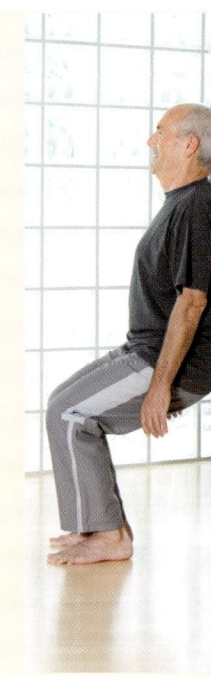

Tipps für entspanntes Autofahren

Um entspannt und schmerzfrei an Ihrem Ziel anzukommen sollten Sie folgende Dinge beachten:

Stellen Sie Ihren Sitz und auch die Kopfstütze optimal ein, damit Sie bequem und entspannt sitzen. Wichtig für den Rücken ist eine gute Abstützung im Lendenbereich. Falls das in Ihrem Auto durch das Verstellen des Sitzes nicht möglich ist, empfehle ich ein Lordosekissen, das Sie auf Höhe der Lendenwirbelsäule platzieren. So erreichen Sie eine bessere Sitzhaltung und entlasten damit Ihre Bandscheiben.

Andererseits nützt der beste Sitz wenig, wenn man zu lange Etappen fährt. Stundenlanges Sitzen im Auto macht die Glieder schwer und verlängert die Reaktionszeit. Also, stoppen Sie alle zwei Stunden und planen Sie eine aktive Bewegungspause ein, in der Sie einige Übungen zur Entlastung Ihres Rückens und zur Anregung Ihres Kreislaufs durchführen.

10 Entspannungsübungen für Ihre nächste Autopause

Machen Sie alle Übungen sowohl mit der linken als auch mit der rechten Seite (außer 1, 4 und 5).

1: Wasserpumpe
Regt den Kreislauf an.

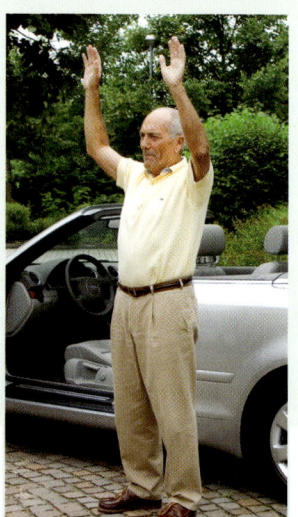

– Arme während des Einatmens weit in die Luft strecken.

– Beim tiefen Ausatmen die Arme weit nach unten führen.

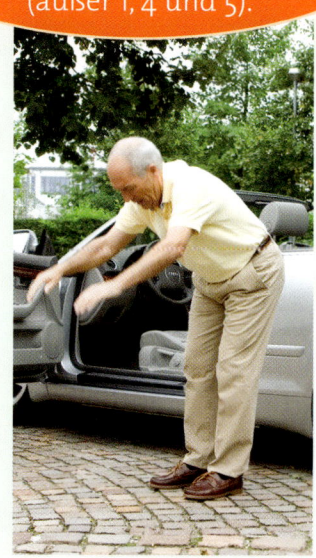

2: Front-Stretch

Macht die Streckmuskeln der vorderen Oberschenkelmuskulatur wieder geschmeidig.

- Aufrecht stehen, Standbein leicht gebeugt.
- Den Spann des anderen Fußes umfassen, Ferse zum Gesäß ziehen.
- Achtung! Kein Hohlkreuz!

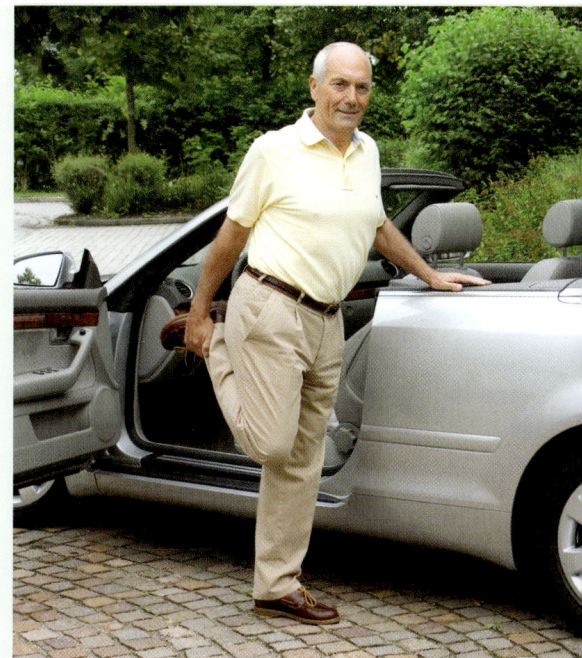

3: Heck-Stretch

Dehnt die hintere Oberschenkel-muskulatur.

- Einen Fuß auf die Türleiste legen, Bein gestreckt halten.
- Den Oberkörper mit geradem Rücken nach vorne beugen, 10 Sekunden halten.

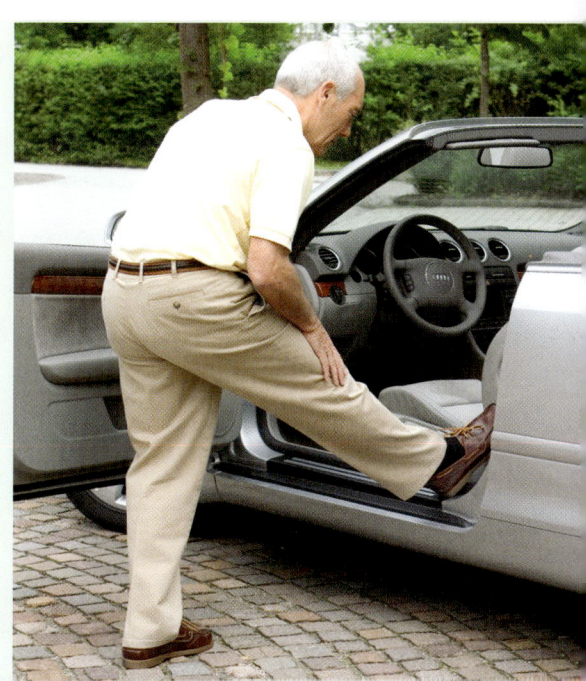

4: Zündkerze
Regt den Kreislauf an.

– Leichte Grätschstellung, Knie etwas beugen.
– Den Oberkörper nach unten beugen, dabei langsam ein- und ausatmen.

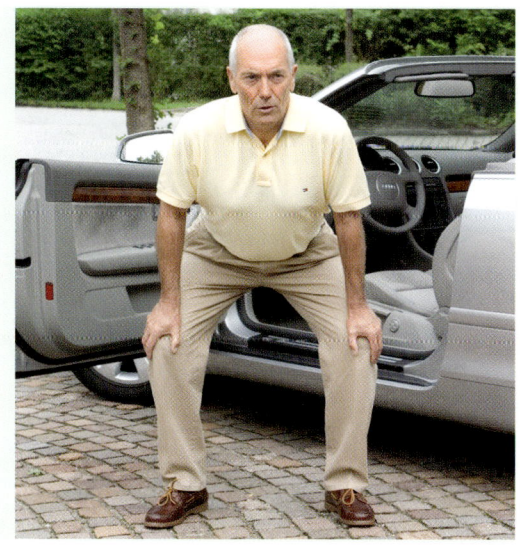

5: Zylinder
Lockert die Schulter-Nacken-Muskulatur.

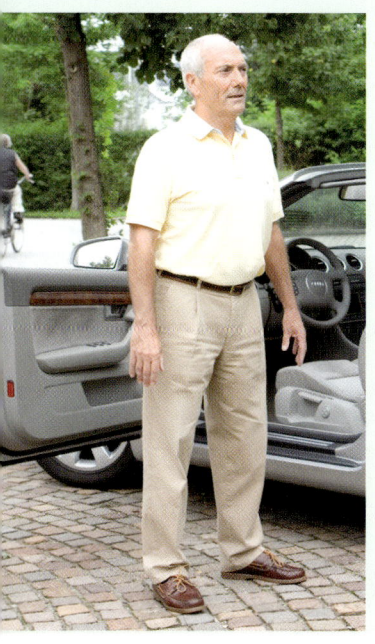

– Leichte Grätschstellung.

– Mit den Schultern je 10 Mal vorwärts und rückwärts kreisen.
– Danach Arme ausschütteln.

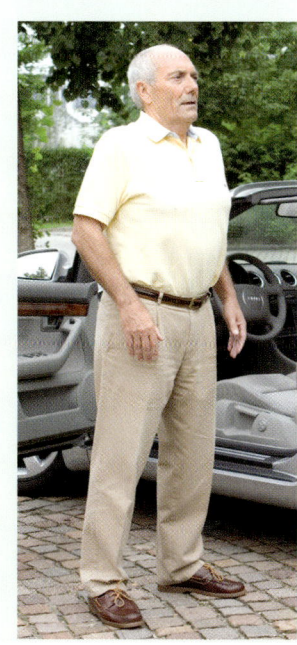

6: Getriebe
Dehnt die Wadenmuskulatur.

- Schrittposition.
- Vorderes Bein beugen, hinteres nach hinten aus- und durchgestreckt, Fersen bleiben am Boden.

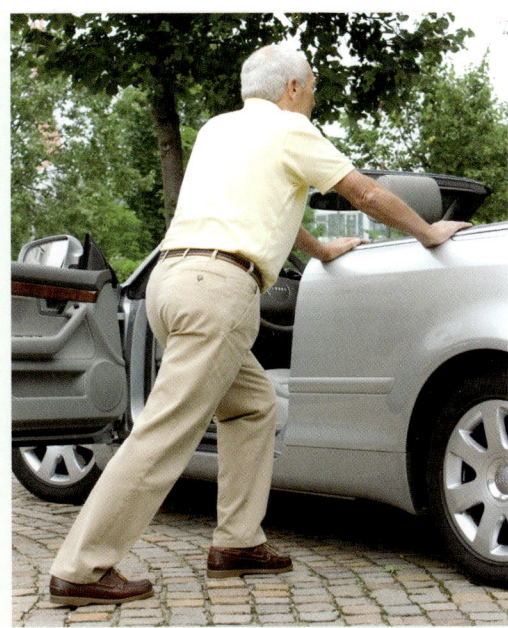

7: Kopfstütze
Gegen einen steifen Nacken.

- Aufrecht stehen, Kopf nach rechts neigen.
- Rechte Hand geht an die linke Kopfseite um die Dehnung zu verstärken.
- Den anderen Arm nach unten strecken.

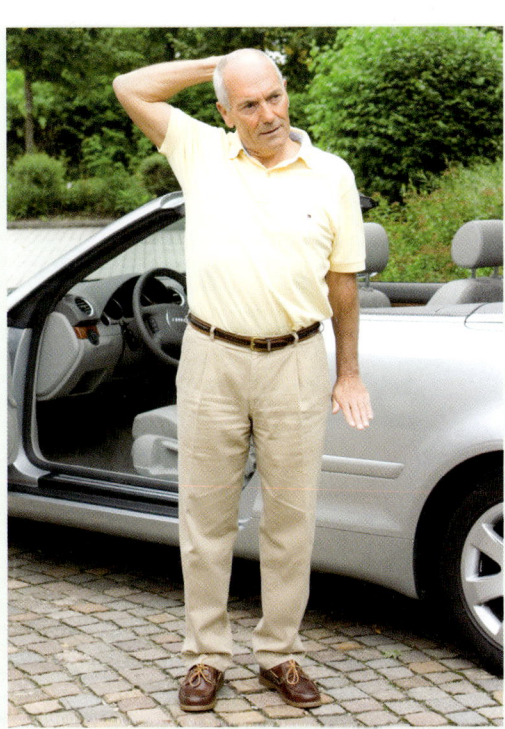

8: Kühler

Sorgt für Entspannung der Schultermuskulatur.

– Rechten Arm leicht gebeugt vor dem Körper halten.

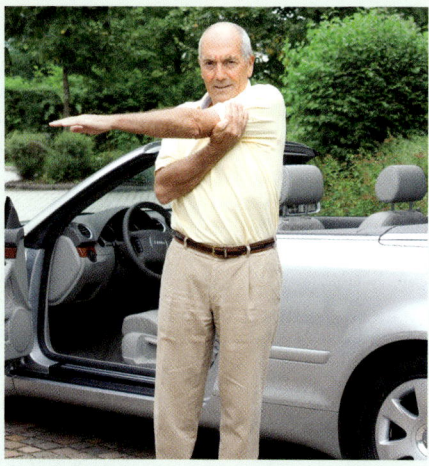

– Mit der anderen Hand den Arm über dem Ellenbogen gegen den Körper pressen.

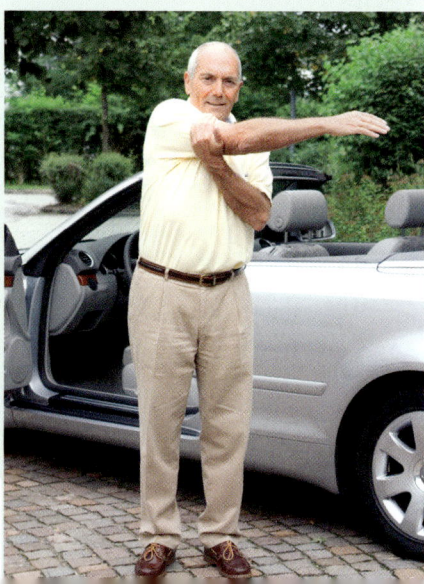

9: Abbremsen

Entlastet den Unterarmstrecker.

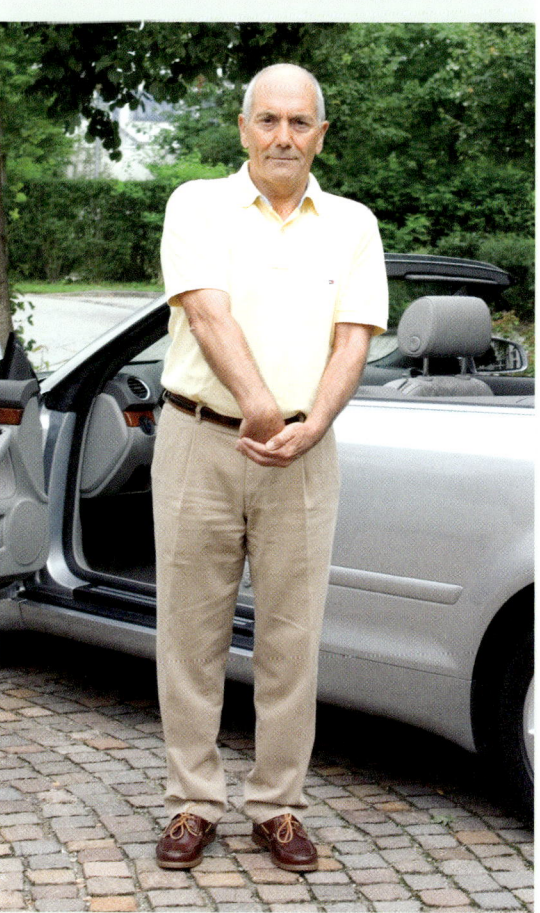

– Rechte Hand nach unten abwinkeln.
– Mit der linken Hand den rechten Handrücken nach hinten ziehen bis ein leichtes Ziehen spürbar wird – 15 Sekunden halten.

10: Stopp-Schild

Entlastet die
Unterarmbeuger.

– Rechte Hand nach oben
  abwinkeln.
– Mit der linken Hand die
  rechte nach hinten
  drücken bis ein leichtes
  Ziehen auf der Unter-
  seite des rechten Armes
  spürbar wird – 15 Sekunden halten.

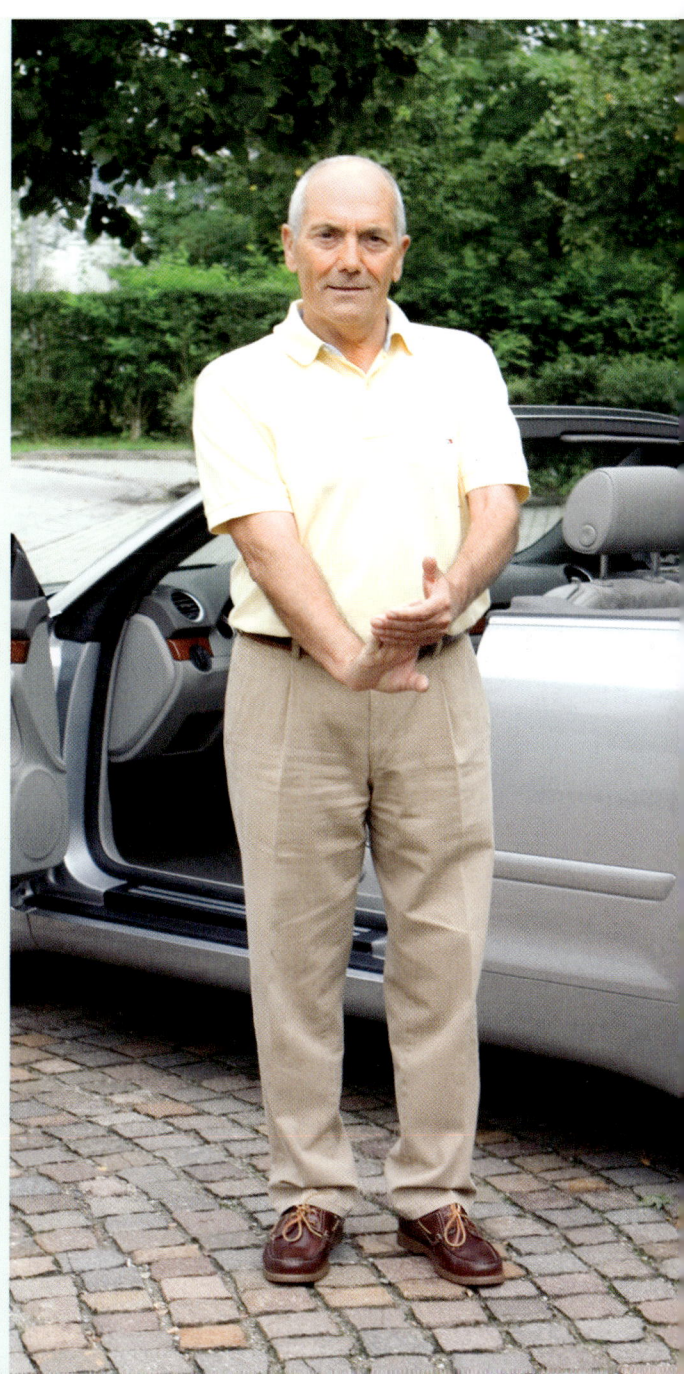

Fitnessübungen im Flugzeug:

Manchmal kann das Fliegen schon zur Tortur werden, eingezwängt zwischen anderen Passagieren, man sitzt Ellenbogen an Ellenbogen, die Knie stoßen am Vordersitz an, Kein Wunder, dass sich da so mancher nach mehrstündigem Flug steif und mit Schmerzen aus seinem engen Sitz stemmt.

Damit das Fliegen mehr Spaß macht und man sich auch nach der Landung noch fit fühlt – hier einige Übungen.

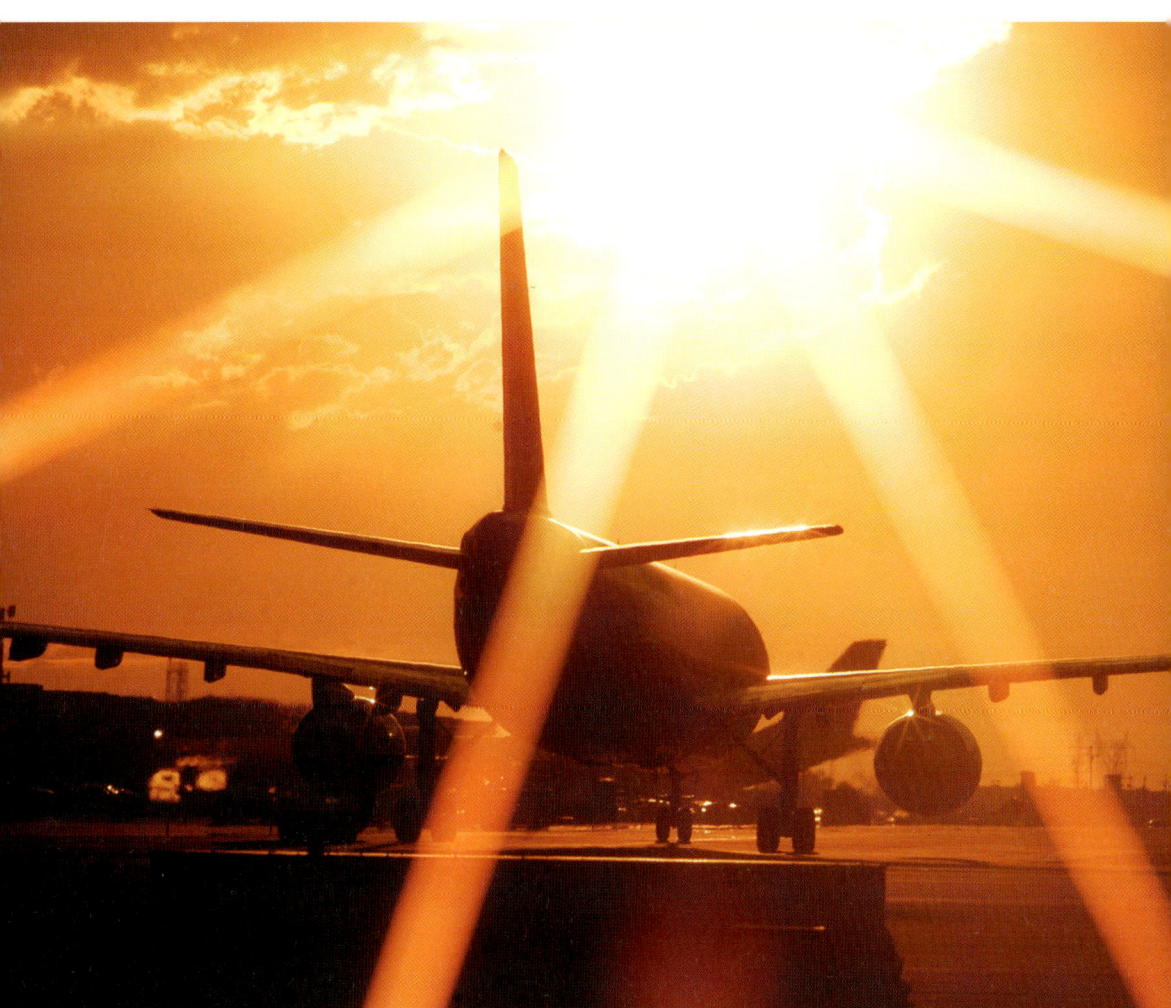

1. Gehen auf der Stelle

– Im Wechsel Fußballen und
Ferse aufsetzen und anheben
und gegebenenfalls den
Oberschenkel mit anheben

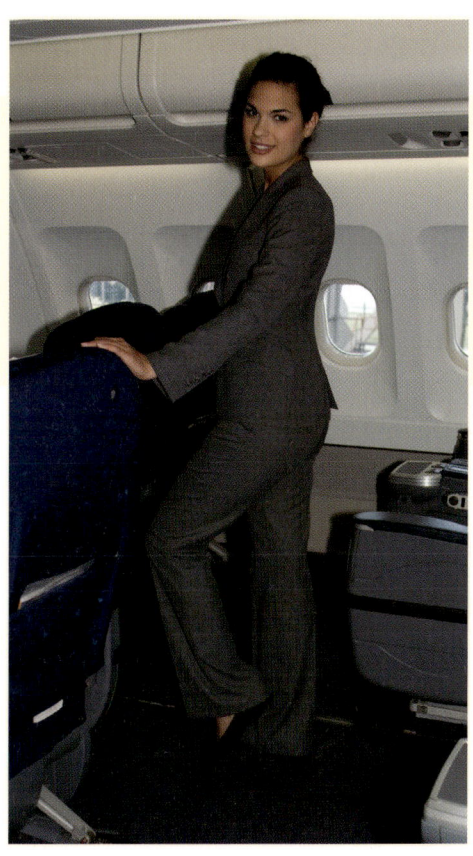

1

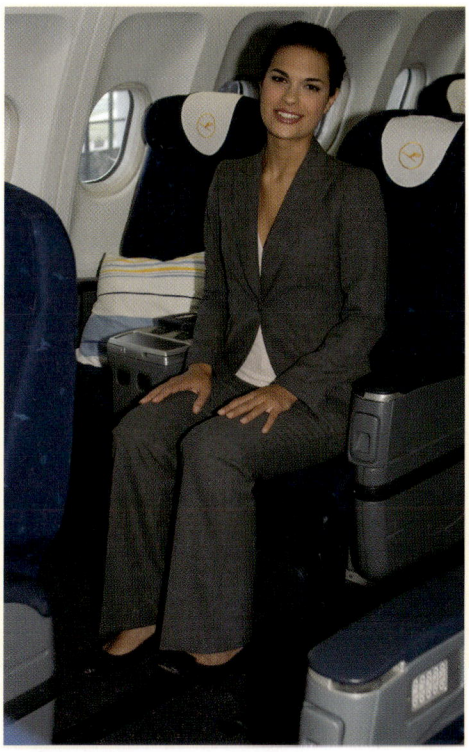

2

2. Aktivieren der Venenpumpe

– Fußspitzen Richtung Schienbein
ziehen und die Fersen in den
Boden stemmen.
– Spannung am Fußrücken und
an der Schienbeinvorderseite
zu spüren.

3

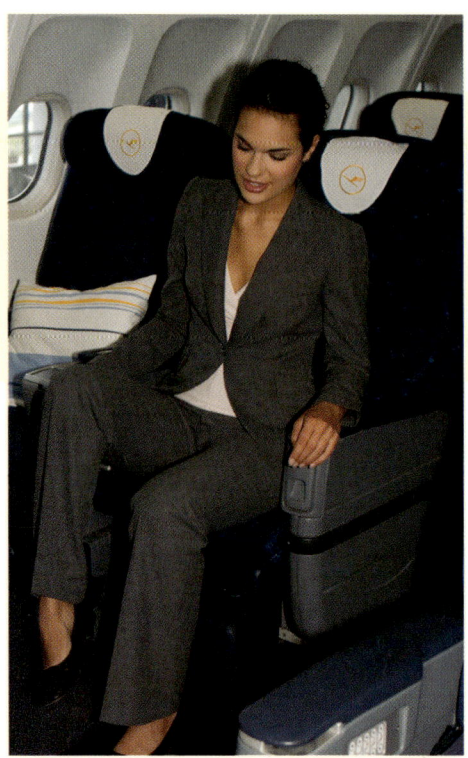

Fußkreisen

– Ein Bein leicht anheben und
mit den Zehen einen Kreis
beschreiben.
– Dann das andere Bein.

Aktivierung von Oberschenkel- und Armmuskulatur

– Handflächen an die Außenseiten der Oberschenkel anlegen
– Oberkörper aufrichten und Schultern nach unten ziehen.
– Oberschenkel nach außen und gleichzeitig mit den Händen nach innen drücken, ohne dass eine Bewegung erfolgt.

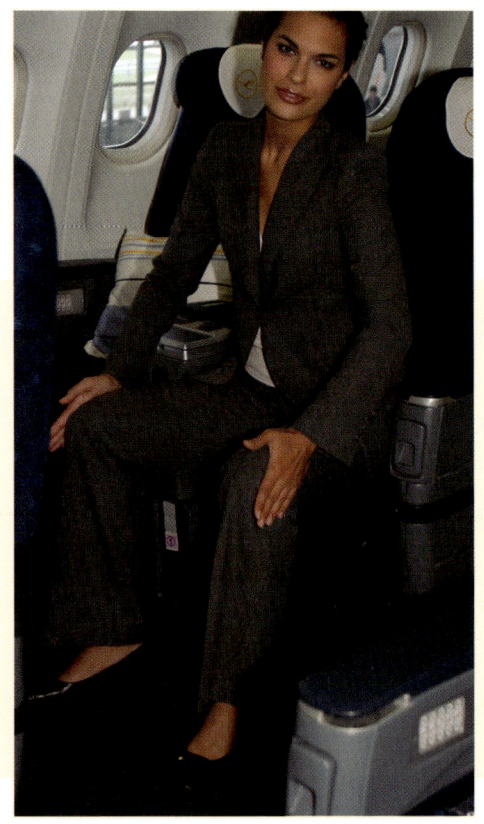

4

Aktivierung der Rückensmuskulatur

– Schultern nach hinten unten zur Wirbelsäule ziehen, so dass sich der Brustkorb nach vorne wölbt.

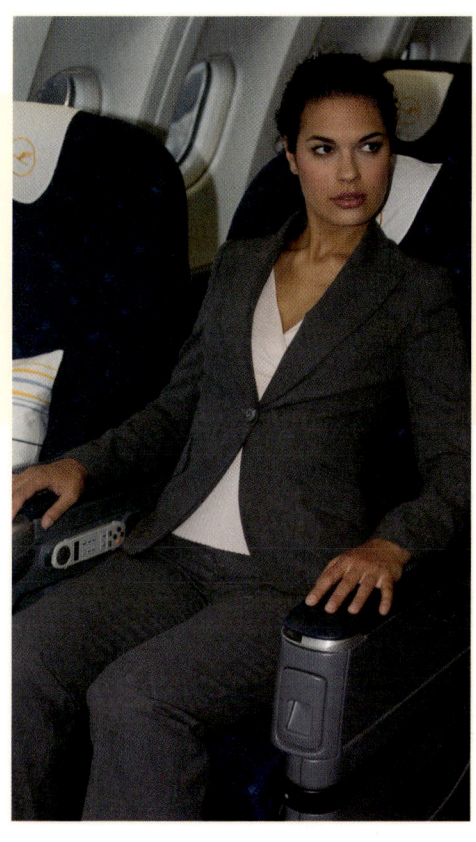

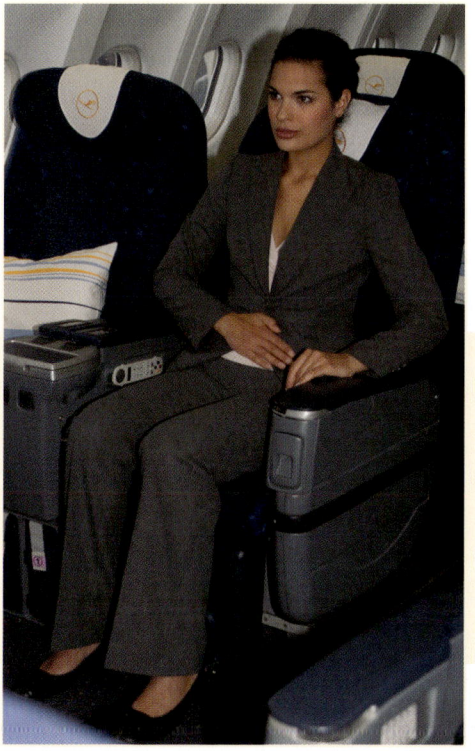

Aktivierung der Bauchmuskulatur

– In den Sitz zurücklehnen und den unteren Rücken nach hin ten in die Rückenlehne drücken.
– Entspannen.

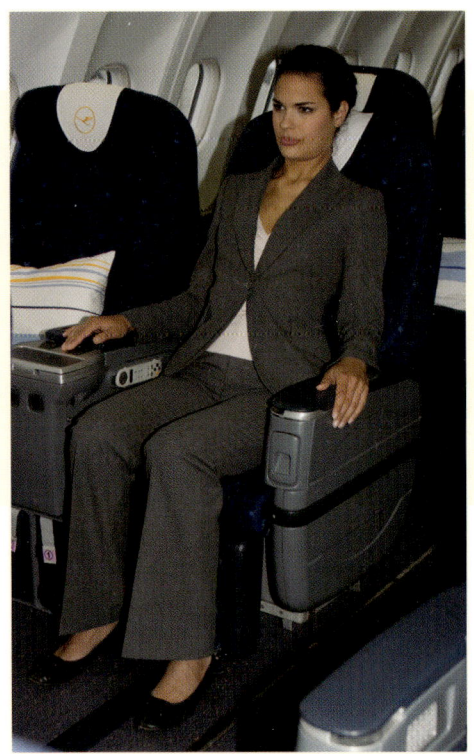

7

Aktivierung der Halsmuskulatur

- Kopf an die Kopfstütze lehnen.
- Leichtes Doppelkinn machen und den Kopf behutsam in die Lehne drücken.
- Dabei alle Gesichtsmuskeln mit anspannen.

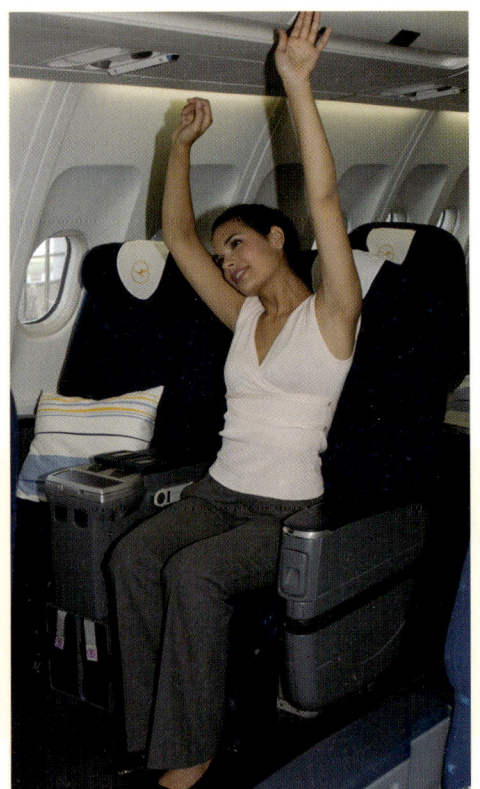

8

Aktivierung der Schultermuskulatur

- Abwechselnd beide Arme in die Höhe strecken und dabei in die Luft greifen.

Dehnung der Nackenmuskulatur

- Kopf nach vorne beugen, beide Hände hinter dem Kopf verschränken.
- Mit leichtem Druck den Kopf Richtung Fußboden schieben.

9

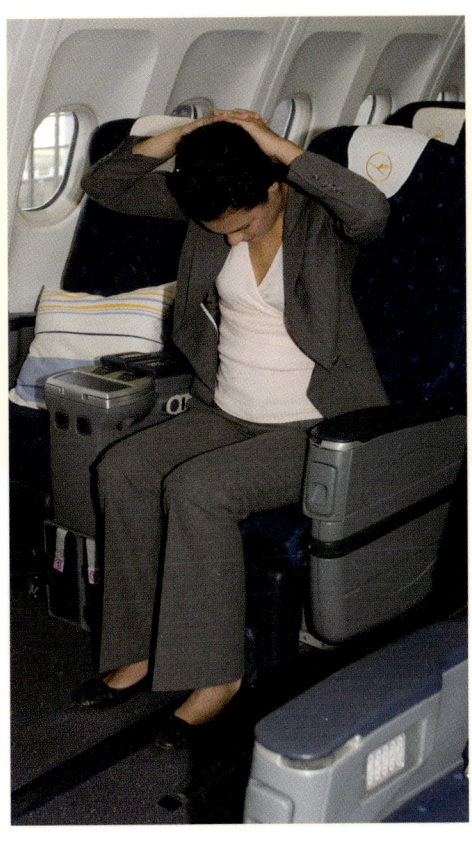

10

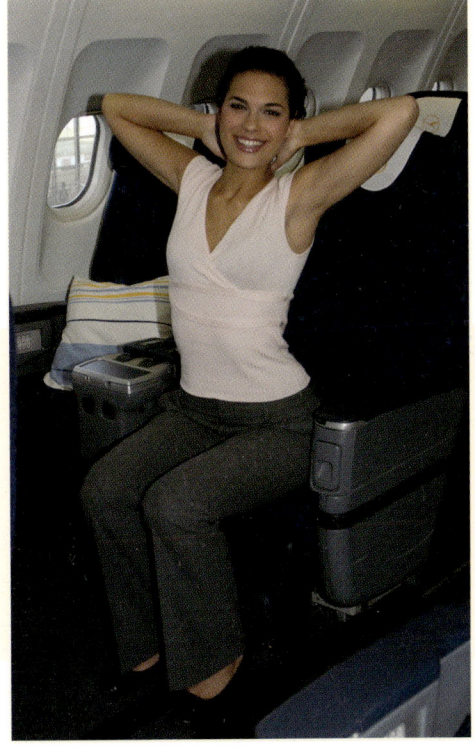

Dehnung der Brustmuskulatur

- Hände hinter dem Kopf verschränken.
- Beide Ellenbogen nach hinten drücken.

SANFTE METHODEN

Osteopathie

Der amerikanische Arzt Dr. Andrew Taylor Still (1828–1917) ersann ein neues Verständnis von Gesundheit, von Krankheit, vom menschlichen Körper und von dem, was Medizin sein sollte und begründete die Osteopathie. Nach Still wird der Organismus als Einheit betrachtet mit einer großen Fähigkeit zur Selbstregulierung. Erst seit Ende der achtziger Jahre werden auch in Deutschland interessierte Ärzte und Physiotherapeuten zu Osteopathen ausgebildet. Der Osteopath löst Bewegungseinschränkungen des Patienten mit speziellen Handgriffen und behebt so körperliche Funktionsstörungen. So wird eine Hilfe zur Selbstheilung erzielt, denn Bewegungsfreiheit bedeutet in der Osteopathie maximale Kraft zur Selbstheilung.

Rolfing

Rolfing wurde von **Dr. Ida Rolf** entwickelt. Die Biochemikerin arbeitete am Rockefeller Institut an einer Lösung für chronische Erkrankungen. Dabei stieß sie auch auf Yoga und Osteopathie und deren Betonung einer körperlichen Ordnung. So entstand ein neues Arbeitskonzept. Ida Rolf entwickelte daraus eine Serie von zehn Sitzungen. Ziel dieser zehn Rolfing-Sitzungen ist es, den Körperbau neu zu strukturieren und effektive Bewegungsmuster zu lernen. Die Rolfing soll zu einem besseren Gefühl für den eigenen Körper führen, einem aufrechteren Stand und Gang mit weniger Spannung.

Fangoanwendungen

Fango ist ein Schlamm, der aus Vulkangestein hergestellt wird. Das mineralhaltige Gestein enthält unter anderem Kieselsäure, Aluminiumoxid, Eisenoxid, Tonerde und Magnesium. Fein zermahlen wird das Fangopulver zu Heilzwecken mit Wasser zu einem Schlamm gerührt und dann auf 45 bis 50° C erhitzt. Als sogenannte Fangopackung wird dieser heiße Schlamm etwa drei Zentimeter dick auf den Rücken aufgetragen. Zwecks optimaler Wärmespeicherung wird der Körper in Folie, Leinentücher oder Wolldecken eingehüllt.

So kann die Wärme des Fangos in das tiefliegende Gewebe eindringen und dieses anhaltend erwärmen. Fango wird unter anderem bei Bindegewebs- und Muskelrheuma sowie chronisch-rheumatischen Erkrankungen eingesetzt.

Shiatsu

Shiatsu stammt aus Japan, seine Wurzeln gehen aber auf die klassische chinesische Medizin zurück. Traditionell wird hier der Mensch von der Energie bestimmt, die in seinem Körper entlang der Meridiane fließt. Die Meridiane sind danach die Leitbahnen, durch die die Lebensenergie Qi oder Chi fließt. In der Akupunktur und Akupressur werden einzelne Punkte der Meridiane genadelt bzw. gedrückt. Im Shiatsu werden in der Regel zur Harmonisierung bzw. Stimulierung des Energieflusses die Meridiane im Ganzen behandelt. Ist diese Energie ausgeglichen, fühlt sich der Mensch wohl, ist sie blockiert, wird er sich unwohl fühlen und es können schließlich Krankheiten entstehen. Im Shiatsu wir der Energiefluß durch sanften Druck mit Fingern, Handflächen, Ellbogen und Knien angeregt. Das Ziel ist das ungehinderte Fließen der Energie.

Yoga

In Deutschland denkt man bei Yoga oft nur an körperliche Übungen, dabei ist Yoga ursprünglich eine indische philosophische Lehre mit geistigen und körperlichen Übungen. Einige meditative Formen von Yoga legen ihren Schwerpunkt auf die geistige Konzentration, andere mehr auf körperliche Übungen und Positionen. Durchaus kann Yoga sich positiv auf die Gesundheit auswirken, etwa bei Schlafstörungen, nervösen Beschwerden, chronischen Kopf- oder Rückenschmerzen. So werden mit Yoga Kraft, Flexibilität, Gleichgewichtssinn und Muskelausdauer trainiert, was zu einer kräftigeren Rückenmuskulatur führen kann.

Dorn-Methode

Die Dorn-Methode ist eine sanfte manuelle Behandlung, mit der sich Wirbel- und Gelenkblockaden rasch und dauerhaft beheben lassen. Im Gegensatz zur Chiropraktik werden bei Dorn keine langen Hebel und keine Impulstechniken angewandt. Stattdessen erfolgt das Richten in der Bewegung. Verspannte Haltemuskulatur wird abgelenkt, so dass der Wirbel mit geringem Kraftaufwand wieder in die richtige Position geschoben werden kann ohne dabei Gelenkbänder zu überdehnen oder andere Strukturen zu verletzen.

Tai Chi

Tai Chi Chuan ist eine jahrhundertealte meditative Bewegungslehre zur Erhaltung der Gesundheit. Seinen Ursprung hat Tai Chi in der traditionellen chinesische Kampfkunst. Im Tai Chi wirkt die Lebenskraft »Qi« oder »Chi« als Quelle für Vitalität. Die Kultivierung des Qi, seine Vermehrung und Anreicherung in den Meridianen und seine willentliche Lenkung sind das Ziel. Bei den Übungen kommt es auf Weichheit und Geschmeidigkeit an, die Muskulatur soll sich entspannen und die Gelenke frei beweglich werden. Die langsame konzentrierte Ausführung der Bewegung steigert das körperliche Wohlgefühl und bewirkt eine mentale Entspannung.

Feldenkrais

Die Feldenkrais-Methode wurde von Moshé Feldenkrais (1904–1984) entwickelt. Dabei handelt es sich um eine körperorientierte Lernmethode, welche auch eine Form der Körpertherapie darstellt, basiert auf Erkenntnissen der Physik, Biomechanik und Neurologie. Beschwerden werden auf negative Bewegungsmuster zurückgeführt. Im Mittelpunkt der Feldenkrais-Methode steht das Wahrnehmen von Bewegungsmustern und wie sie einen Menschen prägen. Durch diese Bewusstheit sollen negative Bewegungsmuster zurückgedrängt und neue Bewegungsalternativen aufgezeigt werden. Feldenkrais eignet sich besonders bei Verletzungen, um die Mobilität wieder herzustellen.

Ayurveda

Ayurveda (Sanskrit-Lebensweisheit) ist die traditionelle indische Heilkunst. Ayurveda ist eine Kombination aus Erfahrungen mit Natur und Philosophie, die sich auf für die Gesundheit notwendigen physischen, mentalen, emotionalen und spirituellen Aspekte konzentrieren. Ayurveda hat einen ganzheitlichen Anspruch, bezieht also in die Behandlung den ganzen Menschen mit ein.

FPZ

FPZ steht für **F**orschungs- und **P**räventions**z**entrum Köln. Gleichzeitig verbirgt sich hinter diesem Kürzel eine in Köln entwickelte Trainingstherapie, die auf eine Kräftigung der Rumpf-, Nacken- und Halsmuskulatur abzielt. Im Mittelpunkt der langfristig orientierten FPZ-Therapie stehen Maßnahmen wie Geräte-Krafttraining, Funktionsgymnastik zur Mobilisierung, das Erlernen von wirbelsäulenschonenden Bewegungstechniken sowie Techniken zur mechanischen Entlastung der Wirbelsäule. Das anfängliche Aufbauprogramm umfasst in der Regel 24 Therapieeinheiten, die innerhalb von 12 bis 14 Wochen absolviert werden.

Wichtige Adressen

Aktion Gesunder Rücken (AGR) e.V.
Postfach 103 · 27443 Selsingen
www.agr-ev.de
Telefon 0 42 84 / 926 99 90
Fax 0 42 84 / 926 99 91

Bund Deutscher Chiropraktiker e.V.
Fuggerstraße 33 · 10777 Berlin
www.chiropraktik-bund.de
Telefon 030 / 23 51 68 30
Fax 030 / 23 51 68 11

**Bundesselbsthilfeverband für
Osteoporose e.V.**
Kirchfeldstraße 149 · 40215 Düsseldorf
www.osteoporose-deutschland.de
Telefon 02 11 / 30 13 14-0
Fax 02 11 / 30 13 14-10

**Bundesverband der deutschen
Rückenschulen (BdR) e.V.**
Postfach 1124 · 30011 Hannover
www.bdr-ev.de
Telefon 05 11 / 350 27 30
Fax 05 11 / 350 58 66

**Bundesverband der Yogalehrenden
in Deutschland e.V. (BDY)**
Jüdenstraße 37 · 37073 Göttingen
www.yoga.de
Telefon 05 51 / 488 38 08
Fax 05 51 / 488 38 60

**Bundesverband Skoliose-Selbsthife e. V.
Interessengemeinschaft für
Wirbelsäulengeschädigte**
Mühlweg 12 · 74838 Limbach
www.bundesverband-skoliose.de
Telefon (Mobil) 0177 / 732 33 34
Fax 0 62 87 / 92 59 96

Deutsche Arthrose-Hilfe e.V.
Postfach 110551 · 60040 Frankfurt am Main
www.arthrose.de
Telefon 0 68 31 / 94 66-77
Fax 0 68 31 / 94 66-78

**Deutsche Ärztegesellschaft für
Akupunktur e.V. DÄGfA**
Würmtalstraße 54 · 81375 München
www.daegfa.de
Telefon 089 / 710 05-11
Fax 089 / 710 05-25

**Deutscher Dachverband für Qigong
und Taijiquan e.V.**
Am Leinekanal 4 · 37073 Göttingen
www.ddqt.de
Telefon 05 51 / 201 99 00

**Deutsche Gesellschaft für
Manuelle Medizin e.V.
Geschäftsstelle der DGMM**
Ärztehaus Mitte
Westbahnhofstraße 2 · 00745 Jena
www.dgmm.de
Telefon und Fax 0 36 41 / 61 21 78

**Deutsche Gesellschaft für
Schmerztherapie e.V.**
Adenauerstraße 18 · 61440 Oberursel
www.dgschmerztherapie.de
Telefon 0 61 71 / 28 60 60
Fax 0 61 71 / 28 60 69

**Deutsche Gesellschaft für Traditionelle
Chinesische Medizin e.V.**
Karlsruherstraße 12 · 69126 Heidelberg
www.dgtcm.de
Telefon 0 62 21 / 37 45 46
Fax 0 62 21 / 30 20 35

**Deutsche Gesellschaft zum Studium
des Schmerzes e.V. (DGSS)**
Obere Rheingasse 3 · 56154 Boppard
www.dgss.org
Telefon 0 67 42 / 80 01-21
Fax 0 67 42 / 80 01-22

Deutsches Grünes Kreuz e.V.
Im Kilian Schuhmarkt 4 · 35037 Marburg
www.dgk.de
Telefon 0 64 21 / 29 30
Fax 0 64 21 / 229-10

Deutsche Schmerzliga e.V.
Adenauerallee 18 · 61440 Oberursel
www.schmerzliga.de
Telefon 0700 / 375 375 375
Fax 0700 / 375 375 38

Deutscher Verband für Physiotherapie –
Zentralverband der Physiotherapeuten/
Krankengymnasten (ZVK) e.V.
Deutzer Freiheit 72-74 · 50679 Köln
www.zvk.org
Telefon 02 21 / 98 10 27-0
Fax 02 21 / 98 10 27-25

European Rolfing Association e.V.
Nymphenburger Straße 86
80636 München
www.rolfing.org
Telefon 089 / 54 37 09 40
Fax 089 / 54 37 09 42

Feldenkrais-Verband Deutschland e.V.
Jägerwirtstraße 3 · 81373 München
www.feldenkrais.de
Telefon 089 / 52 31 01 71
Fax 089 / 52 31 01 72

FPZ: Deutschland den Rücken
stärken GmbH
Jakob-Kaiser-Straße 13 · 50858 Köln
www.fpz.de
Telefon 02 21 / 58 98 07 70
Fax 02 21 / 58 98 07 98

Gesellschaft für Osteopathie
in Deutschland GbR
Wandalenweg 14-20 · 20097 Hamburg
www.osteopathie.com
Telefon 040 / 23 04 66
Fax 040 / 23 45 22

Kieser Training AG
Kanzleistraße 126 · CH-8026 Zürich
www.kieser-training.com
Telefon +41 44 / 296 17 17
Fax +41 44 / 296 17 77

Praxisklinik
Dr. med. Reinhard Schneiderhan
und Kollegen
Eschenstraße 2
82024 München-Taufkirchen
www.orthopaede.com
Telefon 089 / 61 45 10-0
Fax 089 / 61 45 10-12

Regionales Schmerzzentrum DGS –
München
Dr. med. Martin Gessler
Dr. med. Reinhard Schneiderhan
Cosimastraße 4 · 81927 München
www.orthopaede.com
Telefon 089 / 91 88 70
Fax 089 / 91 40 28

Verband der Osteopathen
Deutschland e.V. (VOD) e.V.
Untere Albrechtstraße 15 · 65185 Wiesbaden
www.osteopathie.de
Telefon 06 11 / 91 03 66-1
Fax 06 11 / 91 03 66-2

Wirbelsäulenliga e.V.
Geschäftsstelle München
Widenmayerstraße 29 · 80538 München
www.wirbelsaeulenliga.de
Telefon 089 / 21 09 69-66
Fax 089 / 21 09 69-69

Wirbelsäulenzentrum München
Eschenstraße 2
82024 München-Taufkirchen
www.wsz-muc.de
Telefon 089 / 66 63 64-0
Fax 089 / 66 63 64-16

Glossar

3-D Wirbelsäulenvermessung

Hierbei handelt es sich um eine sanfte, strahlungsfreie diagnostische Methode das Knochengerüst dreidimensional mit einem Lichtraster zu vermessen. Die Daten werden in einen Computer eingespeist und sofort ausgewertet.

Analgosedierung

Dämmerschlafnarkose

Anamnese

Krankheitsvorgeschichte

antinukleare Antikörper

Laborwert zum Feststellen einer rheumatischen Erkrankung

Antiphlogistika

Als Antiphlogistika bezeichnet man Substanzen, die entzündungshemmend wirken

Anulus fibrosus

Fibröser Ring der die Zwischenwirbelscheibe (Bandscheibe) umringt

Arthrographie

Bild gebende Untersuchung, bei welcher Kontrastmittel in das zu untersuchende Gelenk gespritzt wird und anschließend Röntgenaufnahmen oder auch CT- oder MRT-Aufnahmen gemacht werden.

Arthrose

Arthrose nennt man den Verschleiß der Gelenke. Gelenkpartner von Gelenken sind mit einer schützenden Knorpelschicht überzogen. Durch Verletzungen, Entzündungen oder durch Verschleiß kann diese schützende Schicht angegriffen werden oder sich teilweise bis vollständig aufbrauchen.

Arthroskopie (Gelenkspiegelung)

Bei der Arthroskopie wird mittels eines kleinen Schnittes ein Endoskop mit einer Kamera in das zu behandelnde bzw. zu untersuchende Gelenk eingeführt. Über diese Sonde können dann mögliche Schäden diagnostiziert und behandelt werden.

Ballon-Kyphoplastie

Operationstechnik mittels derer eingebrochene Wirbelkörper wieder aufgerichtet werden können. Hierbei wird über Sonden ein Ballon in den gebrochenen Wirbelkörper eingeführt. Dieser Ballon wird aufgeblasen und das Aufrichtungsergebnis mittels Zement stabilisiert. Dies ist ein so genanntes minimal-invasives Verfahren, da es ohne großen Hautschnitt auskommt.

Bandscheibenvorfall (Prolaps)

Unter einem Bandscheibenprolaps versteht man die plötzliche oder langsam zunehmende Verlagerung von Bandscheibengewebe meist nach hinten in den Rückenmarkskanal (Spinalkanal) oder hinten-seitlich in Richtung Nervenwurzeldurchtrittsstelle. Hierbei kann es durch Druck auf Nervenwurzeln zu Schmerzen, Lähmungen und/oder Gefühlsstörungen kommen.

Bandscheibenvorwölbung (Protrusion)

Eine Vorstufe des Bandscheibenvorfalls ist die Protrusion. Durch eine abschnittsweise Schwächung des Anulus fibrosus weicht dieser dem Druck des Nucleus pulposus aus und wölbt sich über die Kontur des Wirbelkörpers hinaus. Der Faserring selbst bleibt dabei aber intakt. Eine Bandscheibenvorwölbung reicht manchmal bereits aus, um neurologische Ausfälle zu verursachen.

Bildwandler

Hierbei handelt es sich um ein mobiles Röntgengerät zur Durchleuchtung. Bei diesem Verfahren können ärztliche Instrumente präzise gesteuert und kontrolliert werden.

Bildwandler / bildwandlergesteuert

Röntgengerät, das mit Unterstützung von Rechnertechnik während eines operativen Eingriffs Röntgenbefunde auf einem Bildschirm darstellt

Blockwirbel

Unter Blockwirbelbildung versteht man das teilweise oder ganze Verschmelzen zweier benachbarter Wirbel.

Botulinum-Toxin-Behandlung

Bei chronisch schmerzhaften Muskelverspannungen ohne tiefer gehende Ursache, wie beispielsweise einen Bandscheibenvorfall, kann man dieses Toxin einsetzen, um eine anhaltende Muskelentspannung zu erzielen. Die Wirkung ist wesentlich länger anhaltend als bei anderen Medikamenten.

chirotherapeutisch/Chirotherapie

Dies bedeutet übersetzt behandeln mit den Händen (Manuelle Therapie). Eine Domäne hierfür ist beispielsweise das Einrenken von Wirbelgelenksblockaden.

Chondrose

Damit bezeichnet man einen Verschleiß des Bandscheibengewebes.

Chronisch

Unter dem Begriff »chronisch« versteht man Beschwerden die sich meist langsam entwickeln und lange anhalten

Computertomographie (CT)

Bei einer Computertomographie werden mit Röntgenstrahlen gezielte Schichtaufnahmen des Körpers in verschiedenen Ebenen erstellt und über den Computer errechnet.

degenerativ bedingte Hypertrophie

Unter Hypertrophie versteht man Volumen- oder Größenzunahme von Gewebe.

degenerativ/Degeneration

Degenerativ bedingt geschieht dies zumeist durch vermehrten Abrieb, wenn sich ein Gelenk auswalzt und zunehmend mehr Platz beansprucht.

discogener Schmerz

Beschwerden, die durch Schmerzfasern ausgelöst werden, welche in beschädigtes oder verschlissenes Bandscheibengewebe einsprossen.

Discographie

Bei der Discographie wird ein Kontrastmittel in die Bandscheibe gespritzt und im Anschluß ein Röntgenbild erstellt. Auf diese Weise lässt sich ein vorhandener Schaden sichtbar machen.

Endorphine

Hormone, die sich unter anderem auf die Stimmung auswirken

Entzündungsmediatoren

Chemische Substanzen, die bei einer Gewebeschädigung freigesetzt werden und zu einem entzündlichen Effekt führen.

Epidurale Spülung

Bei einer Epiduroskopie kann über einen Katheter eine Spülung des Wirbelsäulen-Kanals, einer sog. Epiduralen Spülung, vorgenommen werden. Hierbei kann das entzündete Gewebe mit Medikamenten behandelt werden.

Epiduralraum

Der Inhalt des Rückenmarks oder des Spinalkanals lässt sich in mehrere Schichten aufteilen. Der Epiduralraum ist der Raum zwischen der Rückenmarkshaut und der bindegeweblichen Auskleidung des Spinalkanals.

Epiduroskopie

Die Epiduroskopie ist eine Spiegelung des Wirbelsäulenkanals. Eine kleine Kamera an der Spitze eines Katheters erlaubt dabei einen direkten Blick auf Schädigungen in diesem Bereich. Zudem können über den Katheter Spülungen vorgenommen und entzündetes Gewebe mit Medikamenten behandelt werden.

Facettendenervation

Bei einer Facettendenervation werden die Schmerzfasern der Gelenkkapsel verödet. Hierfür gibt es mehrere Verfahren, wie z.B. die Thermokoagulation.

Facettengelenkbehandlung

Lokale, gürtelförmige oder pseudoradikuläre Schmerzen gehen oft mit degenerativen Veränderungen im Bereich der Facettengelenke einher mit begleitenden entzündlichen Veränderungen. Bei diesem Verfahren wird unter Bildwandler- oder CT-Kontrolle ein Cortisonpräparat und ein Schmerzmittel unmittelbar in das schmerzende Gelenk gespritzt.

Facettengelenksarthrose

Die Veränderung der Wirbelsäulenstatik führt zu einer vermehrten Belastung der Facettengelenke, die knöcherne Anbauten entwickeln. Durch die Volumenzunahme können ebenfalls die Nervenwurzeln bedrängt werden. Dadurch kommt es zu einer Einengung des Spinalkanals mit neurologischen Symptomen.

Facettengelenksblockade

Veränderungen in den kleinen Wirbelgelenken können häufig zu Druckempfindlichkeit bzw. Bewegungsschmerzen führen. Bei der Facettengelenksblockade wird dieser Schmerz gezielt ausgeschaltet, um sicher zu gehen, dass der Verschleiß am Gelenk tatsächlich die Ursache für den empfundenen Schmerz ist. Dazu werden schmerz- und entzündungshemmende Stoffe über eine Sonde und unter Bildwandler- oder CT-Kontrolle exakt an das betroffene Gelenk gebracht.

Facetteninfiltration

Hierunter versteht man das gezielte Anspritzen eines Wirbelgelenks oder der Wirbelgelenkskapsel.

Foramen intervertebralis

Zwischen den Wirbelbögen bleibt eine seitliche Öffnung, es ist das Foramen intervertebrale. Durch diese Öffnung treten die Spinalnerven aus der Wirbelsäule aus. Die aus dem Spinalkanal austretenden Spinalnerven teilen sich in vier Äste auf. Der Ramus meningeus versorgt sensibel die Hirnhäute, den Wirbelkanal, sowie die vorderen Anteile der Gelenkkapsel der Facettengelenke .

Foramenstenose

Verengung des Nervenwurzelaustrittsloches

Ganglion

Füssigkeitsgefüllte Aussackung beispielsweise von Sehnen oder Nervenscheiden

Gelenkblockierung

Bei einer geringen Verkantung von Gelenkflächen kann es zu einer schmerzhaften Muskelverspannung und Bewegungseinschränkung kommen.

Gelenkspiegelung (Arthroskopie)

Bei der Gelenkspiegelung wird mittels eines kleinen Schnittes ein Endoskop mit einer Kamera in das zu behandelnde Gelenk eingeführt. Über diese Sonde können dann mögliche Schäden diagnostiziert und mit speziellen Gertäten behandelt werden.

Hexenschuss

Auch Lumbago genannt, ist eine Kreuzschmerzattacke, die verschiedene Ursachen und Ausprägungen haben kann.

Hitzesondenbehandlung

Dies ist eine Methode zur Verödung von Schmerzfasern, bei welcher über Radiowellen Wärme erzeugt wird. Daher wird dieses Verfahren im Jargon auch Hitzesondenbehandlung genannt.

Hohl-/Rundrücken

Vermehrte Krümmung der Wirbelsäule in der Seitenansicht.

HWS-Distorsion

Verrenkung der Halswirbelsäule, z.B. bei einem Autounfall. Dieser Begriff hat den früher gebräuchlichen Terminus des Schleudertraumas abgelöst.

HWS-Schleudertrauma

siehe HWS-Distorsion

Injektion

Injektion nennt man das Einbringen von z.B. Medikamenten in den Körper mittels einer Injektionskanüle (Hohlnadel)

interdisziplinär

Zusammenarbeit mehrerer verschiedener Fachdisziplinen.

intradiscaler Schmerz

siehe auch diskogener Schmerz.

intrathekale Pharmakotherapie

Hier kommen Medikamente zum Einsatz, welche die so genannte Blut-/ Hirnschranke passieren können oder aber innerhalb der so genannten harten Rückenmarkshaut (Dura mater) oder der Hirnhaut verabreicht werden .

Ischialgie

Als Ischialgie bezeichnet man einen in die Beine ausstrahlenden Schmerz

Ischias / Ischiasnerv

Größter Nerv des Menschen, welcher sich aus den Nervenwurzeln zusammensetzt, die der unteren Lendenwirbelsäule und des oberen Kreuzbeins entspringen.

isometrisch

Bei einer Isometrie verändert sich die Länge nicht. Hier wird der Begriff verwendet für physiotherapeutische Übungen, bei dem sich der Muskel nicht sehr verkürzt oder verlängert.

Kälterezeptoren (Krause-Körperchen)

Spezielle Meßfühler für Temperaturschwankungen.

Katheter

Ein Katheter ist ein dünnes, schlauchartiges Instrument. Er kann mit verschiedenen Zusatzgeräten wie Kameras oder Wärmesonden versehen sein. Häufig kann durch den Einsatz eines Katheters eine offene Operation vermieden werden.

Kernspintomographie

Bei einer Kernspin-Tomographie erhält man Schnittbilder des Körpers ohne operativen Eingriff oder Röntgenstrahlenbelastung. Hierbei wird ein magnetisches Feld angelegt. Dieses gibt Aufschluss über den Wassergehalt des untersuchten Gewebes. So kann z.B. der Grad des Verschleißes einer Bandscheibe oder des Knorpelüberzuges im Gelenk dargestellt werden.

Knochenschwund = Osteoporose

Schwindende Knochenmasse, meist sowohl die Quantität als auch die Qualität betreffend.

Konservative Maßnahmen

Unter konservativen Maßnahmen versteht man Behandlungsformen, die ohne operativen Eingriff auskommen. Hierzu gehört z.B. Krankengymnastik, Physikalische Therapie, Schmerz stillende Spritzen oder orthopädisch-technische Hilfsmittel wie z.B. Stützmieder

Konventionelle Röntgendiagnostik

Röntgenaufnahmen der Wirbelsäule werden mindestens in zwei Ebenen angefertigt. Funktionsaufnahmen zeigen die Wirbelsäule bei Krümmung und Streckung und lassen die Beweglichkeit abschätzen. Aufnahmen im schrägen Strahlengang geben Aufschluss über eine, möglicherweise vorliegende abnorme Beweglichkeit der Wirbelkörper. Allerdings lassen sich bei der konventionellen Röntgendiagnostik nur die knöchernen Strukturen mit eventuellen degenerativen Veränderungen erkennen.

Kortex

Großhirnrinde

Kreuzdarmbeingelenk

Auch Iliosakralgelenk oder abgekürzt ISG genannt, ist ein wackelsteifes, elastisches Gelenk, welches die Darmbeinschaufeln und das Kreuzbein verbindet.

Kryotherapie

Behandlung durch Eisanwendung. Mittels Kryotherapie können beispielsweise auch Schmerzfasern durch Vereisung verödet werden.

Kyphose

»Als Kyphose bezeichnet man die normalerweise nur gering ausgeprägte, nach hinten gerichtete Krümmung der Brustwirbelsäule. Der Begriff kyphos stammt aus dem Griechischen und bedeutet ›gekrümmt‹, ›gebückt‹.«

Laminektomie

Hierbei werden ein oder mehrere Wirbelbögen samt der Dornfortsätze im Bereich der Lendenwirbelsäule entfernt. Dieser Eingriff wird zur Entlastung der Spinalnerven im Wirbelkanal bei einer vorliegenden lumbalen Spinalstenose durchgeführt.

Laserabtragung der Bandscheibe

Dieses Verfahren beruht auf dem Prinzip der Volumenreduktion in der Bandscheibe. Zur Abtragung der Bandscheibe dient ein medizinischer Laser, der Licht im infraroten Bereich aussendet. Dieses Licht wird über eine Glasfaser ins Operationsfeld geleitet. Dazu wird wiederum eine Kanüle in das erkrankte Bandscheibenfach eingeführt und die Lage der Kanülenspitze mittels Röntgendurchleuchtung oder CT kontrolliert. Diese Kanüle ist doppelwandig und wird mit einer Spülflüssigkeit zur Kühlung durchströmt. Durch die Kanüle wird die Glasfaser des Lasers eingeführt und der Nukleus durch einzelne Lichtblitze verdampft.

Lendenlordose

Krümmung der Lendenwirbelsäule nach vorn.

Ligamenta flava/flavum

Gelbe Bänder, die sich im Rückenmarkskanal befinden (Spinalkanal).

Lokalanaesthetikum

Damit bezeichnet man ein Schmerz- beziehungsweise Betäubungsmittel, welches lokal an der Stelle, wo es verabreicht wird, wirkt.

Lordose

Als Lordose, abgeleitet von dem griechischen Wort lordos = vorwärts gekrümmt, bezeichnet man die nach vorn gerichtete Krümmung der Hals- und Lendenwirbelsäule.

Lumbago

»Als Lumbago bezeichnet man einen plötzlich auftretenden Rückenschmerz – im Volksmund auch ›Hexenschuß‹ genannt.«

Lumbale Spinalstenose

Hierbei handelt es sich um die meist altersbedingte Einengung des Spinalkanals (Wirbelkanals) z.B. durch einen Bandscheibenvorfall. Dadurch werden die im Spinalkanal verlaufenden Nerven in ihrer Funktion beeinträchtigt. Die Folge sind diffuse Rückenschmerzen, die in die Beine ausstrahlen können und ggf. Taubheitsgefühle im Gesäß und in den Beinen verursachen. Typisch ist dabei, dass die Symptome sich in gestreckter Haltung verstärken und in gekrümmter Haltung verringern. Häufig machen die Betroffenen beim Gehen einen Buckel.

Lumbalgie

Als Lumbalgie bezeichnet man den chronischen Rückenschmerz

Lumboischialgie

Unter Lumboischialgie versteht man den Kreuzschmerz der zusätzlich in die Beine ausstrahlt

Luxation

Verrenkung

manifest

Gesichert – in der Medizin wird der Begriff manifest vor allem dann gebraucht, wenn eine Erkrankung wie beispielsweise eine Osteoporose nicht verdachtsweise sondern gesichert besteht.

Manualtherapie

Siehe auch Chirotherapie, leitet sich von lateinisch manus (= Hand) ab und bedeutet das Behandeln mit den Händen.

Mikroskopische Laminotomie

Entfernen von Teilen des Wirbelbogens unter Zuhilfenahme eines Operationsmikroskops.

Mikro-Trokar

Darunter versteht man eine Röhre, meist aus Metall oder Kunststoff bestehend, durch welche Instrumente an das Operationsfeld hereingeführt werden und die dazu dient, den Operationskanal offen zu halten.

minimal-invasives Verfahren

Offene Operationen sind allgemein mit Risiken und einem längeren Aufenthalt im Krankenhaus verbunden. Minimal-invasive Verfahren wurden entwickelt, um eine offene Operation mit ihren möglichen Nachteilen und Risiken zu vermeiden und den Eingriff möglichst klein zu halten. Beispielsweise kommt hierbei ein Katheter oder eine Sonde zum Einsatz, der durch einen kleinen Schnitt oder Stich direkt in die Körperhöhle eingeführt wird und dort eine direkte Behandlung erlaubt. Hierbei haben Patienten meist keine Narbenbildung. Sie können in der Regel ambulant durchgeführt werden oder erfordern nur einen sehr kurzen Krankenhausaufenthalt. Sie werden in Lokalanästhesie durchgeführt und erfordern meist keine Allgemeinnarkose. Besondere Röntgenverfahren dienen zur Steuerung und Überprüfung der therapeutischen Maßnahmen und des Therapieergebnisses.

Morbus Bechterew

Synonym Spondylitis ancylosans – Entzündliche Erkrankung, die zu Schmerzen und zu einer Einsteifung der Wirbelsäule führen kann.

Morbus Scheuermann

Unter dem Morbus Scheuermann versteht man eine vorwiegend bei männlichen Jugendlichen vorkommende Wirbelsäulenverkrümmung, die durch Wachstumsstörungen der Wirbelkörper und die Bildung von Keilwirbeln bedingt ist. Charakteristisch für die Erkrankung ist die Ausbildung einer verstärkten Kyphose, also eines Rundrückens, im Bereich der Brustwirbelsäule. Eine Abflachung der Lordose im Lendenbereich tritt dagegen sehr viel seltener auf.

MRT
MagnetResonanzTomographie, NMR (nuclear magnetic resonance), Kernspintomographie. Die Kernspin-Tomographie, auch Magnet-Resonanz-Tomographie (MRT) genannt, ist eine diagnostische Technik zur Darstellung der inneren Organe, Gewebe und Gelenke mit Hilfe von Magnetfeldern.

Muskelrelaxanzen
Präparate, die Muskel entspannend wirken.

Myelographie
Zur Sichtbarmachung des Rückenmarks und der Nervenwurzeln kann eine Myelographie durchgeführt werden. Hier wird mit einer Kanüle Röntgenkontrastmittel in den Duralsack gefüllt. Dadurch stellt sich das darin liegende Rückenmark und die Nervenwurzeln als Kontrastmittelaussparungen indirekt im Röntgenbild dar. Im Gegensatz zu den Schnittbildverfahren wird sie heute allerdings seltener eingesetzt.

Myogelosen
Muskelverhärtungen

Nervenirritation
Nervenreizung

Nervenwurzelaustrittslöcher
siehe auch Neuroforamen – Löcher, welche von 2 benachbarten Wirbeln gebildet werden, durch die die zugehörige Nervenwurzel den Rückenmarkskanal in die Peripherie verlässt.

Nervenwurzelinfiltration
Periradikuläre Therapie, PRT, hierunter versteht man das gezielte Umspülen einer zumeist gereizten Nervenwurzel durch eine Spritze.

Nervenwurzelreizung
siehe Nervenirritation

Neuraltherapie
Wird manchmal auch als so genanntes Quaddeln bezeichnet. Dabei werden über eine feine Nadel Lokalanästhetika unter die Haut gespritzt, um schmerzhafte Muskelverspannungen zu lösen.

neuroelektrisches Signal
Die Datenübermittlung erfolgt über elektrische Impulse.

neurologische Aufallserscheinungen
Können bei Reizung oder Schädigung eines Nerven auftreten, wie beispielsweise Lähmungserscheinungen, Taubheitsgefühle, Ameisenlaufen, Kribbelgefühle, Mißempfindungen, vermehrte Schweißneigung.

Neurologische Untersuchung
Zur gezielten Behandlung von Rückenschmerzen ist eine eingehende neurologische Untersuchung wichtig, weil sie Aufschluss über die betroffen schmerzauslösenden Nerven gibt. Besonders bei Bandscheibenvorfällen kann auf diese Weise die Schwere der Nervenschädigung bestimmt und damit auch mit die Indikation zu einem eventuellen operativen Eingriff gestellt werden. Dazu werden die Reflexe, die Sensibilität, die Beweglichkeit und eventuell die Nervenleitgeschwindigkeit bestimmt. Die Schmerzausstrahlung lässt Rückschlüsse auf die beteiligten Nervenwurzeln zu. Die Überprüfung der Beinpulse soll eine Durchblutungsstörung in diesem Bereich ausschließen. Die Claudicatio intermittens (Schaufensterkrankheit) kann Schmerzen verursachen, die auf den ersten Blick Schmerzen von degenerativen Wirbelsäulenerkrankungen ähnlich sein können.

Neurolyse
Hierunter versteht man das mechanische oder medikamentöse Lösen eines gereizten Nerven.

Neuropeptide
Dies sind Neurotransmitter, d.h. Datenüberträger auf Molekülbasis der Nerveninformationsweiterleitung.

Neurotransmitter
siehe auch Neuropeptide. Neurotransmitter sind chemische Botenstoffe zur Informationsübertragung im Nervensystem.

Neuroplastik
Form der Neurolyse, bei der beispielsweise ein Nervenverlauf geändert werden kann, um einen räumlich bedrängten Nerven zu entlasten.

nicht steroidale Antirheumatika
Rheumamedikamente, die nicht auf Kortisonbasis hergestellt werden.

Nozizeptoren/nozizeptiv

Schmerzempfänger – Das Gehirn oder das Rückenmark selbst besitzt z.B. keine Nozizeptoren, d.h. ist selbst nicht schmerzempfindlich.

Nucleus pulposus

Gallertkern, zentraler Teil der Zwischenwirbelscheiben, der die Knorpelzellen enthält.

Osteoblasten

Knochen aufbauende Zellen

Osteochondrose

siehe auch Chondrose. Bandscheibenveränderung, die den umgebenden, d.h. die Grund- und Deckplatten der Wirbelkörper mit einschließen.

Osteoklasten

Knochen abbauende Zellen

Osteomyelitis

Bei der endogenen Osteomyelitis, auch hämatogene Osteomyelitis genannt, werden die Keime von einem Infektionsherd außerhalb des Knochens, z.B. aus den Kieferhöhlen, über den Blutweg in das Knochenmark verschleppt und siedeln sich dort an. Die exogene Osteomyelitis entsteht als Folge von Unfällen (= posttraumatisch) oder Operationen (= postoperativ). Dabei dringen Erreger von außen in den Knochen ein und breiten sich dort aus. Besonders gefährdet sind Regionen mit verminderter Durchblutung. Zu unterscheiden sind auch hier akute und chronische Verläufe.

Osteoporose

Unter Osteoporose versteht man eine Abnahme der Knochenmasse, -struktur und -funktion, der sog. Entkalkung, die zu einer schmerzhaften mechanischen Instabilität des Skelettes mit der Gefahr von Knochenbrüchen führt. Hierbei wird den Knochen kontinuierlich Calcium entzogen . Die wichtigsten Formen der Osteoporose sind die postklimakterische und die Altersosteoporose. Ganz allgemein liegt der Osteoporose ein Missverhältnis zwischen Knochenaufbau und -abbau zu Grunde.

Paraesthesien

»Gefühlsstörungen in Form von Kribbeln, Brennen oder z.B. ›Ameisen-laufen‹«

Pedikel

Damit werden im chirurgischen Sprachgebrauch die Gelenk tragenden Teile der Wirbelkörper bezeichnet.

Peridurale Schmerztherapie

Häufig lassen sich Rückenschmerzen nicht einer Nervenwurzel eindeutig zuordnen. In diesen Fällen eignet sich die peridurale Therapie. Unter Röntgen- oder CT-Kontrolle führt der Arzt eine dünne Kanüle in den fettgefüllten Raum der den Duralsack im Spinalkanal einschließt ein und setzt dort eine Medikamentendepot bestehend aus Cortison als Depotpräparat und einem Schmerzmittel.

periradikuläre Diagnostik

Siehe auch Therapie – Wenn eine spezielle Nervenwurzel als Verursacher von Schmerzen als Verursacher von Schmerzen angesehen wird, kann mittels einer gezielten Spritze an diese Nervenwurzel festgestellt werden, ob der Schmerz danach abnimmt und somit der Verdacht bestätigt wird.

Periradikuläre Schmerztherapie

Zur Behandlung von Schmerzen, die sich auf eine bestimmte Nervenwurzel zurückführen lassen wird dieses Verfahren angewandt. Dazu wird eine dünne Kanüle unter Kontrolle durch ein Durchleuchtungsgerät oder Computertomographen vom erfahrenen Arzt bis dicht an die betroffene Nervenwurzel herangeführt. Dann wird ein Schmerzmittel und Cortison als Depotpräparat unmittelbar an die Nervenwurzel gespritzt. Dadurch wird eine Abschwellung der Nervenwurzel und eine Entzündungshemmung bewirkt.

perkutan

Durch die Haut

Perkutane Nukleotomie

Dieses Verfahren ist besonders geeignet für Patienten mit beinbetonten Rückenschmerzen und einer Symptomatik die sich auf eine Wurzel zurückführen lässt. Unter CT-Kontrolle wird dazu eine Kanüle eingebracht und durch den Anulus fibrosus hindurch bis ins Bandscheibenfach vorgeschoben. Anschließend wird mit einem Sauggerät der Nucleus pulposus teilweise abgesaugt. Insgesamt werden auf diese Weise 1-5g Bandscheibenmaterial abgetragen.

perkutane Thermokoagulation
Hitzesonde

Phantom- oder Stumpfschmerz
Schmerzen, die auf Falschmeldungen von Nerven beruhen oder durch das Schmerzgedächtnis beeinflusst werden. Bekanntes Beispiel ist der Schmerz in einem Fuß oder in einer Hand, welche wegen einer Amputation gar nicht mehr vorhanden ist.

Physiotherapie
Korrekter Begriff des häufiger angewandten Begriffs der Krankengymnastik.

Polyneuropathie
Krankheitsbild, bei dem vor allem feine Schmerzfasern durch Stoffwechselstörungen geschädigt werden und zu Beschwerden führen.

Postnukleotomiesyndrom
Anhaltende Beschwerdesymptomatik nach einer Bandscheibenoperation.

postoperativ
Zustand nach Operation.

präoperativ
Zustand vor Operation.

Prophylaxe
Eine spezifische Vorsorge, die vor einem Bandscheibenvorfall schützt, gibt es nicht. Dennoch kann man durch eine Veränderung der Lebensweise das Risiko verringern. Dazu gehört eine Kräftigung der Rückenmuskulatur durch Training. Ferner ist eine richtige Arbeitshaltung besonders bei Tätigkeiten im Haushalt und Berufsleben notwendig. Schwere Gegenstände sollten aus hockender Position mit durchgestrecktem Rücken angehoben werden. Beim Staubsaugen sollte das Saugrohr so eingestellt werden, dass eine aufrechte, entspannte Arbeitsposition eingehalten werden kann. Bei überwiegend sitzender Tätigkeit ist es sinnvoll in kürzeren Abständen aufzustehen und umherzulaufen. Speziell für diese Berufsgruppe gibt es auch Programme mit Entspannungsübungen. Eine ergonomische Gestaltung der Sitzgelegenheiten mit Höhenverstellbarkeit der Sitzfläche und der Sitzlehnen kann zu einer Schonung der Wirbelsäule beitragen.

pseudoradikulärer Schmerz
Beim pseudoradiklären Schmerz sind Veränderungen im Bereich der kleinen Wirbelgelenke die Ursache. Beim radikulären Schmerz wird die Nervenwurzel z.B. durch Kompression durch einen Bandscheibenprolaps gereizt.

Racz-Katheter
Die Schmerzkatheter-Behandlung nach Prof. Racz dient zur Behandlung von schmerzenden Veränderungen im Bereich des Wirbelsäulenkanals. Dabei wird durch eine natürliche Knochenöffnung im Steißbein ein spezieller Katheter in den Wirbelkanal eingeführt. Diesen platziert der Arzt unter Röntgenkontrolle exakt an der entzündeten und eingeengten Stelle des Nerven. Dort werden über den Katheter verschiedene entzündungshemmende, schmerzstillende und narbenlösende Substanzen direkt an den Ort des Schmerzes gebracht. Zusätzlich wird mit konzentrierter Kochsalzlösung das umliegende Gewebe entwässert und geschrumpft, damit es nicht mehr auf den Nerven drücken kann.

radikulärer Schmerz
Beim radikulären Schmerz wird die Nervenwurzel z.B. durch Kompression durch einen Bandscheibenprolaps gereizt. Beim pseudoradiklären Schmerz sind Veränderungen im Bereich der kleinen Wirbelgelenke die Ursache.

Radikulopathien
Beschwerden, die durch Schädigungen von Nervenwurzeln ausgelöst werden.

redzidivierend
Unter rezidivierenden Schmerzen versteht man periodisch, in gewissen Zeitabständen wiederkehrende Beschwerden

Revisions-Operation
Neuerliche Operation im selben Gebiet, um beispielsweise einen Bluterguß auszuräumen oder neuerlich ausgetretenes Bandscheibengewebe.

rheumatoide Arthritis
Einer der häufigsten Vertreter aus der großen Krankheitsgruppe der rheumatischen Erkrankungen.

rudimentäre Rippe
Damit bezeichnet man einen Rippenstummel.

Schmerzrezeptoren
Schmerzfühler, das heißt Stellen, an denen ankommende Schmerzreize verarbeitet und eventuell weitergeleitet werden.

Schnittbildverfahren
Das Rückenmark und die Nervenwurzeln werden direkt nur durch die Schnittbildverfahren, der Computertomographie und der Magnetresonanztomographie sichtbar. Eine zusätzliche intravenöse Kontrastmittelgabe erleichtert bei diesen beiden Verfahren die Abgrenzung entzündlicher Prozesse.

Spinalkanal
Jeder Wirbelkörper hat zum Rücken hin einen Wirbelbogen. In ihrer Gesamtheit bilden sie den Spinalkanal in dem das Rückenmark verläuft. Die beiden Querfortsätze und der durch die Haut tastbare Dornfortsatz sind die Anheftungspunkte für die Rückenmuskulatur. Die Dornfortsätze sind nach unten geneigt und liegen dachziegelartig übereinander. Jeder Wirbelbogen hat außerdem vier Gelenkfortsätze, die mit dem darüber und darunter liegenden Wirbel ein Gelenk (Facettengelenk) bilden, welches die Beweglichkeit der Wirbel gegeneinander ermöglicht, aber auch in bestimmte Richtungen einschränkt.

Spinalkanalstenose
Verengung des Spinalkanals

Spinalnerven
Dieser Begriff wird mit den Nervenwurzeln gleichgesetzt.

Spondylarthrose
Darunter versteht man eine Arthrose der kleinen Wirbelgelenke.

Spondylitis ancylosans
Siehe Morbus Bechterew

Spondylolisthesis
Gleitwirbelbildung

Spondylolyse
Dies ist oft der Beginn beziehungsweise die Voraussetzung für ein Wirbelgleiten und entsteht durch eine Spaltbildung in den Wirbelbögen. Dies geschieht vor allem während der Pubertät. Später kann es aber auch durch Abnutzung zu einem Wirbelgleiten kommen.

Stenose
Verengung

steroidal
Kortisonhaltig

Stufenlagerung
Hierunter versteht man die Lagerung eines Kreuzschmerzleidenden, bei welchem die Hüft- und die Kniegelenke 90 Grad abgewinkelt werden, d.h. das beispielsweise ein Kissen oder ein Würfel unter die Unterschenkel gelegt wird.

subkutan
unter die Haut injiziert

Synapsen
Feingewegliche Struktur, welche die Neurotransmitter enthält.

Szintigraphie
»Die Szintigraphie ist eine nuklearmedizinisch Untersuchung, bei der Radionuklide (radioaktive Substanzen) in den Körper eingebracht werden. Nach der Verabreichung spezieller Radionuklide reichern sich diese im zu untersuchenden Organ oder Gewebe an. Diese senden Gamma-Strahlung aus, wenn sie in ihren stabilen Grundzustand übergehen und können dann als Bild im Szintigramm dargestellt werden.«

temporärer Schmerzschrittmacher
Vorübergehendes Einsetzen einer Schmerzpumpe, bei welcher Medikamente in die Blutbahn abgegeben werden, um chronische Schmerzen zu lindern.

Thermokoagulation der Wirbelgelenke (Facettengelenke)

Diese Behandlung wird auch Thermosonden-Behandlung genannt. Steht eine degenerative Veränderung eines Wirbelgelenks als Ursache für den Rückenschmerz fest, kann eine Hitzesondenbehandlung der Wirbelgelenke durchgeführt werden. Unter CT-Kontrolle bringt man eine Thermosonde in den Bereich der schmerzenden Nervenfasern. Daraufhin wird der Nerv zur Kontrolle kurz stimuliert, bevor ein örtliches Betäubungsmittel gegeben und die Sondenspitze erhitzt wird. Auf diese Weise wird ein kleiner Bereich verödet, so dass die Leitung der Schmerzfasern unterbrochen wird.

Tinnitus

Ohrgeräusche

Tractus Spinothalamicus

Teile des Rückenmarks

transdermale Therapie

Damit wird eine Therapieform bezeichnet, bei welcher über die Haut Medikamente aufgenommen werden.

transkutane elektrische Nervenstimulation (TENS)

Hierbei wird durch ein spezielles Gerät Reizstrom über die Haut weitergeleitet. Damti werden vor allem Muskelverspannungen behandelt.

Triggerpunkte

Spezielle Punkte, bei denen beispielsweise Muskelfunktionen aufgeschaukelt werden können. Diese Punkte macht man sich in vielen Therapieformen zu Nutze, wie auch in der chinesischen Medizin, z.B. der Akupunktur usw.

Vertebroplastie

Vergleiche auch Kyphoplastie. Minimal-invasives Verfahren über Sonden zum Aufrichten eingebrochener Wirbelkörper. Der Unterschied zur Kyphoplastie besteht darin, dass kein Ballon eingeführt wird, sondern über Sonden der Zement direkt in den eingebrochenen Wirbel eingeführt wird und dieser somit aufgerichtet wird.

Wärmerezeptoren (Ruffini-Körperchen)

Temperaturfühler der Haut

Wirbelgelenksblockade

Veränderungen in den kleinen Wirbelgelenken können häufig zu Druckempfindlichkeit bzw. Bewegungsschmerzen führen. Bei der Wirbelgelenksblockade wird dieser Schmerz gezielt ausgeschaltet, um sicher zu gehen, dass der Verschleiß am Gelenk tatsächlich die Ursache für den empfundenen Schmerz ist. Dazu werden schmerz- und entzündungshemmende Stoffe über eine Sonde und unter CT-Kontrolle exakt an das betroffene Gelenk gebracht.

Wirbelgleiten

Siehe auch Spondylolisthesis

Wirbelsäule

Die Wirbelsäule (medizinisch: Columna vertebralis) bezeichnet das bewegliche Achsenskelett des Körpers. Die Wirbelsäule besteht aus den Wirbeln, den Bandscheiben (= Zwischenwirbeln) und dazugehörigen Bändern, deren Aufgabe es ist, die Wirbelsäulenstrukturen zu verbinden und zu stabilisieren. Die menschliche Wirbelsäule besteht ursprünglich aus insgesamt 32-33 Wirbelknochen und setzt sich aus 7 Halbwirbeln der sog. Halswirbelsäule, 12 Brustwirbeln der sog. Brustwirbelsäule und 5 Lendenwirbeln der sog. Lendenwirbelsäule sowie 5 Kreuz- und Steißbeinwirbeln zusammen. Die zuletzt genannten Wirbel verschmelzen im Alter von 20 bis 25 Jahren zu Kreuz- und Steißbein. Zwischen den Wirbelknochen liegen die Bandscheiben, deren Hauptaufgabe darin besteht, starke Bewegungen abzufedern. Gemeinsam mit den Wirbelkörpern bilden Wirbelkörper und Bandscheibe eine elastische »Säule«. Jeder Wirbelknochen besteht aus einem Wirbelkörper (Corpus), dem Wirbelbogen (= Arcus), der sich an den Wirbelkörper anschließt und den sog. Fortsetzen, der die Kraft der Muskulatur auf die Wirbel aber auch auf die Gelenkfortsätze überträgt. Der Wirbelkanal enthält das Rückenmark.

Wurzelreizsyndrom

Damit bezeichnet man meist den chronischen Zustand einer Nervenwurzelreizung, welche sich durch ausstrahlende Schmerzen und eventuell auch Kribbelgefühl bemerkbar macht.

Stichwortverzeichnis